“新中医应取之态度：心目中当以中医为主体，时时于中医本身上谋改进及创造，其步骤当就中医固有学术，是见以切实之研究，慎密之考虑，孰为有用，孰为空言，孰为至理，孰为邪说。然后存其所当存，汰其所当汰，于其所存者，复以校正或补充，使理论上、事实上两相妥恰，则精华自现，光采自浮，名之曰新中医，庶当无愧。若所剿袭西医，自诩为新，直西医化之中医耳，岂中医之新耶？”

“所以医学将来的进步，并不是将现有的两种学说沟通，是要由中医和西医产出新作标的第三种医学来。也就是说，中西医都要革命，组成新系统的医学。”

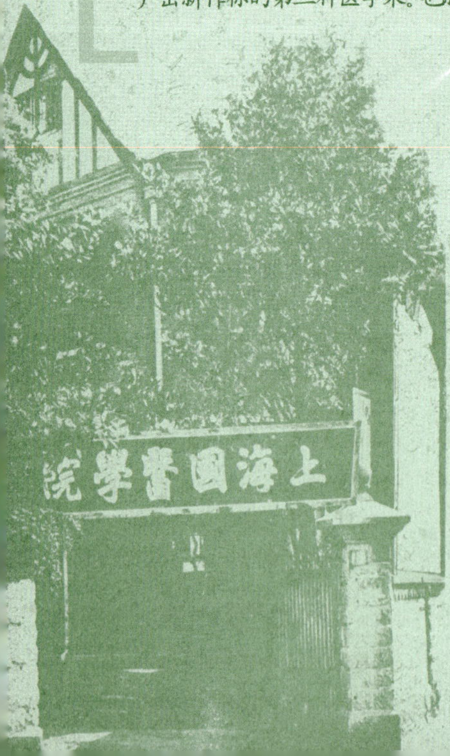

二十世纪初中医名家医学文集丛编

秦伯未医学论文集

王咪咪 编纂

學苑出版社

图书在版编目(CIP)数据

秦伯未医学论文集/王咪咪编纂. —北京：学苑出版社，2011
(二十世纪初中医名家医学文集丛编)
ISBN 978-7-5077-3746-2

Ⅰ.①秦… Ⅱ.①王… Ⅲ.①中医学-文集 Ⅳ.①R2-53

中国版本图书馆 CIP 数据核字(2011)第 033321 号

责任编辑：陈　辉　付国英
特约编审：高振英
出版发行：学苑出版社
社　　址：北京市丰台区南方庄 2 号院 1 号楼
邮政编码：100079
网　　址：www. book001. com
电子信箱：xueyuan@ public. bta. net. cn
销售电话：010-67675512、67678944、67601101(传真)
经　　销：新华书店
印 刷 厂：北京市广内印刷厂
开本尺寸：890×1240　1/32
印　　张：12. 875
字　　数：263 千字
印　　数：1—3000 册
版　　次：2011 年 8 月第 1 版
印　　次：2011 年 8 月第 1 次印刷
定　　价：28. 50 元

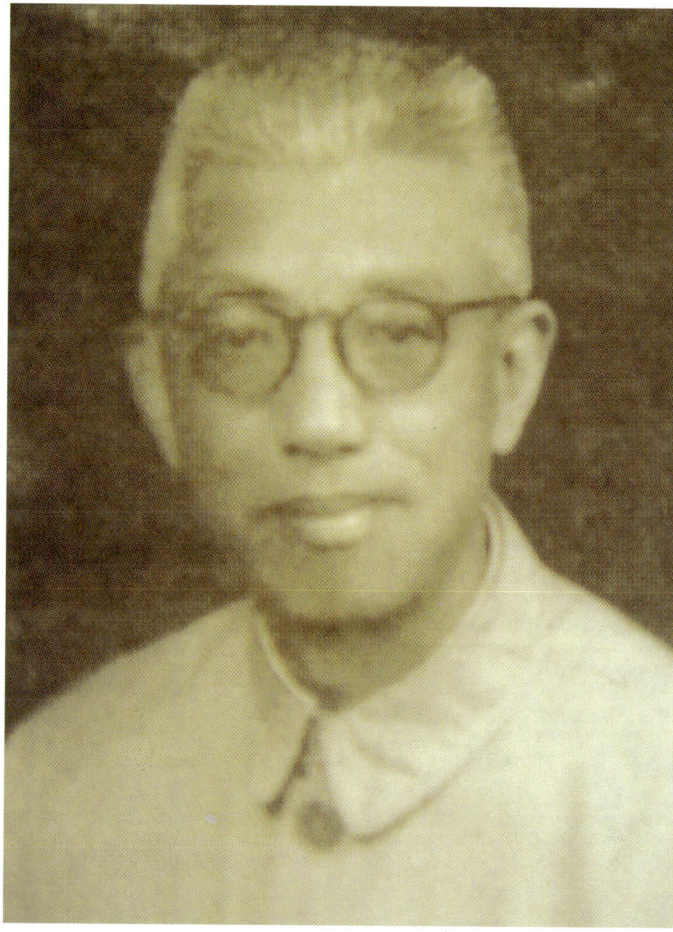

秦伯未

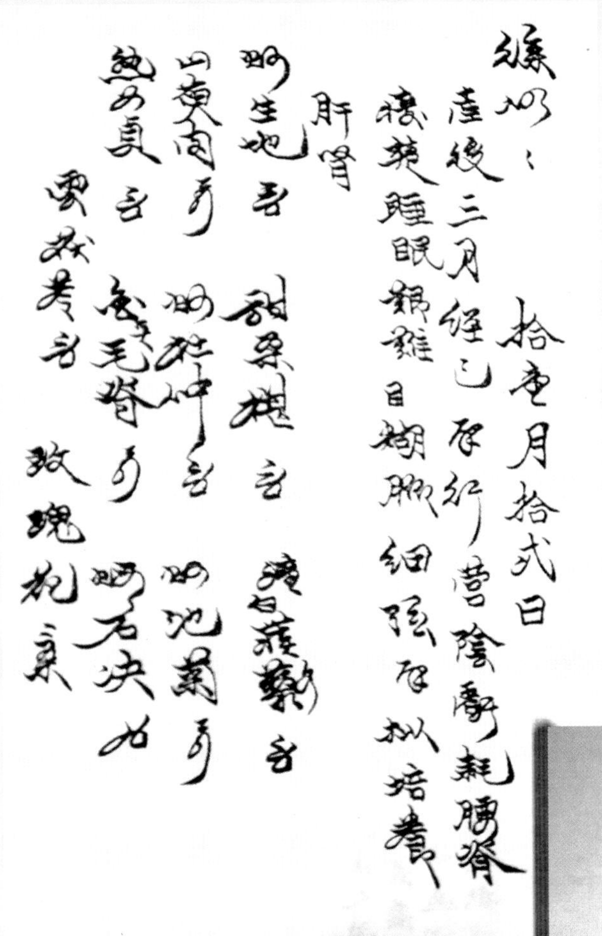

秦老30年代医案手迹

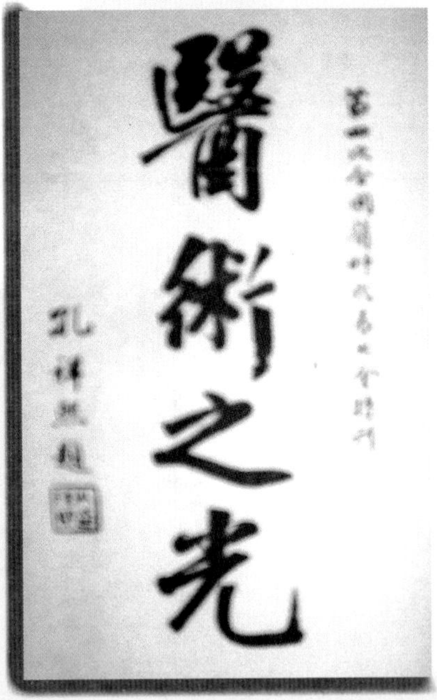

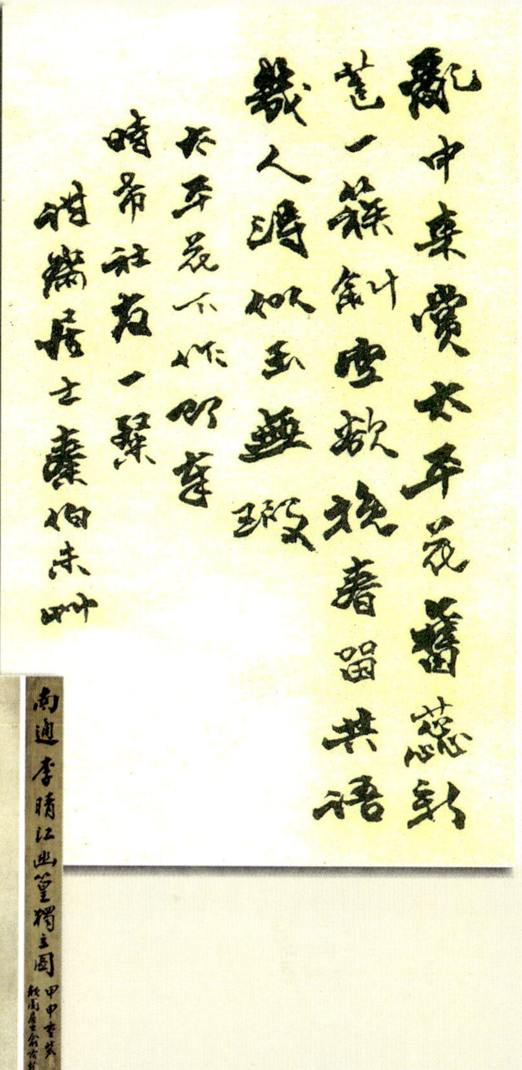
亂中來賞太平花
秦伯未

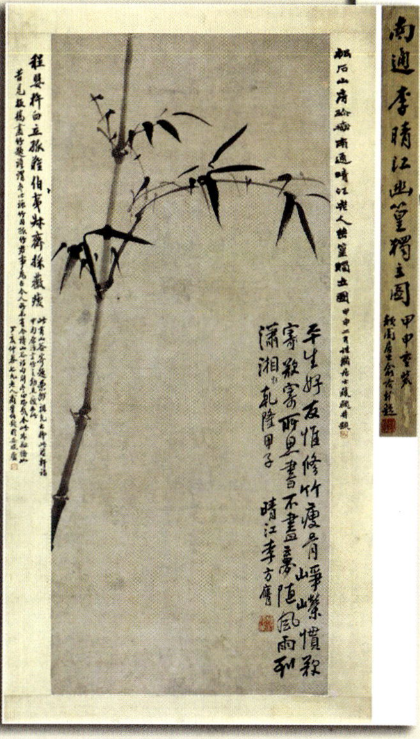
南通李晴江幽篁獨立圖
乾隆甲子
晴江李方膺

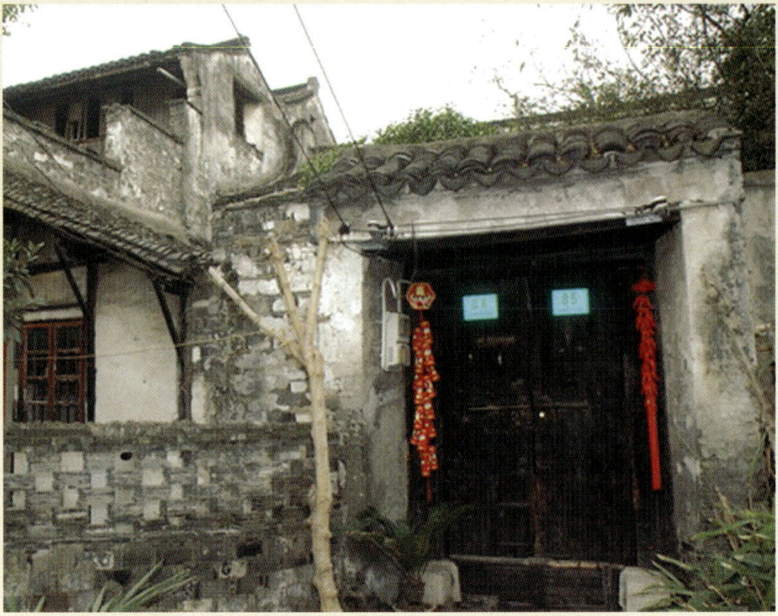

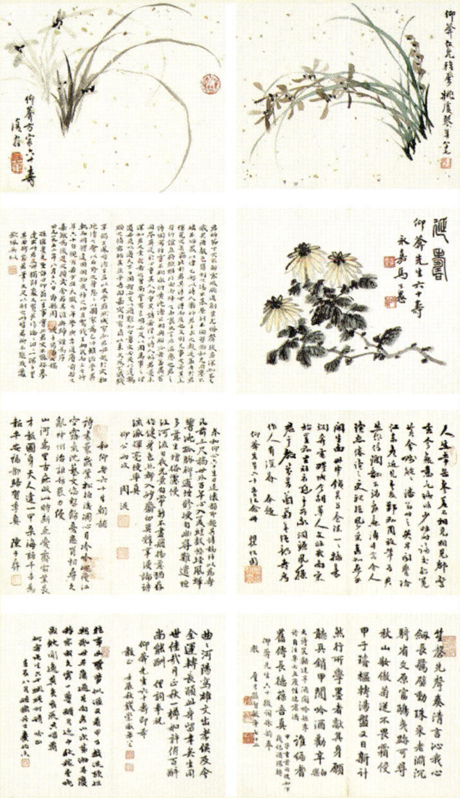

《二十世纪初中医名家医学文集丛编》

编辑说明

一、《二十世纪初中医名家医学文集丛编》以清末及民国时期（1900～1949）著名中医家个人论文集为单元分册。书前的前言和序文对本书的编辑及时代背景等方面做了说明；论文集前有专家撰写的医家生平、学术成就及主要医学贡献。因论文收集的年代跨度大，登载期刊多，论文内容所涉及的范围广，故在论文集前撰有导读性的内容提要及目录，以方便读者阅读。《二十世纪初中医名家医学文集丛编》（第一集）每册只载一位医家，故每篇论文之后不署名（个别收入的非本医家所写论文会特别标出）。论文的收集以编者能收集到的1900年至建国前的中医及相关期刊上的医学论文为依据。个别医家因其论文的连载及学术的延续性，可到建国初期（1955年）以前。这部分资料一般来源已比较困难，但又能反映一个历史时期的中医发展及特点，故有极大的文献性、资料性，是系统研究中国医学史、中医文献发展及医家个人学术经验不可缺少的宝贵资料。

二、"论文集"前的目录为该册所收集论文所作，题目后标有论文所在的页码，以备读者查找。书后索引为现能收集到的该册作者在建国前五十年内的论文题录，后有所在期刊和发表时间，（包括作者一稿多投的论文出处），旨在为读者查找原文提供方便。

三、有关对中医经典的研究性论文中，凡“原文”，本次文集均以期刊引录为准，不纠正前辈的引录误差。引录文献出处等小字注一律不在行文中出现（民国期刊中此种现象较少，故统一不出现在行文中。个别有所需求的读者可依据书后索引在原文中查找）。

四、民国间期刊论文 90% 以上以竖排本、繁体字、无标点（有的有句读）形式出现。本书则统一体例为横排、简体，通用标点。具体讲，竖变横后，凡原书中的“右”字通改为“上”，“左”字通改为“下”。一般繁体、异体字通改为通用简体。仍在用的个别今古字、异体字，包括能反映当时文字特点的一些字，视情况有所保留（如：猝—卒；周—週；症—癥；骨格—骨骼；翔实—详实；盅—钟；着—著；养气—氧气等）。其宗旨在让读者能看明白原文的前提下尽可能体现原文特点，不强行统一。由于期刊保护问题，凡个别字迹不清或缺字处，以“□”表示。

五、文中数字的写法宗原文，计量单位一律不改，保持原貌。书中有民国时期的西药所用剂量而现在完全不用，其药名有的也甚古怪，并难以找到出处，（如沃度仿漠、马尔匹拿囊；剂量上的醋酸铅一瓦等）均一律照原文，不做任何解释及出处。

六、本论文集所收论文有的已距今百年，大部分也七八十年了，故词句用法、语言断句有的与今日之文章有很大差异。而本论文集非注释本，只为展现原貌。愿读者谅解，一律不加文字说明。

七、论文行文中有引录文的，与原文基本一致的加引号，否则只以冒号标之。行文中的完整方剂，方剂名、中药名同正文，剂量、炮炙方法等用小半号字标之，而行文中的药剂量及炮炙法字号不变。个别论文在引录文中用大小字处理的，此论文集中亦用小半号字处理。

八、在数千篇的论文中，有少数文章有八卦、阴阳五行等图符、表格等，考虑全书统一，书中未加保留。个别有兴趣的读者可在书后索引找原文查看。见谅。

九、民国时期期刊管理较为混乱，故一稿数投，改变题目再投，几年后改变期刊、改变名称再投，或略改动论文再投的现像很常见，我们虽做了大量斟别，这种情况难免还会出现，但不会影响展现这些医家的学术思想及反映当时的医学氛围。

王咪咪

2009 年 10 月

《二十世纪初中医名家医学文集丛编》

序

20世纪前50年，中国社会剧烈变革，革命者在民主科学的旗帜下，反对旧道德，提倡新道德；反对旧文化，提倡新文化，形成了浩浩荡荡的反帝、反封建、反官僚大军，对旧民主主义革命、新民主主义革命取得成功曾发挥了重大的作用。但令人遗憾的是，出现了盲目搬套西方的现象，特别是以日本明治维新“废止汉方医学”的政策为师，视中华民族传统医学为旧医、旧文化，这种思潮和行动使中医学蒙受了残酷的打击，多次出现废止、取缔中医的方针政策。在当时，卫生教育官员要废止中医，在学术界，胡适反中医，鲁迅也反中医，在如此巨大的压力下，中医界有识之士，为了求真理，求生存，求进步，求发展，与之进行了生死存亡的抗争。反对废止，与废止派进行了长时期针锋相对的批判与反批判论战，从而诞生了一批维护中医继续发展的中坚力量。

王咪咪教授为了探索这段历史，以十数年的时间阅读了大量昔日的期刊文献，获得了许许多多启迪与感叹，下决心对参与这场斗争的代表人物进行一次有计划、有系统的疏理，并作了初步的分析研究，选其较有影响的一批近现代医家，除撰有传记性评述外，还力求附录其主要学术论文，再附索引，以备研究者探索参考，此工程名为《二十世纪初中医名家医学文集丛编》。

历史是一面镜子，学习历史，借鉴历史，可以使人聪明，有才智。学习医学历史，借鉴医学历史，特别是学习、借鉴中国近代医学发展的历史经验与教训，对当今与未来医学发展的方针与方向，都有着重要的参考价值。因此该书的撰写与出版，并非单纯的医史研究，也非单纯的文献整理，而是有着很现实的宝贵价值，为我们提供前人的智慧与可供借鉴的思想。

该书完成之际，作者希望我能为之作序。说实话，我虽从事医史文献研究、教学50多年，也阅读过许许多多的论著与论文，但如此巨大深刻的功夫使我感动，也很钦佩。医史文献研究必须有这种苦功夫，当今颇多适应某些急需而打短平快的写论著、作论文之风，实在应当少而再少为好。我为作者们的成功，发自内心的祝贺，特草此以为序，愿与作者共勉。

李经纬

2009年5月于中国中医研究院

《二十世纪初中医名家医学文集丛编》

前　言

在中医发展史上，二十世纪前半叶是一个特殊而又十分重要的时期。在这期间中医承受着前所未有的巨大冲击，既有外来医学的强大影响，也有来自政治上的压力。中医队伍的抗争和自强取得了有目共睹的成就，涌现出了一大批有影响的医家，其中许多医家在 1949 年后还曾做了大量工作，可以讲是二十世纪五六十年代中医界的栋梁，这些医家对本时期及其后中医的发展、中西医结合理论的建设、中医教育体系的建立都发挥了中流砥柱的作用。这些医家在二十世纪前半叶各类中医及相关期刊上发表了许多对中医发展、中医学术研究具有独特见地的学术论文及临床诊疗医案，时至今日，对临床及各类医学问题的研究都有着重要参考和启迪作用。但是，这些论文由于时间远久及期刊保存的艰难，人们一般很难看到了。多年来我们通过各种途径收集到了大量该时期中医名家的医学论文，欲将他们经典的临床医案和医论汇集整理出版，以为读者提供一份难得的了解、研究、继承中医的宝贵资料，这就是《二十世纪上半叶中医名家医学文集丛编》编辑出版的目的。

这套医学论文集的特点是：真实地记录了二十世纪前半叶这一特殊年代中，一位位中医学家为了一个目标、一种事业所做的方方面面的努力。

二十世纪前半叶对中医来讲是很敏感的时期，从清末始，中医逐渐失去了延续数千年的主流医学地位，在许多最基本，也是最核心的问题上受到西医的冲击，加之政府的不支持，处境极为艰难。此时的中医大家，不仅要更满腔热忱地在临床上开辟一片新天地，而且要更加积极地创办各种报刊、团体，在社会上宣传自己的观点、想法，为中华民族的医疗卫生保健事业的发展与中医在社会上的一席之地奔走呐喊，在这些呐喊声中有几个论题是具有时代特点的，如：中医向何处去、中医如何改革、中西医能否汇通、如何汇通、中医教育应如何走等。

这不只是一个事件，一种学术思想，一次疾病诊疗技术的展示，它还包括了当时各种中医内容讨论的关注焦点，及这些医家在长期临床实践中积累的医案汇编、医话、医论等丰富资料，这些资料是当时中医学术发展的实录，它从一个侧面反映了一定历史时期的关注焦点；同时展现了这些医家为中医的生存和发展所做的不懈努力，也体现出这些医家积极进取不畏强权的人格魅力。

《二十世纪初中医名家医学文集丛编》所收入的资料是一批真正的历史见证，见证了最特殊的二十世纪前50年中，中医的有识之士在那个时期为维护自己的正当权利所做的种种努力，展现了在当时的条件下，为解除人们的疾病痛苦积极参与社会上的卫生保健事业，如何在养生健体诸方面发挥自己的一技之长。

《二十世纪初中医名家医学文集丛编》所收入的资料是一批还在流动的精神财富，虽然时间已经流逝了，但许多讨论课题百年来一直在延续，先哲们早期的许多观点，至今仍有重要的学术和现实意义。

由于二十世纪前半叶的期刊寻找和阅读的困难，所以论文的收集肯定不全，尽管不全，那也是一段历史。正因为如此，这次历经十数年之久搜集的大批论文必将成为宝贵的文献资料。

《二十世纪初中医名家医学文集丛编》的每一分册医家论文前均撰有医家生平，文章客观、公正、全面地记录了一代名医的生平事迹和学术思想。

愿这本论文集能为大家提供一段特殊历史时期的真实记录，以此了解中医发展的历史，及在这段历史中曾经叱咤风云的中医人物。

此文集在整个资料收集、编写过程中，得到了医史文献界前辈李经纬、余瀛鳌等的支持和鼓励，也得到了众多图书馆及对此感兴趣的诸同道们的大力支持，在此一并表示感谢，也期盼着各位同道能对文中各位医家提供更多的在民国间所发表的各类论文，以便有更多更翔实的资料来展示中医在这一历史时期所走的每一步路，发生的每一件事。

王咪咪

2009 年 5 月

目　录

内容提要

《秦伯未医学论文集》收集了秦伯未先生1925至1955年30年间的百余篇论文。这些文章由于距今已半个多世纪，已很难一见。这些文章的最大特点就是真实地记录了秦伯未先生从最初的激昂至后来的成熟，字里行间始终洋溢着一位中医学家对事业的热爱与责任，可以清楚地看到秦伯未先生奋斗、成功的足迹。百余篇的文章所涉及内容非常广泛，只能大至分为三部分。每一部分又包括几层内容：

第一部分研究性论文，包括对中医前途的忧虑与信念，对西医的看法，对中西医结合的态度，如《怎样去改进中国医学》、《谈谈新中医》、《现代国医之趋势》、《国医与科学》等；对中医教育的认识、实践、教材、分科诸问题的看法与实践，如《医校之教材问题》、《复兴民族教育与提倡国医》、《古医学讲义》、《内经课本》等；对中医基本理论、学术问题研究和发挥，如《中医基本学说》、《中医理论中的阴阳观点》、《内经之温病观》、《金元四大家学说之研究》等；也包括对医家研究的论文，如《张仲景之伟大贡献》、《女医志》等。

第二部分为临床性论文，这部分内容主要包括对疾病的研讨、对治疗的方法、药物、方剂等的研究，及生活中种种养生、保健的内容，再就是医案，如《儿科类证鉴别及治疗法》、《温热病的八大时期》、《阴虚病之治疗律》、《汤液治疗讲座》、《谦斋医案》等。这些文章中部分内容有的在后来的成书中出现过，但我们的收集则来自最初的期刊。

第三部分为其他论文，包括医论、医话、随笔、序文及除中医以外的个人爱好，如诗词书法等，以期全面反映一位中医大家的品格与成就。

医家生平

一代名医——秦伯未

北京、江浙一带，亦或是全国，秦伯未，都是一响当当的名字，可谓是家喻户晓的一代名医。

秦伯未，名之济，字伯未，号谦斋。1901 年出生于上海县陈行镇的世医之家。卒于 1970 年，享年 69 岁。其祖父为晚清名医，工诗词、古文，精于临证，驰誉医林。其父秦锡祺承家学，为清末迄民国时期的儒医。秦老出此门庭，耳濡目染，又加之天资聪颖，酷爱文学，自幼学习勤奋，少年时熟读儒家经典及中医药启蒙著作，雅好诗词书法、国画金石。1918 年就读于上海中医专门学校，为该校第二届毕业生中之佼佼者，也是该校创办人——江南大名医丁甘仁的得意弟子。

秦老 1928 年与王一仁、章次公、严苍山等共同创办了中国医学院，并掌管该校教务，亲自讲授黄帝内经、中医内科等课程，也在上海其他中医学校兼课，积极参与各种教学活动。

1929 年，国民党政府企图消灭中医，提出废止旧医以扫除医药卫生之障碍案。当时中医界通电全国，发表宣言，于是年 3 月 17 日在上海召开全国医药大会，组成五人代表团，赴南京请愿。秦老为其中最年轻的代表，年仅 28 岁。

斗争结果，当局收回成命，中医获得保全，至 1949 年以前，中医界一直把 3 月 17 日作为“国医节”来纪念。

1932 年，秦老在上海创立“中医指导社”，自任社长，主编《中医指导丛书》。

1938 年，创立中医疗养院（实际上为我国早期的中医医院），并作为当时的中医学校学生的重要临床实习基地，同时创办了《中医疗养专刊》。

1951 年，出任上海第十一人民医院中医科主任。

1955 年，秦老奉调进京，应聘担任中华人民共和国卫生部中医顾问。

1956 年，受聘于当时刚成立的北京中医学院任顾问，一级教授，并被选为中医学会副会长。国家科委中药组组长，药典编辑委员会委员。先后任第二、三、四届全国政协委员，并多次出国讲学。

1966 年“文革”开始，秦老被诬蔑为“反动学术权威”，经常挨批斗，身心备受摧残。

1967 年秦老患大叶性肺炎，高烧咯血，后又患肺癌。当生命垂危之际，仍念念不忘中医事业。他临终前曾低声说：“人总是要死的，死也不怕，但未能把我对中医学习的心得经验全部留下来，这是我终生的遗憾。”1967 年的大病虽一时有所迁延，但却使身体健康受到致命摧残，终于 1970 年含冤故去。

1978 年 9 月 8 日，卫生部隆重召开秦伯未平反昭雪大会，肯定了他对中医事业的功绩，号召学习他热衷于中医事业、殚精竭力、坚忍不拔的奋斗精神。

正因为秦老在中医界的威望与名声，建国后，尤其是

"文革"后，撰写回忆秦老的文章、重新整理秦老的医案、医话、各种著作的文章时有登载。今天我们则是在广泛收集秦老自1925至1955年间在各种期刊上发表的各类政治性、研究性、学术性、普及性的百余篇论文的工作中，探寻秦老学习、发扬、继承、捍卫、传播中医的过程，同时向大家展示一些现在已很难看到的秦老的珍贵论述。从秦老对中医前途的坚定信念，对中西医学术的独到观察；从秦老对中医经典的深刻钻研，到热心教育，并深入实践，身体力行；从对教材、办学方针、教育方法各方面的探索，成为中医教育的铺路之人；从勤于著述，对中医的理论多有发挥，到终生为解除老百姓的病痛辛勤工作；从著作等身，冠于全国，到兢兢业业，谦虚谨慎；秦老在我们心中留下了更全面、真实的一代名老中医形象，也为下一代的中医人留下了巨大的精神财富。

一、关于中医前途

秦老从医的年代，正是中医备受迫害，处在逆境之时。这次收集的秦老在建国前及建国初期各种期刊上发表的120余篇论文中，除了学术研究、中医教材、医案、医论外，尚有十数篇的论文直接涉及秦老对中医前途的论述。在那个时代，中医正逐步从社会的主流医学地位上退下来，对于像秦老这样生活在中医世家中的名医，冲击是可想而知的。但秦老却是非常理智地面对这一切，既不是完全排斥西医，又对中医的发展充满信心，能够意识到中医所固有的弊病，从而全身心地投入到中医的改革中。秦老在1926的《医界春秋》上发表《医界前途之危险》一文中讲到："今日医界，门户习见，可谓深矣！前途危险，亦云至矣"。"国医之谙西医理者，百不得一，西医之精国医学理者，更千中无人……惟深愿今后各本至诚，研几精义，先择其可通者而调剂之，继将不可通者，评判其得失，庶有沟通之望，而开医界新纪元之一日。"提出要开医界纪元的唯一办法：是中西医学的沟通，而不能始终沉沦在"国医之谙西医学理者百不得一，西医之精国医学理者，更千中无人"这种现实中。作为当时的青年中医，其出发点在于面对现实，发展中医。1928 年，他又在期刊上发表文章《怎样去改进中国医学》一文，开篇就讲到：怎样去改进中国医学？①应当依着思想和知识，把眼界阔大，一发的我执偏见摆脱却。②应当努力在客观的式样里，把以前种种不切实之观察和想念抛掉。其中肯切地指出：……中医的不进步，也可以说是中国学术界的不进步，都作着陈陈相因，没有真知灼见和切实的研讨，实为最可痛心的一件事。文章中，秦老还更深一步地挖掘到："我记得夏丏尊演讲中国的实用主义，他说'中国的实用主义，滔滔然几无孔不入，养子是为了防老，娶妻是为了生子，读书是为了作官，行慈善是为了名声……可以说到不尽。'但是中国有了这种主义，一切都不进化。"1931 年，秦老在《现代国医》的《新中医》一文中，也直率地指出："新中医岂易言易行哉，以吾所知，一为急进派，视中医一切学术几无完善可法，指谬吹疵，竭力以西医为宗，意为改造中医，舍此莫由。一为折衷派，视中医一切学术远不与西说相合，旁证繁引，竭力以中西冶为一炉，亦意为改造中医，舍此莫由。吾今以旁观者视之，则前者失之偏，后者失之拘……若必欲以中西汇通，方谓之新，则中西医根本立足点先多异歧，势必牵强附会，非驴非马，其流弊盖谓旧不彻底，新亦不彻底，皆非创造新中医应取之态度及步骤也。”“新中医应取之态度：心目中当以中医为主体，时时于中医本身上谋改进及创造，其步骤当就中医固有学术，是见以切实之研究，缜密之考虑，孰为有用，孰为空言，孰为至理，孰为邪说。然后存其所当存，汰其所当汰，于其所存者，复以校正或补充，使理论上、事实上两相妥恰，则精华自现，光采自浮，名之曰新中医，庶当无愧。若所剿袭西医，自诩为新，直西医化之中医耳，岂中医之新耶”。“中医的真理，决不是全在几部中医古书里……在几部中医古书里，埋没了多少真理，造就了多少庸医”。从这段文字中可以看到作为中医世家的秦伯未并未完全陷入对中医的一味的盲目保护，而是客观地看到中医改革的必要性和必然性，并指出了中医改革的必然之路。

每每讲到秦伯未先生对中医前途的关注，身体力行地争取中医在社会中的正当地位时，看到秦老积极投入到对中医理论的研究、投入到中医教育时就不能回避一个事实：秦老不反对西医，甚至也接受西医一切有利于临床的好办法。但对中西医结合的看法，却有明确的阐释，在当时的情况下，迫于大势所趋，大部分人都接受了中西医可以沟通，只是认为西医在治疗上有不及中医的地方，但中医似乎又太玄虚……秦老在深思熟虑后的态度是：“汇通中西医，是拟将中医的学说归纳在西医学说中呢，还是将西医的学说归纳在中医学说中呢。我敢武断地说一句，中西医……是绝对不能汇通的，因为两家的学说根本不同，木和铁是不会打成一片的，自无汇通之理，格格不入，彼此不相容，如何能归纳进去？若并列对照，似乎容易，实际尤难……所以中西医的差异，不过就如同相同性原理似的，坐标不同而已。”“中医与西医，原则上是两不相同的坐标，病症如同直线，两家的学说和治法，如同相异的方程式……出发点不同的中西医也决不能以现有的原面目来相容纳而沟通。”“所以医学将来的进步，并不是将现有的两种学说沟通，是要由中医和西医产出新坐标的第三种医来……就是说，中西医都要革命，组成新系统的医学。”有这样的主张，这样的看法，在当时，即使是现在也是令人刮目相看的。正是这种高瞻远瞩的眼界及坚定信念，使其在继承中医、发展中医中发挥了重大作用。

秦老在中医处境最困难的若干年中，一面勤于笔耕，不断完善着中医的理论；一面教书育人，探索着继承、发扬、培养新生力量的大计；还要行走于各医院、门诊的临床，让所有人体会、看到中医在实践中的成绩，并一篇篇地写文章，一而再地告诫同道们中医的改革之路。在1931年发表的《现代国医之趋势》中也仍然是循循善诱地强调自己的观点：“……在现代趋势中，国医之本身是进步，是退化，是稳固，是动摇，实一最重要之问题。短视者以为进步即能稳固，退化即为动摇，但就今日之国医言，进步或亦动摇，退化或亦稳固，故苟真正爱护国医，须先抱定如何促进步而不动摇，稳固而不退化。第一，能吸收西方文明以为我用，而不以西方文明掩蔽国医之真精神。第二，使世界各国俱国医化，而吾国仍继续前进，不为落伍。否则非国医变为国外化，即国医变为国外医，前者在一般为以进步，实为无形之自动推翻，后者在一般以为发展，实为无形中被动消灭，实至可惊心惕厉者也。”这里不只看到秦老从青年时代起，就关注、并积极参与着中医的实践与改革，而且不断地以各种机会、方式发表自己的观点，影响着社会和同道们。他一直坚信着：科学之精神既能明了，吾乃敢言中医未偿不合科学，特在无人能加以精密之整理耳。且敢言欲求中医科学化，不在引西医学说名词或习物理、化学后始为科学化也。更大胆敢言中医说之笼统、武断、虚伪、因袭、散失，均由不明科学之性质，有以酿成之。故中医科学化之目的，在用科学以造成完全之中国医学，使有真知识、有系统，可以教人，并非促其西医化，乃今中医对此最大之目标。虽然在今日看来未必所有的意见都百分百的正确，但却真实地记录了一代名医在中医改革中的抱负、脚踏实地的工作和前瞻性的科学思考。

二、“秦内经”秦伯未

秦老在中医领域博览群书，尤深究“四大经典”的学习，是世人皆知的。早在上海时即边行医，边著书。第一部著作是 1924 年任江苏中医联合会编辑时作为中医教材的《实用中医学》，此后陆续著述和整理校定的医书不下五六十种。其著名者有《秦氏内经学》、《内经类证》、《读内经记》、《内经病机十九条之研究》、《内经知要浅释》、《内经知要概论》等，这些著作既继承了先人余绪，又有所创新；既有理论叙述，又有实践心得，在社会上影响很大。秦老用这样大的精力投入到《内经》的研究中也是有充分基础的，秦老认为："《内经》是秦汉时代的医者总结前人的经验，同时也表达了古代的医学思想体系，构成祖国医学发展的基础，研究祖国医学就先要学习《黄帝内经》，然后才可以顺流而下地贯彻到其他医书，不如此，就像关掉了钥匙，无法打开中医宝库的大门。"对秦老相关《内经》著作在此不多作评论，这里要给大家介绍的是本文集收录的相关《内经》的部分教材和论文，从中我们也可看到秦老《内经》研究的成就。

迄清以来潜心研究《内经》者颇不乏人，而秦老勇任艰巨，潜心研究《内经》，十易寒暑，章太炎称他有整理医学的内功，并誉其为"秦内经"，这是对秦老研究、发挥祖国医学的最高褒奖。20 世纪 20 年代，秦老在各个中医学校中都讲授《内经》，并亲自编写《内经》教科书，其中《古医学讲义》、《内经课本》都是在这一阶段完成的。"古医学"在秦老编讲义时，定义为《内》、《难》诸书，《古医学讲义》第一编为《内经》，并分生理、解剖、诊断、病理、治疗、方剂、哲学等专题。对于病证，则取"厥逆"为例，分为寒厥、热厥、煎厥、薄厥、暴厥、尸厥、臂厥、骨厥、踝厥分别论述，均取《内经》中所论之病证加以讲解，每一厥病又以所属经络、临床表现、所属脏腑、运用方剂、常选药物作为讲述提纲。《古医学讲义》在期刊中我们只收集到两篇连载，其中病证只有"厥逆"一例，虽然不全，却由此可以看到讲义的大至模式，可以看到在 20 世纪 20 年代，中医经典教材就已经有了相当规模。《内经课本》我们收集至六集，在第一集的"导言"中，秦老有："《内经》为吾国医籍之最早者，生理、病理、诊断之学莫不悉具。读者胸有成竹，庶不为邪说所惑乎！学校得课本以应急需，学说又得整理而不致各趋极端——深愧学陋，未敢以一人之志强亿万人”的论述，由此既可看到秦老对《内经》的推崇，及对《内经》研究也早有所打算，同时也深为其谦逊的学风而感动。此课本第一篇为生理学，下列脏腑、十二官、脏象、脏腑相合、五脏相应、脏腑阴阳、五脏所合所荣所主、脏腑受气、奇恒传化、四海、三焦、精气津液血脉、营气、卫气、男妇发育期、妇人无须、肠胃之数十七节。第二、三篇分别为经络和诊断。我们推测这也是《内经课本》的一部分，但从第一章的十七节中可以看到其分类之精细，及秦老对于《内经》中有关生理的内容提炼。尽管内容不全，我们已能够看到秦老所写的有关《内经》讲义的一斑。鉴于当时的历史背景，西医已占据了社会上的主流医学地位，改良中医的呼声也日益高涨，中医如何继承、发展就是摆在所有中医人士面前必须要选择的一道难题，尤其是对《内经》的学习，对《内经》中基本理论思想的继承和阐释，对当时中医的进一步发展都起了至关重要的影响。在这种形势下，秦老力排众议，在阐述《内经》中的基本理论精神时指出：“无疑阴阳是中医理论的主要组成部分，它支配了生理、病理的整体观点。也指示了诊断、处方的一定规律。一脉相承的中医们接受了这一理论的思想指导，实际上解决了一些疑难复杂的病症的医疗。……阴阳正似钻研祖国医学的一具钥匙，必须获得这钥匙，才有可能窥探文化遗产的宝藏”。结合自己的学习体会，更精练地总结出“中医所说的阴阳，是一种理论，名词是抽象的，对象是唯物的，是人体机体的矛盾的统一，也是人类内外环境的矛盾的统一”。我们还收集到1935年秦老在《中医世界》上发表的论文“《〈内经〉之温病观》，文中总结《内经》中温病的病因不外下列三点：冬伤于寒，春必病温；藏于精者，春不病温；冬不按跻，春不病温。秦老引深又讲：能明此层，即知温病初起，亦太阳病之一。故伤寒论太阳篇有“太阳病发热恶寒而渴者，名曰温病”。

秦老既看到了《内经》在整个中医理论体系中的重要作用，也分析了其存在的不足，在《内经知要概论》中就讲到“《内经》毕竟是两千年前的古老著作，它存在的系统是粗糙的，理论是不完备的，所说的辩证唯物观点也是自发极为朴素的，不仅从现代医学来看十分陈旧，就是从中医的历史发展来看，也没有一直停留在《内经》这个阶段。《内经》仅仅是中医的门径，问题就在如何通过这门径来窥视更渊博、更广阔的中医成就，进一步用科学的方法加以整理，提高它。”这些话是我们后人应该永远记住的。

三、热心教育，桃李满天下

秦老早在1927年就与当时的中医名家王一仁、严苍山、许半龙、章次公等在上海创办了中国医学院。初期自任教务，后任院长、教授，直至全国解放。前后二十余年，毕业的学生不下二三千人，多为全国各地的中医骨干。秦老教授学生以高标准、严要求为出发点，尝以韩愈所说的“师不必贤于弟子，弟子不必不如师”和荀子所说的“冰生于水而寒于水，青出于蓝而胜于蓝”来规范日常的工作及鼓励学生。秦老在《秦氏医门集》序中曾有“不敢以邪说误人子弟，不愿以一家之言评先哲今贤，自矜自诩，自满自傲，为医生之大戒”之说。秦老教授学生以平正实用为准则，基础课先上大课，然后布置作业，亲自批改讲评，三年后转入随师临诊，晚上集中讲授白天所诊病例，并组织病案讨论，颇具特色的是：秦老将学生作业汇编成册，名曰《秦氏同门集》，推向各地交流，这是件影响很大的事，对提高中医的临床疗效起了很重要的促进作用。秦老从一开始就十分注意对学生的教学要理论联系实际。1938 年秦老在上海创立了中医疗养院，又在沪西设立了分院，为学生提供教学实践的基地。对设立的内、外、妇、幼各科，分别由自己的学生来主持，自任院长，并创办了《中医疗养专刊》，由各科各医撰稿，针对流行疾病，注重治疗与传授中医治疗经验。对于如何办学，秦老早在 1934 年的《中医世界》上发表的文章《复兴民族教育与提倡国医》一文中明确表态：“我们办教育的人，切不要忘记吾是中国人，我们尽可效法外国的好教育，不过不要生吞下去，要造成中国化的教育才行。”“知教育不能一味采取外国，须以民族为依归，奈何比教育更重要之医学不以中华民族为依归，而必欲以外国民族为依归。教育亡而复兴非易，医学亡而复兴更难。”

在办教育之初秦老还曾一针见血地指出：倘谋根本巩固之计，敢谓医校教材之规定，实属首先之急务。并在教务报告中对教材的编写，定下数原则：①化无系统为有系统。②避空虚之理论，倾向于实际方面。③博采名家之学说而归之于一。④打破中西成见，惟真理是求。⑤学理之外，以经验为大前提。⑥深浅视学生程度，酌量支配。秦老先生身体力行，在 1924 年就编写了用于临床教学的《实用中医学》，

1928年又编写了《古医学讲义》，这期间还系统、连续地编写了内经课本，从而在最初的医学教育中，就把对内经的教授提到了议事日程上。既使在建国后的六十年，我们在现有的教科书中，也应该还能看到这些基本原则的影子。尤为可贵的是，秦老在办教育之初就指出“图书馆为文化之渊源，教育之辅翼”，并于1929年在期刊上发表文章，讲到“据美国1927年统计，全国有公立图书馆四千九百八十三所，在学校方面则中小以下均有设置，盖无怪其国家之强，人才之盛，乃反观吾国，据一九二五年中华图书馆协会调查，全国公开阅览之图书馆，不过二百八十三所。学校方面则中大以上尚多缺如，于是比年来图书馆运动盛起，然成绩终不多遘。若以言中医界，则国内一百三十余医会、十余医校其设有中医图书馆者，十不得一”。“如此而欲求中医教育之进展，中医文化之宣扬，我恐延之十年，亦难收效。”所有这些不难看出，早在七八十年前，秦老对中医教育的认识深度与广度，不由得令人赞叹，即便是今天，也未必被很多人所认识，秦老对中医教育的认识在今天也有着重要的推动和实践价值。

四、著作等身，冠于全国

秦老先生文思敏捷，且对中医经典有深刻的钻研和理解。几十年间，遂有大量的著作留存于世。民国名医程门雪的弟子何世希先生在回忆这位师叔的成就时不无感慨地讲到“……秦老写稿最捷，十日一书，五日一册，书局（中医书局）一时名誉大起，众人逡巡退出，秦乃独任编写之责。

若《清代名医医案精华》、《清代名医医话精华》两部大著皆出于秦老之手，而书中每一名医之小传皆出语精当，洞撷精华。一时名在杭州《三三医书》、上海大成书局《珍本医书》之上，实足令人钦佩。”秦老先生从20世纪20年代出道，至70年代离我们而去，在五十余年的中医生涯中，撰著了近六十部医书。大致可分为三类：一为家庭医药，为完全不知医者提供最基础的医药保健常识，如《家庭医药常识》、《医事导游》、《丸散易知》、《饮食指南》等。二为初学入门之士所需，讲中医学登堂入室的门径，这其中还包括大量的教材，如《中医小史》、《中医入门》、《中医临症备要》等。其中大量的教材也是秦老著作中的重要部分，如生理学、诊断学、药物学、内科学、妇科学等十数种学科讲义。三为学术性较强的研究性著作，这些著作中的相当部分为五六十年代所出版，因此影响很大，几乎全国所有中医界人士没有不知道秦伯未先生的，没有没读过秦老著作的，其影响可见一斑。这些学术著作除了在前面提到的有关《内经》的近十数种研究性著作外，还有《金匮要略简释》、《药性提要》、《治疗新律》、《验方类编》、《金匮杂记》等多方面、多角度的研究著作，极大地促进了中医的学术研究。为了使读者对这些著作有更全面的了解，我们在书后附有依年代排列的秦老著作的书目索引。

秦老的著作等身还不只指留于身后的近60部著作，还有大量在期刊上发表的学术论文，及秦老并其门生整理的大量医案、医话、随笔等，这里特别值得一提的是秦老的医案，无论是署名“秦伯未医案”，还是“谦斋医案”及各种形式和书名的医案几乎成为建国后中医临床医生的必读书，这些医案中留下了如血崩、失眠、便秘、黄疸、春温、咳喘、肝火、飧泄、时疫等多方面的常见病、疑难杂证的诊疗模式和治疗经验，为后学进一步研习、继承中医提供了广泛的理论空间。除此外，秦老还曾发表过《读内难伤寒金匮疑义汇解》、《温病条辨分三焦立论议》、《评伤寒温热之争》、《金元四大家学说之研究》、《内经正反治疗之发挥》等学术性较强的研究性论文，也有一些基础性很强的学术讲座，对普及中医发挥了很广泛的作用：如秦老的“妇科讲座”、“妇人月经病讲义”、“汤液治疗讲座”等专题，都因在期刊上长时期连载而发挥了很好的作用。如“汤液治疗讲座”中，秦老以汗、吐、下、和、温、清、补、消八法为引，逐一介绍各治法的汤液疗法，每法又分为三类情况，以汗法为例：不当汗而汗误人；当汗不可汗而妄汗误人；当汗不可汗又不可不汗，汗不得道而误人。以下七法也均依此论述，为临床大夫提供了重要的学习机会。也在所有中医界人士中起到了重要的鼓舞和学术上的指引作用。秦老勤于笔耕，对于发展中医学术所留下的巨大财富将会永记史册。

五、功在岐黄，造福人民

前面几节谈到秦伯未先生在对坚守中医阵地，坚信中医前途，并身体力行参与到中医各方面的改革中，为中医的继承发展最大限度地发挥了个人力量，对中医基本理论《内经》的钻研、传播，对中医进一步的提高和普及起到了在关键时刻的推波助澜的重要作用。秦老在临床实际中为解除人民疾病痛苦也为后人留下了巨大财富。秦老对内科、小儿科、妇科及杂病等都有很好的临证治验，对养生的研究也颇有心得。秦老写大文章与同行切磋学术，也写小文章，给百姓以实用的指导。秦老著作中相当部分是医案，或对临床各病症的讨论，在这中间始终贯穿着秦老的学术思想，这些都是长期临床经验的总结。诸如：辨证论治，即辨证论治的意义、法则和方法。辨证论治的意义：辨就是分析、鉴别。证就是症状、现象。论就是讨论、考虑。治就是治法。证和治是现实的，辨和论是灵活的，要通过分析和思考。辨证论治的基本法则又分为3个方面：

1. 是病因的辨证法则：把内因、外因、不内外因加以合并，并做了一定补充，而成为风、寒、暑、湿、燥、火、疫、痰、食、虫、气、血、精、神十四纲要辨证。以寒为例，只列证候和治法。寒纲分为伤寒、中寒、虚寒三个症候。伤寒用辛温发汗、生津解肌两法。中寒用辛热祛寒、逐寒通阳两法。虚寒则用温中扶脾、温暖命门两法。在这期间，以病因为横向排列，八纲为纵向联系，把八纲、六淫、三焦、卫气营血、气血津液辨证兼收并蓄，融为一体，执简驭繁，深入浅出。

2. 脏腑辨证法则：脏腑辨证中各证间症状严重重叠是中医教科书和参考书普遍存在的问题。在秦老《医学讲稿·脏腑发病及用药法则提要》中有这样的记录“形瘦，舌质淡，面色不华”，常见于一般血虚证，确诊为肝血虚时，必须结合目眩、筋惕肉瞤等肝脏症状的特征，紧紧围绕肝病特征，从而指明了脏腑辨证模式的思路和方法。

3. 辨证论治的复杂法则：在临床过程中，病因往往不是一个，病位也可能涉及若干。如果能从一团乱麻中理出一个头绪，就是辨证论治的关键。辨证论治的方法，也就是程序，或叫步骤：①先辨主证，后辨兼证。②根据诊断，定出治疗方针。③方药，从论治的结果先选方，后议药。而选择的处方也包括三个方面：如患者恶寒、喉痒、咳嗽、痰多稀白，脉象弦滑，舌黄白腻，诊断为风寒咳嗽，肺气宣化失职，选方为杏苏散（紫苏、前胡、杏仁、桔梗、枳壳、甘草、半夏、陈皮、茯苓）疏风散寒、宣肺，再根据当时的症状加减，使之更加确切；若胸不满闷就去掉枳壳，鼻塞流涕等再加辛夷、苍耳子。这种思想在所有的医疗实践中都体现着。

秦老在1935年的《昌明医刊》中曾发表了一篇《儿科类证鉴别及治疗法》的文章，文中讲到“近人以为儿病至简，不感于寒，即伤于食，安知即此感寒、伤食二门，已能成惊痫之重症乎！是故儿病之初，首重鉴别”。短短数语，能感到这就是来自实践的总结。秦老作为中医大家，对一般人来讲，是久负盛名，但他所写的普及性的文章循循善诱，读起来则浅显易懂，极易领会。1933年，在《家庭医药杂志》上发表《火症之种种及其疗法》，先述火症种种来自何脏，有何表现，后附治疗大方，酌定方剂，好读可用。文中总结，“凡心火亢盛，宜用宁静法；凡肝胆火旺，用苦泄法；凡胃肠实火，用承制法；凡风火内结，用宣发法；凡阴份不足，则用潜养法。”留于后世的大量医案也给予后学无限的学习空间，在《谦斋医话》中曾记有一例心汗的病案：患者仅胸膺一部汗泄半载，多方吃药数月仍不止，最后慕名而至秦老处。秦老诊其脉：左右两寸细数特甚，因谓之曰：夫汗多由于卫虚，而亦由于阴虚，卫虚则外不固，阴虚则火郁于内，不能退藏于密，君之病及神机曲运，思虑过度，液内涸，君火妄动，扰乱卫气，阴液外泄，当是烦心则益剧，安心则少瘥也。是则心汗症也。遂书：西洋参二钱，生地六钱，麦冬三钱，酸枣三钱，五味八分，川连八分，炒阿胶钱半，丹皮二钱，黑栀钱半，嘱服五剂，五剂尽宿病瘳矣。夫病不难于用药，而难于识症，观此当益信。对于即使专业人士也难于一下说清的温病，秦老则用通俗的语言，在《中药职工月刊》上发文，讲述温病的三期发展过程、临床表现、诊断要点、治疗方法、可选方剂。并总结出："故温病之治，亦不越四法：一曰清热，二曰泻实，三曰养阴，四曰潜阳。"20 世纪 40 年代的秦老，已是名震全国，但秦老在文章之前尚有谦语："在读者不必认我是一位名角，双方面的实事求是是互相切磋……"由此可见秦老非是一般之学风。

这些文章真是让人感叹：一位中医大家是如何将自己的理论与临床完美结合后给予提炼的。这类文章在建国前期刊上很容易看到，文章的特点就是言之有物，篇篇理论与实践紧密结合。如《温热病之八大时期》、《最近之温毒症》、《惊风管见》、《阴虚治疗律》、《内经正反治疗之发挥》等。阴虚病是当时社会中最困扰某些人在口头上说不清的一种虚弱病，秦老在 1931 年《现代国医》上发文《阴虚病之治疗律》，把阴虚的各种表现归纳为：引火归元之虚；理中温补之虚；参芪助火之虚；苦寒泻火之虚；二陈消痰，耗其津液之虚；辛剂发散而致虚；补肾水之阴虚火炎；培脾土之虚，并将阴虚病所宜之方剂殿选于末：①保阴煎，②六味地黄丸，③左归丸，④左归饮，⑤清金散，⑥加味清宁膏……而治阴虚之矢穷矣。对外感六淫病证也总结有“六淫为病，不难治也，约言之：风用桂枝，寒用麻黄，暑用香薷，湿用五苓，燥用桑菊，火用白虎。一剂可知，二剂勘已”。秦老养生保健方面也有许多宝贵经验，尤其在创办《中医疗养专刊》时，曾发表过许多很值得一读的好文章，如秦老就精练地指出：“精、气、神为人身内三宝；养生之道曰独宿、曰独居、曰独行。”并告诫曰：“《内经》有言：暴喜伤阳，暴怒伤阴，知所诫也。”

秦老在临床上也从来不排斥西医的好方法，秦老认为：西医的诊断有时可有助于对某些疾病的性质、发展和转归的认识。但不能忽视在中医基础理论指导下的辨证论治，尤其是辨证的依据。如神经性衰弱，根据中医辨证，总结出发病的机制在肝，病性有实、有虚、有虚实夹杂，从而确定若干基本治法。对一些时疫症更是如此，“……吾中医亦惑之，不言喉痧痉病，而亦效乎猩红热、脑膜炎……无论西医所视为新发现，而见于中医典籍者，不得随口唱和，既不见于典籍者，亦应根据中医汇总讨论定名，方不失中医本身之价值。”对于中医临床的同行，秦老不断总结自己的经验教训，毫不保留地告诉同道们。1934 年秦老在《光华医药杂志》上撰文《内经正反治疗之发挥》，总结道：总之，假虚之证不多见，假实之证最多见；假寒之证不难治，而假热证多误。真假能辨，逆从反正，自可明矣。除此之外，我们还经常能看到《秦伯未医案》、《谦斋医案》、《谦斋妇科医案》、《谦斋幼科医案》等，有些并非完全出自秦老之手，而是其学生们事后据诊案整理而成，但也能看到其中的用药特点和用药原则，其中一些中药在用量、剂型、用药方法上的改变而对疾病所起的重大治疗作用。由此也可看到秦老的一生，将岐黄的事业造福于人民，他的人品、他的医术，他为人师表的点点滴滴，将永远载入史册。

六、医文诗酒，金石书画

至此，人们看到我们笔下的秦伯未，是一位令人尊敬的一生致力中医的改革、中医的教育、中医的临床的中医前辈。秦老将自己的毕生精力都投入到振兴岐黄、振兴祖国医学，继承和发展祖国医学的事业中。但秦老还有另外一面，这个题目是由秦老师兄的弟子何时希拟的，何老也是一位中医界的名人了吧，建国前何先生也曾在期刊上发表过一些文章，建国后编写了《中国人名词典》，也是一位考据很见功底的业内知名人物。秦老可谓是其师叔，建国后又都在卫生部工作，彼此之间肯定有更深一步的了解。说到风流，首先是指秦老的医文诗酒、金石书画，八项皆工。在前几章所提及的医文是业内人士所共知的，而秦老的诗文也是业界有目共睹的。秦老早年曾加入柳亚子等创立的南社，与柳亚子、胡朴安等时有唱和，曾刊行《谦斋诗词集》七卷，300 余首，书法工整苍劲。一人而兼长数艺，且达到高超水平，实属难得。在我们收集的文集中也曾有几首诗词，如 1932 年发表于《中医指导录》中的《寄柳亚子》："无边哀怨荡回肠，莽莽天涯道里长，三十载文恣笑骂，百年功罪待评量……"还有另一首寄胡朴安者："二十年来大道存，编年纪事费评论，死生名节千秋重，肝胆文章一代尊……"由此可看到一名老中医的文字功底及儒雅风流。何先生还曾透露："伯未与邓拓甚契合，《三家村语》其中言医药者，皆秦公笔墨，得罪大和尚，亦未尝不贾祸也，惟邓拓之目标大，秦之名乃不彰，亦不幸中之一幸"。

秦老的文采表现在生活的各个方面，并不都是以诗集、书法呈现大众面前的。秦老常常会有感而发，随手拈来，因之就有了我们看到的《谦斋随笔》。每篇"随笔"之前，常会有"耳有所闻，目有所染，心有所忆，神有所感，拉杂书之，以消无赖，正如山中白云，只堪自怡云。伯未记"。正是这些自怡之语，为我们留下了无数佳作。以在上世纪三十年代发表的各"随笔"中就有"在忆鉴湖女侠秋瑾时作诗'……千年劫烬灰全死，十载淘余水尚腥，海外神仙渺何处，天涯涕泪一身零，闻道当年尘战地，至今犹带血痕流，驰驱戎马中原梦，破碎山河故国羞……'"也有那些完全陶醉在自我情绪中的诗篇"……半窗残梦雨声参，雨声入衣生惆怅……"让人沉浸在一种意境中。有人讲"专一地研讨医学，可以推出运河，而整个文学修养的提高，则有助于酿成江海"。秦老就是具有江海一样的胸怀，江海一样的学问。

数十年来，一直有人在写文章，写回忆录，纪念一代名医秦伯未。我们把秦老在建国前发表在各刊物上的论文收集起来，呈现在读者面前，还原一个有血有肉，身系祖国医学，心怀着他的学生、他的病人的中医大家，不能不使人感慨无限。耳边尚时时想起"祖国医学要继承与发扬并举，无继承亦无发扬，比如空中楼阁"。"中医不是玄学，不是空谈理论的，而是实用科学。""学中医要从实用出发。"前两年，王凤岐、吴大真撰著纪念秦伯未老先生的文章，其中有句话颇具哲理，“做人要有人格，看病要有医德，贫莫贫于无才，贱莫贱于无志，缺此不可为良医”。让这些声音一直能萦绕在我们耳边，让中医界人士继承秦老的遗志，并发扬光大，让祖国医学的理论与实践更早地立于世界医林而处于不败之地。让所有的人都缅怀这位近代中医大家吧。

王咪咪*

2009 年 5 月

* 王咪咪　副研究员。曾任中国中医科学院中国医史文献研究所文献室主任，兼任中华中医药学会文献学会委员、中国药学会药史分会委员、北京中医药学会基础理论分会秘书。硕士生导师。参与国家新闻出版署课题《中华大典·药学分典》的编纂工作，任副主编；参与国家科技部在研课题《海外回归中医善本古籍的电子版保存》；主持国家中医药管理局2004 年中标课题：1949 年前中医期刊及相关文献的收集研究与数据库的建立等项目。主编、副主编或编委编著的学术著作有：《全国中医图书联合目录》、《敦煌古医籍考释》、《本草纲目索引》、《唐容川医学全书》等三十余部。

研究性论文

1. 医界前途之危险

今日医界，门户习见，可谓深矣，前途危险，亦云至矣。国医西医，既相争长，而国医中，复有经方派、时方派之争；西医中，更有德日派、英美派之争。在吾抱内忧外患之痛，在彼宁免远交近敌之虑，设全国以四万万人计，以四百人需一医士计，非一百万医士不可，今不敷其额，而罔思精进，相视如仇，欲求学术之昌明，并保人民之健康，其可得耶。

夫事不外于情，医不外乎理，故以最普通之痢疾论，西医有饥饿疗法，意谓人患痢疾时，肠中黏膜，必有红肿之处，其处后出之脓液，即白痢。若血管破烂，有血液流出，即红痢，不可再以食物刺激黏膜，则与国医丹溪所谓减其粥食，绝其肉味之说相合也；有排害疗法，以泻物排除其肠中之有害物质，大抵 Calmel 及 OleumRicini 等品，则张子和、李东垣之制木香槟榔丸、枳实导滞丸又相合也；更有防腐疗法者，取收敛药以止其下痢，亦以防肠管之腐败，普通用 Tannalbinum 及 Bismutum Subintricum 与 Pulvls Goveri 混合剂，则与张仲景之桃花汤，朱丹溪之固肠丸，更无不相合也。执此以观，中外一理，驰未背道，可以汇通，奚用诋斥。善哉，印光法师曰，经无贵贱，愈病者良；法无优劣，合机则妙，真深悟玄理，而无芥蒂存胸者矣。

矧夫国医之谙西医学理者，百不得一，西医之精国医学理者，更千中无人。互相攻击，莫不隔靴搔痒，若同德医药学载黄君腾白一文：一则曰神经错乱，再则曰时明时昧，三则曰宜入疯人院，浮嚣之音。纵锐利尖刻，试问与学理果何涉耶，果有价值否耶。墨子云，必知疾之所自起焉，能攻之，不利疾之所自起，则弗能攻，今既双方不知其隐疾，漫然对垒，是无异村妇之骂街，而能不为墨子笑者几希。

余治医学，粗得常识，不敢秉春秋之笔，妄言黑白，惟深愿今后各本至诚，研几精义，先择其可通者而调剂之，继将不可通者，评判其得失，庶有沟通之望，而开医界新纪元之一日。否则意气用事，说兵纸上，前途危险，吾不忍言。

（见《医界春秋》1926 年）

2. 怎样去改进中国医学

怎样去改进中国医学。

（1）应当依着思想和知识，把眼界阔大，一切的我执偏见摆脱却。

（2）应当努力在客观的式样里，把以前种种不切实之观察和想念抛掉。

这两点，是鄙人近年来对于改进中国医学的主张，虽然不敢自信是改进中国医学的惟一方式，但是无论如何，我们要做改进中医的工作，总须像罗素所说，“燃动纯正知的追究心，和对于真理的热望，把主观机能的变态摆脱”。如果体得这种精神，自然会生出伟大而悠久的价值，中医的不进步，也可说中国学术界的不进步，都坐着陈陈相因，没有真知灼见，和切实的研讨，实为最可痛心的一件事。

其次，我们中医界，终不能把个人的欲望的色眼镜，先架在鼻上，换一句说，便是把吃饭两字做前提。我记得夏丏尊演讲中国的实用主义，他说："中国的实用主义，滔滔然几无孔不入，养子是为防老，娶妻是为生子，读书是为做官，行慈善是为了名声……除用做甚么是为甚么来做公式外，可以说道不尽。但是中国有了这种主义，一切都不进化"，又记得列熏宇演讲，他说："为科学而学科学，为艺术而学艺术，是别无目的的，掺进了别的目的，尤其是用，终不能得到真正的科学艺术。"我们看了二位论调，觉得我们中医实在太惭愧，除了一般为吃饭而学中医之外，谁抱着为中医而学中医的精神。

医界春秋社诸君，抱着很热烈的改进中医的欲望，观其出版物，对于医界中的评论，和学理上的研究，均很切实，与其他含有腐化气味者，不可相提并论，可恨鄙人为着诊务写件等关系，不能常常做文字上的扶助，兹趁其二周纪念刷新之时，随便写几句，供一般同志的讨论。

（见《医界春秋》1928年）

3. 中医的真理

"中医的真理，是不是全在几部中医的古书里"，这个发问，是我一个姓张的学生向我要求答复的。我当时便心爱他富有革命性的精神，或者天天在吾们中医学术革命的呼声里，不知不觉发出一个很伟大而有力量的问题，可惜我对于这个发问，不能拿中医的学说来使他明了，因为中医的学说太混杂，孰为真理，孰为伪理，在他满抱着不满意于中医的时期里，决不能使他有信仰心和判别力，但是我敢回一句，“中医的真理，决不是全有几部中医的古书里”。我现在且把科学的进序来解释罢，在日本科学家大町文卫所著最近自科学十讲一书的自序里说，“科学界中，从未有如真理一语惑人之甚者，因其名词优美，最易强人以信，更有认为真理有万古不灭，有一无二之性质，实不可不谓为卤莽论事者之谬见”，他所以发议论，是认定学术是前进的，不是中止的，而且更认一般的所谓真理，无非当时的一种假设。因此他又举出几个例子，“手持苹果，放手则落，解释此现象所由起之原因者为牛顿宇宙引力之假设及定律，即由此创成，此种理论，距今十年前尚认为绝对之真理，最近由爱因斯坦提出相对性原理，以空间弯曲之假设代宇宙引力，牛顿理论之绝对性，遂不攻自破。又凡构成物质之元素永久不变之说，在镭元素未发现以前，固可称为真理，及发现镭元素放射线，蜕变而成他元素后，此说遂亦不能成立”。观此，吾们可以明白真理是随时变迁的，没有止境的，任何一种学术，在不断的研究中，必定有几种真理创造出来，同时对于以前已认为真理的，发现动摇的现象。西洋科学的进步，使吾们听了警骇，无他，能够不断地研究和创造罢了。反观中医的学术怎样呢，自一般所谓名医以及无名医，谁肯尽心去研究，即使研究，也不过把几部古书上的意思，记在心头就算了，真伪正误，再也不肯去分别清楚，我现在拣最普通而大概均拜读过的一部张世贤的《图注难经》来谈谈，在二十五难说，“心主与三焦为表里，俱有名而无形”，他在注里也说“二者俱有其名而无其实”，三十一难说：“三焦者水谷之道路，气之所终始”，他在注里便也说，“三焦者禀肾间动气以资始，藉胃中谷气以资生，水谷自上焦而入，下焦而出”。吾们大概都知道这两难宝剑相反，而他一股脑儿收集起来，依样量葫芦地去注释，这类书籍的价值，可以不用标出，而吾们中医的研究，也可见一斑，在这种研究中，要走到光明的路上去，恐怕真是难于上青天罢。末了，我还禁不住要写一段大町文卫的议论在下面，“试观最近自然的发达，天文学、物理、化学、生物学等，各方面莫不有新研究与新学说提出，推翻历来旧说”。吾中医们见了，正不知作何感想，同时且使吾想到新中医社宣言上有“反对中医学术革命，便是压迫中医进步者”一语，有许多情愿中医淘汰的，说吾未免骂人太甚，现在吾还要请他想想，究竟如何咧。唉，在几部中医的古书里，埋没了多少真理，造就了多少庸医，吾对于张生的发问，实引起了无穷的悲感。

（见《医界春秋》1927 年）

4. 因国庆而想到中医革命

中医革命的声浪，愈唱愈高，究竟是中医的光明，还是中医的黑暗，鄙人却不敢下一切实的断语。或者说，你是提倡中医学术革命的前辈，创办新中医社的时候，多么热烈，为何现在对于中医革命，又引起疑问呢。鄙人敬答道，诚然，鄙人确是提倡中医学术革命的一分子，但是鄙人的主张，是要把中医原有学术，加以切实的研究，分别精粗，予以存在的，吾人应当明白地宣布出来，淘汰的也须指出他的劣迹，如此革命方有价值，也许将来得到美满的结果。乃现在一般所谓中医革命者，不能用切实功夫，而徒相表面攻讦，彼所谓善，自不善于何处，彼所谓坏，亦自不知坏在何处，甚者一味求新，对于中医学术，有无绅不劣，无土不豪之势，以此而言中医革命，吾恐助西医捣乱则有余，若谓欲求中医本身有利益，则鄙人实不敢言咧。

双十节是武昌起义的纪念日，积十七年的继续奋斗，才有今日，鄙人不禁因此而联想到中国中医革命，于有乎书。

（见《医界春秋》1928年）

5. 谈谈新中医

吾侪揭新中医之旗帜有年矣，踵吾侪而起者，芜湖有中医新报，宁波有中医新刊，而今广州又有新中医学会之组织，何吾同志之多耶，不禁望海涯云树，而仰天长笑也。虽然，新中医岂易言易行哉，以吾所知，一为急进派，视中医一切学术，几无完善可法，指谬吹疵，竭力以西说为宗，意为改造中医，舍此莫由。一为折衷派，视中医一切学术，远不与西说相合，旁征繁引，竭力以中西冶为一炉，亦意为改造中医，舍此莫由。吾今以旁观者视之，则前者失之偏，而后者失之拘。夫必欲以中医学说为无可法而摈弃之，则何不直习西医，出主入奴之见，势不至为西医隶仆不止；若必欲以中西汇通，方谓之新，则中西医根本立足点先多异歧，势必牵强附会，非驴非马，其流弊盖所谓旧不彻底，而新亦不彻底，皆非创造新中医应取之态度及步骤也。

新中医应取之态度，其心目中当以中医为主体，时时于中医本身上谋改进及创造，其步骤，当就中医固有学术，先加以切实之研究，缜密之考虑，孰为有用，孰为空言，孰为至理，孰为邪说，然后存其所当存，汰其所当汰，于其所存者，复加以校正或补充，使理论上、事实上，两相妥洽则精华自现，光采自浮，名之曰新中医，庶当之而无愧。若斤斤剿袭西医，自诩为新，直西医化之中医耳，岂中医之新耶。

然而吾亦喜研西说者，今为此言，须知非绝对禁中医之取西说也，正如先总理所谓发扬吾固有之文化，且吸世界文化而光大之，又谓我们固有的东西，如果是好的，当要保存，不好的，才可以放弃，盖深愿于采取西说之前，先于中医学说加以考量，则本固枝荣，方能显出独立之精神，否则拔苗助长，自招其亡，此倘亦可为知者道，难与俗人言者乎。

（见《医界春秋》1928 年）

6. 现代国医之趋势

中国固有之文明，直接关系国计民生之切者，厥惟医学。就事实论，自立永久勿替之地位，然无必亡之理，而有或亡之机。试观现代之趋势，不能使吾无言。

吾文之作，认为在现代趋势中，国医之本身是进步，是退化，是稳固，是动摇，实一最重要之问题。短视者以为进步即能稳固，退化即为动摇，但就今日之国医言，进步或亦动摇，退化或亦稳固，故苟真正爱护国医，须先抱定如何使进步而不动摇，稳固而不退化。第一，能吸收西方文明以为我用，而不以西方文明掩蔽国医之真精神。第二，使世界各国俱国医化，而吾国仍继续前进，不为落伍。否则非国医变为国外化，即国医反成国外医。前者在一般以为进步，实为无形之自动推翻。后者在一般以为发展，实为无形之被动消灭，实至可惊心惕厉者也。

凡事重实际，实际有效果者，不特无消灭之可能，且必有光大之一日，故国内西医之攻讦，为面包计，可置勿论，国内少数青年之附和，为趋时媚新所迷惑，亦可置勿论，但就第三者之动作以觇之，江亢虎所著《中国文化对于西方的影响》一书，有云，美政府有几种药品，科学家不能洞悉其性质与能力，而中国药书上记载极明，试验俱属实在。因特别注意，年派专员从事研究。黄胜白所著《注意中国药》一书，亦有云，德国医学家几无一不注意中国药物，谓中国药品中，极多有价值之药料，其极小部分，已久为欧洲医家所引用，是西方各国对于中国医学，正如采矿得苗，势必肆力罗掘，不至矿尽山空不止。

近邻日本，本以汉医为宗，于国医有深刻之研究。维新以后，始改西法，近又感汉医之妙理，汉药之奇效远驾西医之上，政府复有废西医而用汉医之议。南洋各处，均有专电，香港循环日报亦载之。此二三年前事，不谓今日本明治大学竟增汉医科。北平电，日医界以二万金运华，购中医书籍，其锐进之气，实堪惊叹。不特如是，最近东京讯，日本贵众两院委员会，有东洋医道会理事长南拜山与帝国大学名誉教授理学博士白井光太郎及头山满内田良平等五百余人，提出帝国大学皇汉医学讲座新设请愿书，已经两委员会完全通过。盖彼深知近年欧美，不乏研究汉医之辈，且承认其效果，而尤倾倒于《本草纲目》。如麻黄用为发汗剂，已证明效能，当第三次太平洋学会开会时，据美人之调查，亦可强壮心脏。又西洋认喘息用阿独来那林注射，仅一时暂止，而麻黄治疗喘息，二千年前已用之。又知獭肝凡治肺病，龙骨治痉挛，铅丹去蛔虫除疾等，不遑枚举。此时不加努力，势必落于西洋之后。总理谓中国于固有之文明，应发挥光大，学西方之文明，应迎头赶去。焉知吾数千年文明之国医，在本国之本医，竟不能发挥光大，而三岛之民，竟能学迎头赶去。

更返观吾国人之研究者，既不能努力发明，复嫌前人之不彻底，于是东方汉医书籍，其珍视其信仰，反较国内名著为甚。譬之《伤寒论集注》，于《医宗金鉴》本则泛视之，于丹波元简之辑义，则捡扬之，实则同属采摭成无已以下数十家之言也。而近日流行之皇汉医学汉方解说等，颇为一般国医所注意，尤可证明。夫一国之文明，不能自动改进，必待外人之手，经外人之手而更不辨其所本，哗然从之，无异舍己而耘人之田，实为国人之大羞。而国医之地位，渐次丧失，国外医学之地位，渐次占据，不言可喻。

循此以推，吾国医学，国人而不能自起奋斗，更或鄙视疏忽，势必陷于绝境，进言之，长此以往，西方医药界，将以中国学将不亡于世界，而独亡于中国。吾所谓进步能动摇，退化亦能稳固者此也。然则吾国医将国外化乎，抑将请国外保管乎，不复忍言。

（见《现代国医》1931 年）

7. 新中医

海上揭新中医之旗帜者，当以新中医社为最早，余曾代拟宣言万余言。虽激于一时，语多愤慨，而目标在整理旧学，融化新知，不幸未成事实，遽告涣散。嗣后借新中医号召者，不乏其人，追念前尘，冷观现状，不禁重有感焉。夫新中医岂易言易行哉，以吾所知，一为急进派，视中医一切学术，几无完善可法。指谬吹疵，竭力以西说为宗，意为改造中医，舍此莫由。一为折衷派，视中医一切学术，无处不与西说相合，旁征繁引，竭力以中西冶为一炉，亦意为改造中医，舍此莫由。吾今以旁观者视之，则前者失之偏，而后者失之拘。夫必欲以中医学说为无可法而摈弃之，则何不直习西医。出主人奴之见，势不至为西医隶仆不止。若必欲以中西汇通，方谓之新，则中西医根本立足点先多异歧，势必牵强附会。其流弊盖所谓旧不彻底，而新亦不彻底，皆非创造中医应取之态度及步骤也。

新中医应取之态度，其心目中当以中医为主体，时时于中医本身上谋改进及创造，其步骤，当就中医固有学术，先加以切实之研究，缜密之考虑，孰为有用，孰为空言，孰为至理，孰为邪说，然后存其所当存，汰其所当汰，于其所存者，复加以校正或补充，使理论上、事实上，两相妥洽，则精华自现，光采自浮，名之曰新中医，庶当之而无愧。若斤斤剿袭西医，自诩为新，直西医化之中医耳，岂中医之新耶。然而吾为此言，须知非绝对禁中医之取西说也。正如先总理所谓发扬吾固有之文化，且吸世界文化而光大之，又谓我们固有的东西，如果是好的，当要保存。不好的，才可以放弃。盖深愿于采取西说之前，先于中医学说加以考量，则本固枝荣，方能显出独立之精神，否则拔苗助长，自招其亡。此倘亦可为知者道，难与俗人言者乎。

（见《现代国医》1931 年）

8. 国医与科学

梁任公氏在科学社演讲，有云："我不敢谓中国几千年来医学无发明，而且深信确有名医。但无法以传诸别人，遂使今日之医学仍和扁鹊、仓公时代一样，或者还不如。"

按梁氏此言，其要点在痛中医之不能运用科学精神以整理故有学术，可谓切中积弊。然而今日中医科学化之声浪，高唱入云，试问中医是否有一日千里之进步。以余所知，反得两种怪现象，一种强引西医学说及名词解释《伤寒》、《金匮》等，其意盖因西医为科学医，根据西医之学说及名词，即为科学化；一种主张中医学习物理、化学，其意盖因物理、化学为科学，能知物理、化学始能科学化。在倡之者自诩为改进中医之先知先觉，志意薄弱者竟受其惑而亦步亦趋，于是中医科学化之结果，乃产生一非驴非马之怪物，是盖不知真正科学化之意义也。

夫何谓科学，有系统之真智识，即是科学。何谓科学精神，可以教人求得有系统之真智识之方法，即是科学精神。何以言之，智识为一般人所同具，科学之所赐于我侪者，即为真之一字，一般人对于自身所认之事物，最易信以为真，然用科学精神研究，愈研究愈觉求真之难。譬如言发热为太阳病，应先考察太阳病是否一定发热，发热一症，除太阳经外，其他阳明、少阳有无同样之发热。又如太阳病为外感症，当知如何为外感之见症，太阳病是否备具外感之见症。由此为例，我侪觉任何事项，能得真知灼见，实非易易。要钻在此一病之中间研究，要绕在此一病之周围研究，要高踞此一病之上面研究，种种分析研究之结果，方知此一病之大略。从许多相类似而容易混淆之各症中，发现各症之特征，再换一方向，以许多同具此特征之病症，归成一类，许多类归成一部，诸多部归成一组，如是综合研究之结果，算是从许多各自分离之病症中发现其相同之普通性。经过此项工作，方许言此病之性质如何，此为科学第一件主要精神。

第二，智识不但求一事一物，应知此事物与彼事物之关系，否则零头断片，有何用处，能知事物与事物之关系，而因此推彼，得从所已知求出所未知，即为有系统之智识。系统有二：一竖一横。横者指事物之普通性，如前所言。竖之系统，指事物之因果律，有此事物方有彼事物，必须有此事物，然后能有彼事物，倘此事物有如何变化，方许彼事物有如何之变化，此之谓因果。能明因果，乃增加新智识之不二法门。然因果亦非易言，一须有证据，二须有理由。因果律纵不能均有必然性，但最少终应有极强之盖然性。若仅属于偶然者，即非因果律。如言寒郁肌表则发热，此历千万回经验而不爽，且有理由可说，当属必然性。若言泄泻均属受冷，则泄泻之因，非尽受冷，不能谓之必然。故科学家以许多有证据之事实为基础，逐层以看出其因果关系，发明含有必然性或极强盖然性之原则，如以绳结网，愈结愈广，渐渐涵盖此一组智识之全部，遂成一门科学，此为科学第二件主要精神。

第三，凡学问有一要件，须能传与其人。人类文化所以能成立，全由一人之智识，传之多人，一代之智识，传之次代，我以极大工夫得一新智识，以之传诸他人，他人以较小工夫承受我之一部或全部，同时以另外功夫，再行发明新智识，如此教学相长，递相传授，文化内容自然日见扩大。中国凡百学问，俱含可以意会不可以言传之神秘性，尤以医学为甚，实足为智识扩大之障碍也。故科学家所有智识，均由艰苦经验得来，其所言必举出证据，并将如何收集，如何审定，明白宣布。其所主张必陈明理由，并将思想经过之路线，顺次详叙，是以使人阅之。不但能受其研究所得之结果，且能承受其如何能研究得此结果之方法，更可用彼方法以批评其错误。方法普及于社会，人人得而研究，自然人人得而发明，此为科学第三件主要精神。

科学之精神既能明了，吾乃敢言中医未尝不合科学，特在无人能加以精密之整理耳。且敢言欲求中医科学化，不在引西医学说名词或习物理、化学后始为科学化也。更敢大胆言，中医学说之笼统、武断、虚伪、因袭、散失，均由不明科学之性质，有以酿成之。故中医科学化之目的，在用科学以造成完全之中国医学，使有真智识，有系统，可以教人，并非促其西医化。今中医对于此最大之目标，尚不能认清，无怪科学化之结果，非特不能改进中医，反以促其不伦不类而日陷于沦亡也，呜呼伤已。

（见《中医世界》1933 年）

9. 本会三周纪念

本会成立，三周年矣。三年中有无贡献于会员，或有无贡献于中医界，敬听诸同道之裁判，同人等不敢自褒，亦不愿自贬。

夫本会为上海市惟一之国医职业团体。故本会之荣枯，实与国医界有极大之影响，同人等既肩此巨任，自然竭力谋巩固发展。同时会员方面，深蒙协力匡助，人人视本会如私人之事业，办理而善，固我之荣，办理而不善，惟我是羞。不以本会之良不良，属诸少数办事者之手，即不以本会之事业付诸少数办事者而漠不关心。此三年来本会特殊之现象，深堪纪念者也。其次，会员之中，有经济能力者，肯慷慨负责，有办事能力者，肯热心助理。故虽成立未久，根基未固，而精神焕发，不落人后，羞以空名相号召。惟于本身谋利益，上下一心，实事求是，此亦可以纪念而为同人等所感谢者也。犹有言者，本会三周之期，适值本刊一年终了，自惭不才，承乏重任，下期起当坚决辞谢，以让贤能。敬祝本会与本刊，日新月异，两相辉映于浦江之滨。

（见《现代国医》1933 年）

10. 纪念三一七

三一七之为国医节，同道皆知之，其为沉痛之纪念日，而非欢欣歌舞之庆祝良辰，则恐或有未谙。盖国医节之产生，由于争取胜利，其所争取之目的，乃在反对废止国医。夫国医具有悠长之历史，拥有良好之方药，既为民众所信仰，亦为同道所自负。乃政府方面，不加提倡反欲摧残，试问耻辱孰甚。纵能收回成命而污痕终不可涤，然则年年纪念，试问将痛哭欤，抑开颜大笑耶。

遭此一度挫折，端宜奋发有为，在以前敌伪之下，百事均受威胁，其不能进展，犹有可说，在胜利之后，倏忽二载，国医之地位已经提高，国医之成绩，究竟如何？率直言之，还不是与以往一般无二。然则在今日而纪念国医节，尤可痛心，尤觉啼笑皆非也。

余素抱乐观，不愿多写感慨文字，但愿以前种种譬如昨日死，以后种种譬如今日生。凡属国医之积弊，积极铲除，须知在目前而再不能自振自拔互助互爱，永远无翻身之日。爰六项原则，贡献于同道，亦《内经》所谓知其要者，一言而终也。

一、以进步代保守。

二、以诚意代诈术。

三、以和气代暴戾。

四、以扶助代互毁。

五、以合作代争斗。

六、以建设代破坏。

最后，我欲以三一七谐言为散一切，所有从前一切不良因素，从此完全消散。

（见《南汇医报》1947 年）

11. 一腔热血颂光华

处今日国医界，似进步，非进步，似有为，非有为，而能奋发从事，勇往直前，已属难能可贵。若更能放弃私见，置成败利钝于不顾，其志尤足嘉尚。何以故？以其能知中医有存在之价值故，亦知中医之衰落非自起图强不可故。

余尝从事于中医教育矣，从事于中医团体矣，从事于中医文化及其他一切事业矣，备见私人权力之争矣，意气用事矣，捣乱分子之伎俩与夫其他一切之心理矣，然而公理所在，公论自存，生生灭灭，譬之蚍蜉，终难撼大树，譬之蜉游，均见朝生暮死。其最可忧虑者，不在内而在外，不在下而在上，不在支离之问题而在整个之制裁，即某种之阻力是也。

某种阻力惟何？即现任行政院院长汪精卫氏，私致立法院院长孙哲生函，其中最要一节为，“若授国医以行政权力，恐非中国之福，不但有关国内人民生命，亦有关国际体面”。呜呼，中国有若干年之历史，即中医有若干年之历史，未见中国之福，消灭至若今日之极也，未见人民之生命，宰割至若今日之惨痛也，国际之体面，更未见有若今日丧权辱国之可以痛哭流涕长太息也。一国之国粹，不能发挥光大以显一国文化精神，可耻孰甚，乃反以提倡发扬为有关国体，国体果何在耶？世界各国之研究国医方如采矿得苗，肆力罗掘，欧美专家之药物分析，日本大学之皇汉讲座，举国所知，然而未闻减其福，减其生命，而国人之畏之惮之亲之媚之，或且更甚于昔。吾闻之，国家将亡必有妖孽，吾不知中国之妖孽，果属吾国医乎，抑别有其人也。《光华医药杂志》二周年，索稿于余，余方愤懑不能自已，即书此付之，光华之名，取义于光吾中华，处此国难严重，国医界存亡之末期，吾喜其能一本初衷，自强不息。吾无以颂之，惟愿长此以往，奋发从事，勇往直前，放弃私见，置成败利钝毁誉于不顾，须知中医有存在之价值，中医之衰落非自起图强不可。

（见《光华医药杂志》1935 年）

12. 中央国医馆之自亡政策

中央国医馆月耗五千金，而无所贡献于医界，已属奇事，最近乃有病名统一建议书，欲弃中名而尽用西名，宁非奇之又奇。即此以推，中央国医馆之名称，将易为中央西医馆，整理学术之宗旨，将易为捣乱学术，岂吾侪所能忍视乎。伯未对于医界琐事，年来不愿顾问，独于此案，牢愁满腹，不能自抑。盖有关于中医之存亡，非一二人意气之争所可拟也。兹录上焦馆长书如下，其有韪余言者，愿群起制止之。

易堂馆长先生台鉴，刻接上海市国医分馆转到本馆学术整理会统一病名建议书一份，披阅之余，殊多疑窦。查本馆之职务，在整理国医学术，本馆制定之国医学术标准，在发扬国医合于科学化，今观该建议书之主旨，不仅削足适履，因噎废食，且将国医书籍，全部推翻。用心之毒甚于秦火，理事等恐足虽削而履仍不能适，食虽废而噎仍不止，纷乱之状，更甚于昔，心所谓危，不得不为。

馆长陈之建议理由，第一条谓：国医原有病名，向来不合科学。今先观西医合科学之命名如何？实质病则从解剖视其病灶之部位性质而立名，传染病则从细菌学视其病原而立名，官能病则从生理学视其官能所属之器官而立名。再观国医之命名又如何？胃胀、肺咳等，是否非指部位性质而立名；伤寒、湿温等，是否非指病原而立名；耳胀、鼻痔等，是否非指器官而立名；尤其显著而精妙者，痢疾又称肠澼，又称滞下，不仅举其病灶，且举其病状矣。夫立名之理，既有相通，则整理之可耳，对照之可耳，何必以敝帚自贬，又何必舍己而芸人之田耶，此其一。第二条谓：国医书原有之病名，多不合事实。即以伤寒、温病为例，夫国医之病名，有标准，有定义。既如上述，安得谓之不合事实。即以为伤寒、温病论之，二者之原因、症状、传变，决然两途，当然不能混为一谈。虽伤寒至阳明，亦现热象，但此系伤寒之传变，其途径决不同于温病。若以其有相同之点，即认瘟病为荒谬，则伤寒有泄泻，而泄泻之病名可废，伤寒有腹痛，而腹痛之病名可废，举凡一切病症之见于伤寒者，俱以伤寒称之，俱以伤寒称之，宁非奇论哉。凡一学问，愈分则愈细，愈细则研究愈精密。《内经》言热病者皆伤寒之类，其意甚粗。虽经言伤寒有五，其言渐细，至清而伤寒、温病划分，方觉剖析毫芒。乃精细之处不能容，而必欲复古，将整个之国医不甚惜，而必欲尽纳于西医之轨，真令人大惑莫解矣，此其二。第三、第四等条不关更改原则，姑置不论。总之国医病名之不能统，实为不可不整理之重要工作，惟目的在求国医界之统一，非求与西医相统一。建议书之主张，以为与西医相合，即为合于科学，不知近邻日本所用之病名，有固有而不与欧美同者，有译自欧美而意义亦同者。其名在日本则统一，在世界则统一，其他各国亦然，而彼皆为科学医。今所谓依傍西医者，究将依傍何国乎，况立名有标准，今名词既从西医，则其理论亦必从西医，势至国医之病名亡，而国医之实际亦亡，此根本上之差误，万不能贸然公布者也。噫嘻。国医历数千余年，不亡于外人，而亡于国内；不亡于其他团体，而独亡于吾侪所日夕盼望以整理国医发扬国医之本馆。窃愿

馆长深长思之，深长思之，骨鲠在喉，心悲曷极，语多愤慨，幸恕疏狂。”（下略）

同道中或有疑吾过甚其词者，则请检建议书阅之，或有疑建议书虽扬中抑西，何妨观其将来之工作，则请阅其所制之例式。例式如下：（系国医馆印发，不易只字）

中央国医馆审定病名录卷一

内科

传染病第一

伤寒

国医原名　仲景太阳中风（互见流行感冒）又少阳病　又阳明病（互见流行感冒）又少阴病　又太阴病（互见肠炎赤痢）

巢源伤寒……候……

千金伤寒……

西医译名　肠窒扶斯　肠热症　伤寒

说明　原名伤寒者，古人以风寒为此病之原因故。今知病原为窒扶斯杆菌，则伤寒之名为不合理，应以菌名名病。然菌名之西文，或以发现该菌之人名为名，或以该菌之形态为名，或沿用古昔相传之病名为名，皆难于意译。若译其音，又佶屈聱牙，不便称读。伤寒既经多数西医治用，正不妨译窒扶斯菌为伤寒菌，而仍名此病为伤寒。从习惯，不从论理可以。

应用参考书

伤寒论　外台秘要　丹溪全书

金匮要略　巢氏病源　儒门事亲

千金方　河间三六书　赤水玄珠

千金翼方　李东垣全集　欧氏内科学

某氏外科学　博医会译本

某氏眼耳鼻咽科　同上

近世妇人科学

近世小儿科学

医药名词审查录

吾人观此式样。不特不知其对于中医有何伟大贡献，且令人如堕五里雾中，莫明其妙。况中医称伤寒直为伤寒，而此处忽以国医原名为仲景太阳中风……等。建议书中极诋六气，而此处忽又保存六气，仍名伤寒，重大之事，有如儿戏，尤属为之失笑。呜呼。吾人果何贵而有此中央国医馆，抑吾中医不能亡，而必欲产此以实施种种自亡政策耶。

（见《中医世界》1933 年）

13. 中医图书馆之计划及实行

图书馆为文化之渊源，教育之辅翼，故各国提倡，不遗余力。据美国一九二七年统计，全国有公立图书馆四千九百八十三所，其学校方面，则中小（学）以下，均有设置，盖无怪其国家之强，人才之盛。乃返观吾国，据一九二五年中华图书馆协会调查，全国公开阅览之图书馆，不过二百八十三所。学校方面，则中大（学）以上尚多阙如，于是比年来图书馆运动盛起，然成绩终不多遘，若以言中医界，则国内一百三十余医会，十余医校，其设有中医图书馆者，十不得一。如此而欲求中医教育之进展，中医文化之宣扬，我恐迟之十年，亦难收效。

夫设立图书馆之困难，一为经费，一为选书，一为管理。故欲求图书馆之发达，当先解决此三项问题，而在中医图书馆为尤甚。医会医校，既乏充裕之经费，维持经常，恒见掣肘，何来钜款，设置图书，此一端也。书籍则旧刻精本，为值綦昂，新近出版者，又种类驳杂，且均散行各地，一时难致，因此往往耗费为赀。而基本书籍，犹多未备，此又一端也。至于图书馆目的，在使图书馆发生极大之效用，故分类与索引之工作，实属必要。际此图书馆人才缺乏之时，得人已非易易，幸而得之又因缺乏医学智识，不能细加类别，此又其一端也。凡此种种，皆为建设中医图书馆之障碍，亦为宣扬中医文化之障碍也。

余蓄念创办中医图书馆，于今且十载，徒为上述三因所限，非特无所贡献，抑且不敢发表文字。今喜中医书局开幕，集中国内中医书局，第二难点无形解决。又会延予司编辑部事，乃商同该局广大之文化宣传，即以中医图书馆建议进，当由该局审核，决议举办，于是十年来循回于脑际之大问题，一朝得以实施。此固私人之欣幸，当亦各埠同志之所乐闻也，兹将该局意见先行略述于后。

中医图书馆暂分甲乙两种，甲种定五百元，乙种定价三百元，凡坊间流行之中医书籍，择其镂版最精，纸质最佳，全数采用入者，为甲种。其版式纸张稍逊择要采入者，为乙种。约共四百种至五百种，二万册至二万五千册，当审定后另刊详细目录，以便购买者选择。关于藏书方面，每馆仅占中等房屋一间，制藏书玻璃橱四座，而各种书籍，均为详细分类，编列号码，使购者无劳整理，且无需另聘专门管理人才，总之以最经济、最简便、最美观为原则。

此该局对于代办中医图书馆之大纲，果能如此，则每医会每医校设立一馆之消费，至多不过五百元，而创办时只须向该局接洽，费时不过一月，其管理员即可请办事员兼任，无庸另聘，不特各项困难，概形解免，且极易举行，不劳计划。而各地医者之受其实惠，殊匪浅显，余不得不感谢该局为中医界努力提倡新事业。更不得不希望该局迅速将该项办法厘订宣布，俾期早日实现。姑先略识于此，以观厥成，愿各医会医校及诸同道加之意焉。

（见《中医世界》1929年）

14. 昨、今、明与国医馆

在过去之昨日国医界中，对于国医之发皇，吾人从各家著述观察，未尝不在进步之境。惟其注意，属学术方面，而不能移其视线于整个之国医界，故不能使国医界本身之地位提高及巩固。在现在之国医界中，最初感受政府之检定，其次感受西医之攻击，最近感受政府与西医之压迫而竟有废止之议。于是结会以反抗，创办刊物以宣传，然其最大症结，不能联合一气，故亦不能使国医界本身之地位提高及巩固。

从今视昔，更从今以视后，不得不求所以整理医界，所以管理医界之根本计划，而国医馆之组织，遂为吾人所馨香祷祝，值其开幕之日，更不能无文以志其伟大。虽然一国学术之盛衰，虽赖国人之自动奋发，亦端赖政府之有以提倡，故西医用种种方法，不能推翻中医，最后手段，乃借政治力量以资高压。今国医馆之组织，全属党国诸要人所提议，更经国府会议通过，是政府方面，已能予以全力提倡，国医界亟应乘此时期，扩张以前奋发有为之精神，努力上进，此其一。国医馆之权力，高于国内一切其他医团，凡属国内医团，均应绝对服从，并以全副精神维护及促进国医馆。盖国医界状况，实有特殊之处，与现行卫生法规，教育法令，未尽符合，强令现行法规迎合国医界，既有所未能，强令国医界束缚于现行法规，亦多所窒碍，非使团体与政府官民合作不可，此其二。有此二者，尤愿吾国医界于鼓舞之余，恒自惕厉也。

（见《中医世界》1931 年）

15. 中医应具之态度精神

中医之责任綦大，夫人知之，则当具诚毅之态度，奋斗之精神，以期前途之改进。西医之讥笑，听之，西医之攻击，听之，共图为我所当为可也，共图行我所当行可也。须知中医之学术，得诸历代数百家之研究，社会数万人之信仰，决非西医所得摧残。其恐惧者，乃在自暴自弃，无形退化耳。

进言进化，非难事也，非难解决之问题也。观夫日本医事之改进，仅四十余年，而今日成绩，竟占世界重要地位。改其原因，无非医士具负伟大责任，努力不暇，牺牲不顾以从事其工作，即吾所谓具诚毅之态度、奋斗之精神而已。然则吾中医界宁独不若人乎不为已耳。虽然中医既具此态度与精神，处今日之时势与地位，当择其急须而注意之。（一）全国之医事与生活。（二）公众卫生。（三）中医教育。敬如是则数十年之后，吾知必有蓬勃而鲜明之新气象，映入眼帘，曷深望之。

（见《江苏全省中医联合会月刊》1926 年）

16. 菲律宾政府取缔中医

嗟我中医，命运何舛，得历史上之荣誉，社会上之信仰，而偏受政府之蹂躏。政府者人民之政府也，政府而不能为人民谋幸福，我中医复将何处泣诉耶。各地有管理中医之规定，而政府不布中医条例，各地登记有学校毕业之资格，而政府不准加入学校系统。事实之矛盾，我不信有若是之甚，而今竟充满于中医界中，真令人啼笑皆非矣。

今者，报载菲律宾政府复有取缔该埠中医之实施，华侨哗然，特派中华医学会主席回国请愿，此一事也。回国后谒见中央当局，结果圆满，此又一事也。夫华侨之哗然岂尽属医界中人，生命所托不能不愤慨。救中医，即所以救自身也。医学会之奔走，岂尽因生活问题，大道所在不能不维护。救医学，即所以救国粹也。凡此俱足臻中医之不能消灭，此其一。谒中央及国医当局之结果，虽属圆满，但未见切实之表示，余尝代表前全国医药总会，负医校立案之使命，晋谒教部，当时之结果亦认为圆满；最近上海四医团代表向五中全会，请迅予颁布中医条例，接洽之结果，尤觉认为圆满可喜，然而迄今属于画饼，一切托诸虚幻。然则医学会主席之风尘仆仆，究竟何如，尚难乐观，惟吾终不愿常见当局以圆活敷衍之手段，绐我中医界也，此其二。

夫近来中医界受各方之摧残，正如水之横溢，火之蔓延，难免庐舍荡然，一片焦土之感。故各地同仁遭其难者再不思起而遏止，未遭难者再不思起而预防，悔无及矣，悔无及矣。

（见《中医世界》1935 年）

17. 斥余云岫医校系统驳议

十月十三日时报，载余云岫旧医学校系统案驳议，阅十日复发表于申报，吾中医界虽不因彼一言而消灭，国人亦不因彼一言而失其信仰，然恐一犬吠影，百犬和之，是不可不斥。

彼揞声中医之要点，集中于阴阳五行十二经之说。夫阴阳者何，对待之名词，而有相反相用之作用。譬之气有阴阳，阴气者主静而内守，阳气者主动而固，而阳引于阴，阴引于阳，相合则精神治，相离则精神绝，盖无异电气之有阴阳也。五行者何，假定之名词，而有代表变化之作用，譬之土生金，即《内经》脾气散精，上归于肺之义也，火克金，即《内经》肺热叶焦，发为痿躄之义也。盖犹乾卦为天而不言天，以天为定体而乾为用也。至于十二经，则《内经》详述起止，斑斑可考，证之于头痛：脑后痛者，属足太阳，用麻黄桂枝而愈；前额痛者，属足阳明，用葛根、白芷而愈；两侧痛者，属足少阳，用柴胡、黄芩而愈，皆可试用知之。况针灸者必循其经，否则令人昏厥，彼又将何以解乎。故十二经必不可废，即阴阳五行，亦有至理存焉。执死方以治活病，尚有人讥，况死泥五行而言生克，宜乎不得其要矣。

抑有进者，西医之治疗，大抵取器械的差别的，中医则取机能的综合的。譬之尿血症，西医断为血管破裂，膀胱不洁，于是只取树胶以补血管，手术以涤膀胱。中医不然，必推原基本，或由相火旺而逼血妄行，则用泻火之剂，或中气虚而不能摄血，则用补气之品，实非拘于局部者可比也。而局部之谬见，尤足使人注意者。若昔迦伦治热病之专用保温主义，今则凭体温计之所示，专用冷却主义，而不知有非保温不治之热病，亦有非冷却不治之热病，更有非外治之保温冷却所能治之热病，故中医有桂枝汤解表热，白虎汤解内热，真武汤解浮阳外越之虚热，而表热更有汗与无汗之分，内热有实与不实之辨，精细微妙，莫有过者矣。仆因敢大声告群众曰：病理之透剔，方剂之活泼，舍中医其谁与归。

而彼又斤斤引余曲园废医之论，欲钳中医喉舌。夫医之能力，本只有使病者速痊，而非能使死者以生还也。人幼而壮，壮而老，老而死，此天演之例，必不能逃者也。故西人归之上帝，而国人亦归之苍穹而已。进言之，曲园之言，本与《汉书·艺文志》："有病不治，常得中医"，即有病勿治，专赖自然疗能力作用。夫自然疗能，有以异乎西医之抵抗疗养乎。退而言之，曲园之没，垂今仅数十载，当时西医已盛行，曲园安有不知之理，知之而以此论，则西医又安得不在被摈之列，抑何不思之甚也，噫嘻！彼学医于日本，仆为诵日本夫海脱伦之语曰："医术去完备之域沿远，急宜参考诸种各异之疗法，以审决其当否，但求无悖于智虑与经验而已。”盖亦可以休矣，十一月草于上海医专。

（见《三三医报》1925年）

18. 医校之教材问题

国医之立学校，所以培植人才，今后国医之发扬光大，胥赖医校之毕业诸生，故办学者责任之重大，无异执国医盛衰之总枢。

国医不振之最大症结，在学说不一致，已往者，如金元不同派，伤寒温病不同轨，无一不引人疑惑而失其信仰。今既有学校为医学教育之中心，似于学说方面，不可不有明定，以资划一。乃概观诸校，有崇新者，有守旧者，有折衷者。虽不问其旧者不免违现代之潮流，新者不免失固有之精神，折衷者更不免新旧两不彻底之诮，而其不能同一步伐，在事实上无可讳饰。然则教育部之不能立案，在表面为苛刻，为不平等待遇，在实际之无系统，不合教育原理。吾侪亦应自认自责者也。

往岁全国医药总会，有教材编辑委员会之组织，限于时间人才，无形停顿，今中央国医馆成立，倘谋根本巩固之计，敢谓医校教材之规定，实属首先之急务。否则学派之争不已，势必影响于团结，要其归，仍一盘散沙而已。

（见《现代国医》1931年）

19. 复兴民族教育与提倡国医

迩来复兴民族教育之声浪甚嚣尘上，其简单之意义，一认识中华民族是何等民族。二所谓复兴是如何复兴。复是复其所固有之精神，固有之文化，固有之力量，固有之道德。兴是兴其未来，兴其必要之能力。举凡一切创造进步，发挥光大，俱含在内。我国外患内乱，至于此极，人心之大变，又至于此极。言乎不可不有此举，亦未始国人能觉悟之表现。

而吾谓中国最坏之一点，即在处处洋化，饮食衣着，无不以洋化是尚，教育建设，亦无不以洋化是尚。甚至生命所寄托之医学，亦尽从洋化，而不惧泰阿倒持，授人以柄。倘使洋化而臻于善，亦尚可言何奈。一般洋化者，均袭其皮毛，弃其精髓。江问渔有言，“我们办教育的人，切不要忘记吾是中国人，我们尽可效法外国的好教育，不过不要生吞下去，要造成中国化的教育才行。”又言“外国方法虽好，切不可完全搬来喧宾夺主，舍本求末，忘记自己是中国人”。其实中国人之忘为中国人，早已成为一种流行病。吾侪中医界日日呼着提倡国医，阐扬国医，现代要人，谁肯援之以手，及至不可收拾，而始高唱复兴民族教育。对吾中医界人士，扪心自问，如何如何。

知教育之不能一味采取外国，须以民族为依归，奈何比教育更重要之医学，不以中华民族为依归，而必欲以外国民族为依归。教育亡而复兴非易，医学亡而复兴更难，衮衮诸公，其何时方醒，而如复兴民族教育之高唱复兴民族医学乎。噫。

（见《中医世界》1934 年）

20. 古医学讲义（上）

古医学包含《内》、《难》等诸书，第一编为《内经》，分生理、解剖、诊断、病理、治疗、方剂、哲学等数类，兹录其《内经》之治疗学中二则，以见大概。夫《内经》之注释甚多，而编制上求其合于教学者，绝无仅有。本讲义实不可多得之作也。

正治法

寒者热之，热者寒之，微者逆之（逆，逆治也，如以寒治热，以热治寒之类），甚者从之（从，从治也，如以寒治寒，以热治热之类），坚者削之（坚，坚积也），客者除之（客，外感客气也），劳者温之（温，温养也），结者散之，留者攻之（留，滞者也），燥者濡之（濡，润也），急者缓之（急，拘急也），散者收之，损者益之（益，补益也），逸者行之（逸，不活动也），惊者平之（惊则气上也），上之下之（上下犹言升降），摩之浴之，薄之劫之（薄，追其隐藏也，劫，夺其强盛也），开之发之，适事为故。逆者正治，从者反治，从多从少（多少指所用从药言），观其事也（相机而行之）。因其轻而扬之（轻者浮于表，扬散也），因其重而减之（重者实于内，减泻也），因其衰而彰之（衰者气血虚，彰者补之益之，使复彰也），形不足者，温之以气，精不足者，补之以味，其高者因而越之（越，发扬也，谓升散之，溢涌之也）。其下者引而竭之（竭，祛除也，谓荡涤之疏利之也）。中满者，泻之于内，其有邪者，渍形以为汗（邪指外邪，渍，浸也）。其在皮者，汗而发之，其剽悍者，按而收之，其实者，散而泻之，血实宜决之（决谓泄去也），气虚宜掣引之（掣谓挽回也）。

此章论一般之正治法也。正治者用与病气相反之药治之，使病菌因而扑灭。虽病气与药相反，而实合治疗之原则，所谓逆者正治是也。上列诸法，为徐子才十剂之蓝本。十剂者，一补可扶弱。如先天不足，宜补肾，六味丸、肾气丸、二仙胶之类是。后天不足宜补脾，四君子汤、归脾汤、补中汤之类是。气弱宜补肺，人参是。血弱宜补肝，当归是。神弱宜补心，枣仁是。二重可镇怯。如怯则气浮，重以镇之。有四等：惊气乱，宜琥珀定志丸、至宝丹之类是；恐气下，宜二加龙骨汤、磁珠丸之类；怒气逆，宜生铁洛饮、芦荟丸、滚痰丸之类；虚气浮，宜安神丸之类。三轻可去实。如风寒之邪，中于人身，痈疮疥痤，发于肢体，宜轻扬之使从外解。仲景用麻桂一汤，今人用人参败毒散，香薷饮、香菇、白芷、薄荷、荆芥之类。四宣可去壅。如头目鼻病，牙噤喉塞。实痰在胸，水火交结，气逆壅满，法当宣达，或嚏或吐，或令布散，取嚏如通关散，取吐如胆矾、甘草、薄荷。布散如越鞠丸、逍遥散之类。五通可行滞。如火气菀滞，宜用通剂，利其小便，滞于气用木通滑石六一散之类，滞于血用防己导赤散、五淋散之类。六泄可去闭。如邪盛则闭塞，必以泄剂，从大便夺之。备急丸泻寒实，三承气汤泻热实，葶苈泻肺汤是泄其气，桃仁承气汤是泄其血，十枣汤泄水，化滞丸攻积之类。七滑可去着。如痰黏喉，溺浊淋，大肠痢等症，宜滑泽以涤之，瓜霜、冬葵子散、榆皮饮、痢症二方之类。八涩可固脱。如开肺洞泻，溺遗精滑，大汗亡阳等症，宜收涩以敛之。理中汤、桃花汤、固精丸、天雄散、参芪术附汤之类。九湿可润燥。如风热怫郁，则血液枯竭而为燥病，上燥则渴，或为肺痿，宜人参白虎加花粉、琼玉膏、救肺汤。下燥则结，宜麻仁丸、苁蓉丸。阳燥则膈食，宜当归芝麻丸。筋燥则缩挛，宜阿胶竹茹汤之类。十燥可去湿。如外感之湿，神术汤汗之，湿泛为痰，二陈汤降之，湿停不溺，五苓散利之，胃湿宜平胃，脾湿宜肾着汤之类。

十剂为药之大体，详之可无遗失，特缺寒热一端。寒热者证治之大端也。寒能制热，热证如伤寒、温疟、虚劳，何一不有，当以寒药治之。甘寒之剂，白虎汤、甘露饮之类，苦寒之剂，金花汤、龙胆泻肝汤之类，大抵肺胃肌热宜银翘石膏，心腹热宜芩连，肝肾热宜黄柏、知母、胆草。热可制寒，当用辛温之品。附子汤细辛汤，治太阳少阴之寒。四逆汤、理中汤治脾肾之寒。吴萸汤、乌梅丸治肝寒。青龙汤治肺寒。薤白治心胸之寒。回阳救急汤统治里寒。桂枝汤统治表寒之类。方剂虽繁，不越此补、重、轻、宣、通、泄、滑、涩、湿、燥、寒、热十二字。神而明之，可以统治百病矣。

外邪治法

邪风之至，疾如风雨（疾速也）。故善治者治皮毛，其次治肌肤，其次治筋脉，其次治六腑，其次治五脏，治五脏者半死半生也（邪愈深则治愈难也）。天之邪气（风寒暑湿火燥，无形者也），感则害人五脏（喉主天气而通于脏也）。水谷之寒湿（水谷有形者也），感则害人六腑（咽主地气而通于腑也）。地之湿气，感则害人皮肉筋脉（湿性凝滞，营卫因之不利也）。善诊者，察色按脉，先别阴阳，审清浊而知部分（望色也）。视喘息，听音声，而知所苦（闻声也）。观权衡规矩而知病所主（《本经》论脉有春应中规，夏因中矩，秋应中衡，冬因中权之文）。按尺寸，观浮沉滑涩而知病所生（切脉也）。以治无过（过，过失也），以诊则不失矣。

此章论治外邪之程序也。邪从外至，治必先表，以止内传，即对人不治已病治未病之旨。张仲景曰，时气不和，便当早言，寻其邪由在腠理，以时治之，罕有不愈。患人忍之，数日乃说，邪气入脏，则难可制。扁鹊见齐桓公云。病在腠理，三见之后，则已入脏，不可治疗而逃。可知外邪之症，断非早治不可，盖病之始入，风寒既浅，气血脏腑未伤，自然治之甚易。至于邪气深入，则邪气与真气相乱，欲攻邪则碍真，欲扶真则碍邪，好使邪渐去而真已不支矣。若得病之后，更或劳动感风，伤气伤食，尤为危笃之渐。

治外感如将兵贵神速，机圆法活，却邪务尽。盖早平一日，则人少受一日之害，故外感内伤，为证治两大关键，而去其所本无，复其所固有，两方可尽之。如六淫外袭，身中气血，日失和平，一切外感有余之症，有须汗吐下和之法，皆是去其所本无也。若七情受伤，脏腑有损，身中气血日就亏耗，一切内伤不足之症，有须滋填培补之治，皆是复其所固有也。特外感病挟食者颇多，当思食为邪裹，散其邪则食自下。若杂消导于发散中，不专达表，胃汁复伤，因而陷闭者有之。至若风多挟暑湿寒，或挟燥火，或恼怒，或劳倦，或房事，及肝气宿瘕诸血证，皆外感病之不无有挟者，所贵随症制宜，斟酌尽善耳。

21. 古医学讲义（下）

本讲义施用于讲习院。专就《内》、《难》各经中之论疾病者，分类编纂，以期速成，而切实用。下为论《内经》中厥逆证之一部分。其注释偏重于考据与校正，又较医学院所用，有不同之点。

厥逆

第一章　通论

（一）血凝于足者为厥（真气失其顺接，或邪气横逆无制，通曰厥。厥即逆之谓也，能明此义，方许读本经，后人均作逆冷解，宜其每格格不相入也）。

（二）清浊相干，气乱臂胫，则为四厥（四厥言四肢厥也）。乱于头则为厥逆，头重眩仆（此泛举厥逆之上下旁行二例，然便可悟厥逆决非逆冷之谓矣）。

（三）厥逆之为病也，足暴冷，胸若将裂，肠若将以刀切之，烦而不能食，脉大小皆涩（此皆阳虚寒胜之候，乃举厥逆病症之一斑）。

（四）厥若令人腹满，或令人暴不知人，或至半日，远至一日，乃知人者，阴气盛于上则下虚，下虚则腹胀满，阳气盛于上则下气重上而邪气逆，逆则阳气乱，阳气乱则不知人也（此亦举厥逆之病症也）。

第二章　寒厥

（一）阳气衰于下，则为寒厥（阳衰即阴胜故也，不曰衰于上而必曰衰于下者，以物之生气，必自下而升也）。

（二）寒厥之为寒也，必从五指而上于膝者，何也（五指为阳气之所起，寒为阴邪，反从阳分而上，故发问）？阴气起于五指之里（里言内也），集于膝下，而聚于膝上，故阴气胜则从五指至膝上寒，其寒也，不从外，皆从内也（此言寒厥之症候）。

（三）寒厥何失而然也（何失而然，犹言何物损失而致此）。此人者质壮，以秋冬夺于所用（谓秋冬阳藏之时，而耗伤其真气，如远行强用力之类是也。后人均指情欲解，所见未免浅凿）。阳气衰不能渗营其经络（阳气衰即指夺于所用者言，张景岳训阳气为阳明胃气，不与经文不合，即与所谓情欲无涉）。阳气日损，阴气独在，故手足为之寒也。此证恒见四肢逆冷，身冷面青蜷卧，指甲青暗，腹痛不渴，小便自利，大便溏，完谷不化，不省人事，脉微迟，通治宜附子理中汤（附、参、术、姜、草）及四逆汤（姜、附、草）。按：《金匮》有赤丸，治寒气厥逆。后人均与寒厥并提，实属不然。夫寒厥乃症名，寒气厥逆，乃泛言寒气上潜之候，故方中用乌头、细辛以温散寒邪、复用茯苓、半夏以降泄逆上之气。其致误之由，正坐不解厥逆二字之意义。

第三章　热厥

（一）阴气衰于下，则为热厥（阴衰即阳胜故也）。

（二）热厥之为热，必起于足下者，何也？（足下足心也，热为阳邪，而反起于阴分，故发问）阳气起于足五指之表，阴脉者集于足下，而聚于足心，故阳气胜则足下热也（凡人病阴虚者，足心多热亦由此也）。

（三）热厥何如而然也，酒入于胃，则络脉满而经脉虚（酒为熟谷之液，其气悍，故先充络脉，经虚者以酒能伤阴也）。脾主为胃行其液者也。阴气虚则阳气入，阳气入则胃不和，胃不和则精气竭，精气竭则不营其四支也。此人必数醉。若饱以入房，气聚于脾中不得散，酒气与谷气相薄，热盛于中，故热遍于身，内热而溺赤也。夫酒气盛而慓悍，肾气日衰，阳气独胜，故手足为之热也。此证恒见四肢厥逆，身热面赤，唇燥口苦，舌干，目闭或不闭，小便短涩，大便燥结，不省人事，脉滑数，通治宜四逆散（枳、柴、芍、草）及升麻大黄汤（升、柴、连、知、膏、黄、硝）。按：寒厥根本不同之点，一在阳气式微，阴霾内布，一在阳气怫郁，不得外达。

第四章　煎厥

（一）著怒者，名曰煎厥（怒则肝火内燔也。曰煎厥者，以此证积久，则阴血渐耗，有如煎熬干涸也）。

（二）阳气者，烦劳则张（张字上当脱一筋字，观王冰注筋脉胀张，精气竭绝，可以推见，详读《内经》记）。精绝（阴精涸也）。辟积于夏，辟譬通，谓假定病积炎夏也。使人煎厥，目盲不可以视，耳闭不可以听（精气不升而窍穴废也）。溃溃乎若坏陼，汩汩乎不可止（陼原作都，今校正，陼，邱水中高者也，字通作渚，渚小洲也。坏则水溢，故曰汩汩不可止，详读《内经》记）。盖状阴液被煎，不可收拾之象。王冰、高世栻辈训如国都之败坏，望文生义，坐小学之疏。宜黄芪人参汤（参、芪、二地、二冬、五味、柏、术、归、陈）。

第五章　薄厥

（一）阳气者，大怒则形（怒则气逆上形，形者悻悻然见于面也）。气绝（怒则气上不按于下也，按历来注释者形气绝作一句，今校正详读《内经》记），而血菀于上（血随气逆也），使人薄厥（薄厥言相迫使然也），有伤于筋（血菀而不荣其筋也）。纵（不荣则失其自如矣），其若不容（此状筋伤纵缓不收，手足无措之象也），宜薄厥汤（香附、枳、芎、青皮、木香、芍、沉、归、乳香），以利气和血，或用犀角地黄汤（犀、地、芍、丹）。

第六章　暴厥

（一）脉至如喘（喘言其急促，气乱之候也）名曰暴厥（暴言卒然也）。暴厥者，不知人与言（一时气闭故也）。

（二）络之与孙脉，俱输于经，血与气并，则为实焉。血之与气，并走于上，则为大厥。厥则暴死，气复返则生（气复返指血与气之走于上者，能下散也，按暴厥虽一时气闭，终属危候）。若厥后未出一时，而心腹温，目中神采不转，口中无涎沫，卵不缩者可救，急以姜汁调苏合香丸

（安息、犀、冰、麝香、附、木香、乳、丁、沉、术、朱砂）灌之，然后审其目张口开，手撒遗尿为虚，目闭口噤手拳为实，而酌量补泻可也。

第七章　尸厥

（一）邪客于手足少阴、太阴、足阳明之络。此五络皆会于耳中，上络左角，五络俱竭，令人身脉皆动而形无知也。其状若尸，或曰尸厥，鬄其左角之发（鬄，本字剃也）。方一寸，燔治（犹言炙灰也）。饮以美酒一杯（发灰以去瘀，醇酒以通气），不能饮者，灌之立已（按仲景论尸厥曰，少阴脉不至，肾气微少，精血奔，气促迫，上入胸膈，宗气反聚，血结心下，阳气退下，热入阴股，与阴相动，令身不仁。合之本经治法，正相熨切，有用朱犀散（朱犀麝）者亦可）。

（二）神游失守其位（犹言五脏精气虚也），即有五尸鬼不人（意谓易于中厉邪），令人暴亡也，谓之曰尸厥。

第八章　臂厥

（一）臂厥主心所生病者，臑臂内后廉痛厥（手少阴经为病，责之血虚）。

（二）交两手而瞀（瞀闷乱也），此为臂厥。是主肺所生病者，臑臂内前廉痛厥。手太阴经为病，责之气滞，按此症轻微，仅两手臂挛急，屈伸不利，爪甲枯厥，不牵及于内脏，宜忍冬藤散（忍冬、归、芎、桑枝、良姜、木香）消息增损之。

第九章　骨厥

（一）肾足少阴之脉，是动则病饥不欲食（命火衰也），面如漆柴（言其黑而枯也），咳唾则有血（损及肺也），喝喝而喘（不能纳气），坐而欲起（阴虚内烦），目心（憧憧）如无所见（阴气不升），心如悬（如悬犹言心易悸也，由于心肾不交泰），若饥状（状心悸嘈杂貌），气不足则善恐，心惕惕如人将捕之，是为骨厥（按肾主骨，此曰骨厥，实指肾气之厥）。其主因归于肾脏衰弱，当紫河车大造丸（地、杜、归、五味、膝、苁、杞、冬、河车、琐阳）。

第十章　踝厥

（一）膀胱足太阳之脉，是动则病冲头痛。目如脱，项如拔，脊痛腰似折，髀不以曲，腘如结，踹如裂，是为踝厥。此循太阳经发病，太阳属寒水，宜加味二陈汤（夏、归、苓、枳、桔、杏、砂、桂、草、姜、良姜、木香），利其气，通其阳。

（见《中国医学院院报》1928 年）

22. 内经课本（一）

导言

鸣呼，中医之学说至今日而混乱至矣。窃尝溯其源流，倡导于神农、黄帝、岐伯而昌明于周秦、两汉、两晋，至隋承其后，唐受佛之影响而尚未及于乱，宋受性理之说而宗派不离乎正，自金元始派别丛兴。世所称刘、李、朱、张四大家，实医学混乱之起点也。《四库全书提要》医家类云：儒之门户分于宋，医之门户分于金元。观元好问撰《伤寒会要》序，知河间之学与易水之学争观，戴良作朱震亨传，知丹溪之学与宣和局方之学争，足证吾言之非谬矣。派别生而竞争起，竞争起而学者无所归，益以明继于后四家之范围不能越而复，有薛己、赵献可、张介宾之温补派，缪希雍、方有执之信古派，王肯堂辈之折衷派，至于清更有叶桂之主轻清，唐容川之主中西汇通，而中医遂陷乱而几至不可收拾焉。呜呼，吾生不辰忝居医界，将何以承先而启后耶，残夜寻思，悲不能已，则又蘧然曰：惟整理二字差可为之。夫今日医校渐兴课本，独付阙如，每采一家之言以为则，夫一家之言要不能逃于偏隅，以偏隅之见授子弟，徒使派别愈繁而益呈混乱，江水滔滔系于何底，能不恻然。乃决辑课本，心无点尘，目无芥蒂，一本于正念。伐木者必索其根，浚流者必寻其源，则又先辑《内经》一书。《内经》为吾国医籍之最早者，生理病理诊断之学莫不悉其，读者胸有成竹，庶不为邪说所惑乎。学校得课本以应急需，学说又得整理而不致各趋极端，倘亦医林所乐观欤。顾此为永久之计，深愧学陋，未敢以一人之志强亿万人，以和余爰逐期披露本刊，笺注从略，以存真理，其有欠当之点，尚希指示俾臻完善。庄生有言，世之大觉，旦暮遇之，敬拱俟其人。乙丑八月上海秦伯未。

第一篇　生理学

第一章　脏腑

第一节　十二官

心者，君主之官，神明出焉；肺者，相傅之官，治节出焉；肝者，将军之官，谋虑出焉；脾者，谏议之官，智周出焉；肾者，作强之官，伎巧出焉；膻中者，臣使之官，喜乐出焉；胆者，中正之官，决断出焉；胃者，仓廪之官，五味出焉；小肠者，受盛之官，化物出焉；大肠者，传道之官，变化出焉；膀胱者，州都之官，津液藏焉，气化则能出矣；三焦者，决渎之官，水道出焉；此十二官者不得相失也。

第二节　藏象

心者，生之本，神之变也。其华在面，其充在血脉。为阳中之太阳，通于夏气。肺者，气之本，魄之处也。其华在毛，其充在皮。为阳中之太阴，通于秋气。肾者，主蛰，封藏之本，精之处也。其华在发，其充在骨。为阴中之少阴，通于冬气。肝者，罢极之本，魂之居也。其华在爪，其充在筋，以生血气，为阳中之少阳，通于春气。脾胃、大肠、小肠、三焦、膀胱者，仓廪之本，营之居也，名曰器，能化糟粕转味而入出者也。其华在唇四白，其充在肌，此至阴之类，通于土气，凡十一脏取决于胆也。

第三节　脏腑相合

肺合大肠，大肠者，传道之腑；心合小肠，小肠者，受盛之腑；肝合胆，胆者，中精之腑；脾合胃，胃者，五谷之腑；肾合膀胱，膀胱者，津液之腑也；少阳属肾，肾上连肺，故将两脏；三焦者，中渎之腑也，水道出焉；属膀胱，是孤之腑也。是六腑之所与合者。

第四节　五脏相应

东方生风，风生木，木生酸，酸生肝，肝生筋，筋生心，肝主目。其在天为玄，在地为化。在体为筋，在胜为肝，在色为苍，在音为角，在声为呼，在变动为握，在窍为目，在味为酸，在志为怒。怒伤肝，悲胜怒，风伤筋，燥胜风，酸伤筋，辛胜酸。南方生热，热生火，火生苦，苦生心，心生血，血生脾，心主舌。其在天为热，为地为火，在体为脉，在脏为心，在色为赤，在音为徵，在声为笑，在变动为忧，在窍为舌，在味为苦，在志为喜。喜伤心，恐胜喜，热伤气，寒胜热，苦伤气，咸胜苦。中央生湿，湿生土，土生甘，甘生脾，脾生肉，肉生肺，脾主口。其在天为湿，在地为土，在体为肉，在藏为脾，在色为黄，在音为宫，在声为歌，在变动为哕，在窍为口，在味为甘，在志为思。思伤脾，怒胜思，湿伤肉，风胜湿，甘伤肉，酸胜甘。西方生燥，燥生金，金生辛，辛生肺，肺生皮毛，皮毛生肾，肺主鼻。其在天为燥，在地为金，在体为皮毛，在脏为肺，在色为白，在音为商，在声为哭，在变动为咳，在窍为鼻，在味为辛，在志为忧。忧伤肺，喜胜忧，热伤皮毛，寒胜热，辛伤皮毛，苦胜辛。北方生寒，寒生水，水生咸，咸生肾，肾生骨髓，髓生肝，肾主耳。其在天为寒，在地为水，在体为骨，在胜为肾，在色为黑，在音为羽，在声为呻，在变动为栗，在窍为耳，在味为咸，在志为恐。恐伤肾，思胜恐，寒伤血，燥胜寒，咸伤血，甘胜咸。（未完）

23. 内经课本（二）

第五节　脏腑阴阳

阴中有阴，阳中有阳，平旦至日中，天之阳，阳中之阳也。日中至黄昏，天之阳，阳中之阴也。合夜至鸡鸣，天之阴，阴中之阴也。鸡鸣至平旦，天之阴，阴中之阳也。故人亦应之，夫言人之阴阳，则外为阳，内为阴，言人身之阴阳，则背为阳，腹为阴，言人身之脏腑中阴阳，则脏者为阴，腑者为阳。肝、心、脾、肺、肾五脏，皆为阴，胆、胃、大肠、小肠、膀胱、三焦六腑，皆为阳。故背为阳，阳中之阳，心也，背为阳，阳中之阴，肺也。腹为阴，阴中之阴，肾也。腹为阴，阴中之阳，肝也。腹为阴，阴中之至阴，脾也，此皆阴阳、表里、内外、雌雄相输应也，故以应天之阴阳也。

第六节　五脏所合所荣所主

心之合，脉也，其荣色也，其主肾也。肺之合皮也，其荣毛也，其主心也。肝之合筋也，其荣爪也，其主肺也。脾之合肉也，其荣唇也，其主肝也。肾之合骨也，其荣发也，其主脾也。是故多食咸则脉凝泣，而变色多食，苦则皮槁而毛拔，多食辛则筋急而爪枯，多食酸则肉胝胎而唇揭，多食甘则骨痛而发落，此五味之所伤也。故心欲苦，肺欲辛，肝欲酸，脾欲甘，肾欲咸，此五味之所合五脏之气也。

第七节　脏腑受气

食气入胃，散精于肝，淫气于筋。食气入胃，浊气归心，淫精于脉。脉气流经，经气归于肺，肺朝百脉，输精于皮毛，毛脉合精，行气于腑。腑精神明，留于四脏，气归于权衡。权衡以平，气口成寸，以决死生。饮入于胃，游溢精气，上输于脾，脾气散精，上归于肺，通调水道，下输膀胱，水精四布，五经并行，合于四时，五脏阴阳，揆度以为常也。

第八节　奇恒传化

脑、髓、骨、脉、胆、女子胞，此六者地气之所生也，皆藏于阴而象于地，故藏而不泻，名曰奇恒之府。夫胃、大肠、小肠、三焦、膀胱，此五者天气之所生也。其气象天，故泻而不藏，此受五脏浊气，名曰传化之府，此不能久留输泻者也。魄门亦为五脏使，水谷不得久藏。所谓五脏者，藏精气而不泻也，故满而不能实。六腑者，传化物而不藏，故实而不能满也，所以然者，水谷入口，则胃实而肠虚，食下则肠实而胃虚。故曰实而不满，满而不实也。

第九节　四海

人有髓海，有血海，有气海，有水谷之海，凡此四者以应四海也。胃者水谷之海，其输上在气街，下至三里。冲脉者为十二经之海，其输上在于大杼，下出于巨虚之上下廉。膻中者为气之海，其输上在于柱骨之上下，前在于人迎。脑为髓之海，其输上在于其盖，下在风府，故气海有余者气满胸中，悗息面赤，气海不足则气少不足以言。血海有余则常想其身大，怫然不知其所病。血海不足亦常想其身小，狭然不知其所病。水谷之海有余则腹满，水谷之海不足则饥不受谷食。髓海有余则轻劲多力，自过其度。髓海不足则脑转耳鸣，胫酸眩冒，目无所见，懈怠安卧。

第十节　三焦

上焦出胃上口并咽以上贯膈而布胸中，走腋循太阴之分而行，还至阳明，上至舌，下足阳明，常与营俱行于阳二十五度，行于阴二十五度一周也。故五十度而复大会于手太阴矣。中焦亦并胃中出上焦之后，此所受气者，泌糟粕，蒸津液，化其精微上注于肺脉，乃化而为血，以奉生身莫贵于此，故独得行于经隧，命曰营气。下焦者别回肠，注于膀胱而渗入焉，故水谷者常并居于胃中成糟粕，而俱行于大肠而成下焦，渗而俱下济泌别汁，循下焦而渗入膀胱焉。上焦如雾，中焦如沤，下焦如渎，此之谓也。

第十一节　精气津液血脉

两神相搏合而成形，常先身生是谓精，上焦开发宣五谷味，熏肤充身泽毛，若雾露之溉，是为气。腠理发泄汗出，溱溱是谓津。谷入气满，淖泽注于骨，骨司屈伸泄泽补益脑髓，皮肤润泽是谓液。中焦受气取汁变化而赤是谓血。壅遏营气令无所避是谓脉。故精脱者耳聋，气脱者目不明，津脱者腠理开，汗大泄，液脱者骨属屈伸不利，色夭脑髓消、胫酸耳数鸣。血脱者色白，夭然不泽，其脉空虚。夫六气者各有部主也，其贵贱善恶可为常主，然五谷与胃为大海也。

第十二节　营气

营气之道内谷为宝，谷入于胃，乃传于肺，流溢于中，布散于外，精专者行于经隧，常营无已终而复始，是谓天地之纪，故气从太阴出，注手阳明，上行注足阳明，下行至跗上注大指间，与太阴合，上行抵髀，从脾注心中，循手少阴出腋下臂，注小指，合手太阳，上行乘腋出䪼内注目内眦，上巅下项合足太阳，循脊下尻下行注小指之端，循足心注足少阴，上行注肾，从肾注心外散于胸中，循心主脉出腋下臂，出两筋之间，入掌中出中指之端，还注小指次指之端，合手少阳，上行注膻中，散于三焦，从三焦注胆，出胁注足少阳，下行至跗，上复从跗注大指间，合足厥阴上行到肝，从肝上注肺上，循喉咙入颃颡之窍，究于畜门。其支别者上额循巅下项中，循脊入骶，是督脉也。络阴器上过毛中，入脐中，上循腹里入缺盆，下注肺中，复出太阴，此营气之所行也，逆顺之常也。

第十三节　卫气

营出于中焦，卫出于下焦，卫气之行一日一夜五十周于身，昼日行于阳二十五周，夜行于阴二十五周，周于五脏。平旦阴尽阳气出于目，目张则气上行于头，循项下足太阳，循背下至小指之端，其散者别于目锐眦下，手太阳下至手小指之间外侧，其散者别于目锐眦下。足少阳注小指次指之间，以上循手少阳之分侧，下至小指之间，别者以上至耳前，合于颔脉注足阳明以下，行至跗上，入五指之间，其散者从耳下，下手阳明入大指之间，入掌中，其至于足也，入足心出内踝下行阴分，复合于目，其始入于阴，常从足少阴注于肾，肾注于心，心注于肺，肺注于肝，肝注于脾，脾复注于肾，纷纷盼盼，终而复始，一日一夜水下百刻而尽矣。

24. 内经课本（三）

第十四节　男女发育期

女子七岁肾气盛，齿更发长。二七而天癸至，任脉通，太冲脉盛，月事以时下，故有子。三七肾气平均，故真牙生而长极。四七筋骨坚，发长极身体盛壮。五七阳明脉衰，面始焦，发始堕。六七三阳脉衰于上，面皆焦，发始白。七七任脉虚，太冲脉衰少，天癸竭，地道不通，故形坏而无子也。丈夫八岁，肾气实，发长齿更。二八肾气盛，天癸至，精气盛泻，阴阳和故能有子。三八肾气平均，筋骨劲强，故真牙生而长极。四八筋骨隆盛，肌肉满壮。五八肾气衰，发堕齿槁。六八阳气衰竭于上，面焦发鬓斑白。七八肝气衰，筋不能动，天癸竭，精少肾气衰，形体皆极。八八则齿发去，肾者主水受五脏六腑之精而藏之，故五脏盛乃能泻，今五脏皆衰，筋骨解堕，天癸尽矣，故发鬓白身体重，行步不正而无子耳。有其年已老而有子者，此其天寿过度，气脉常通而肾气有余也，此虽有子，男不过尽八八，女不过尽七七，而天地之精气皆竭矣。

第十五节　妇人无须

冲脉、任脉皆起于胞中，上循背里，为经络之海。其浮而外者循腹，右上行会于咽喉，别而络唇口，血气盛则充肤热肉，血独盛则淡渗皮肤，生毫毛。今妇人之生，有余于气不足血，于以其数脱也，冲任之脉不荣口唇，故髯不生焉。其有士人伤于阴，阴气绝而不起，阴不用然，其须不去，宦者独去者。宦者去其宗筋，伤其冲脉，血泻不复，皮肤内结，唇口不荣，故须不生。天宦未尝被伤不脱于血，须亦不生者，此天之所不足也。其任冲不盛，宗筋不成，有气无血，唇口不荣，故须不生。是故美眉者，太阳多血，通髯极须者，少阳多血，美须者，阳明多血，此其时然也。夫人之常数，太阳常多血少气，少阳常多气少血，阳明常多血多气，厥阴常多气少血，少阴常少血少气，太阴常多血少气，此天之常数也。

第十六节　肠胃之数

谷所从出入浅深远近长短之度，唇至齿长九分；口广二寸半；齿以后至会厌深三寸半，大容五合；舌重十两，长七寸，广二寸半；咽门重十两，广一寸半；至胃长一尺六寸。胃纡曲屈，伸之长二尺六寸，大一尺五寸，径五寸，大容三计五升。小肠后附脊，左环，回周迭积，其注于回肠者外附于脐上，回运环十六曲，大二寸半，径八分分之少半，长三丈二尺。回肠当脐左环回周。叶积而下，回运环反十六曲，大四寸，径一寸寸之少半，长二丈一尺。广肠传脊以受回肠，左环叶脊上下，辟大八寸，径二寸寸之大半，长二尺八寸。肠胃初入至所出，长六丈四寸四分，回曲环反三十二曲也。

第二章　经络

第一节　手太阴经

肺手太阴之脉起于中焦，下络大肠，还循胃口，上膈属肺，从肺系横出腋下，下循臑天府，行少阴心主之前，下肘中循臂内上骨下廉，入寸口，上鱼循鱼际出大指之端，其支者从腕后直出次指内廉，出其端。

第二节　手阳明经

大肠手阳明之脉起于大指次指之端，循指上廉，出合谷两骨之间，上入两筋之中，循臂上廉，入肘外廉，上臑外前廉，上有出髃骨之前廉，上出于柱内之会上下，入缺盆络肺，下膈属大肠。其支者从缺盆上颈，贯颊入下齿中，还出挟口交人中，左之右，右之左，上挟鼻孔。

第三节　足阳明经

胃足阳明之脉起于鼻之交頞中，旁纳太阳之脉，下循鼻外，入上齿中，还出挟口环唇下，交承浆，却循颐后下廉出大迎，循颊车上耳前，过客主人，循发际至客颅。其支者从大迎前下人迎，循喉咙入缺盆，下膈属胃络脾，其直口下循腹里，下至气街中而合以下髀关，抵伏兔，下膝膑中，下循胫外廉，下足跗，入中指内间。其支者下廉三寸而别下入中指外间，其支者别跗上入大指间，出其端。

第四节 足太阴经

脾足太阴之脉起大指之端，循指内侧白肉际过核骨后，上内踝前廉上端，内循胫骨后，交出厥阴之前，上膝股内前廉，入腹属脾络胃，上膈挟咽，连舌本，散舌下。其支者复从胃别上膈注心中。

第五节 手少阴经

心手少阴之脉起于心中，出属心系，下膈络小肠。其支者从心系上挟咽，系目系，其直者复从心系却上肺下，出腋下，下循臑内后廉，行太阴心主之后，下肘内，循臂内后廉抵掌后锐骨之端，入掌内后廉，循小指之内出其端。

第六节 手太阳经

小肠手太阳之脉起于小指之端，循手外侧上腕出踝中，直上，循臂骨下廉出肘内侧两筋之间，上循臑外后廉，出肩解，绕肩胛，交肩上，入缺盆，络心循咽下膈，抵胃，属小肠。其支者从缺盆循颈，上颊至目锐眦，却入耳中。其支者别颊上頔抵鼻，至目内眦，斜络于颧。

第七节 足太阳经

膀胱足太阳之脉起于目内眦，上额交巅，其支者从巅至耳上角，其直者从巅入络脑，还出别下项，循肩髆内，挟脊抵腰中，入循膂络肾，属膀胱。其支者从腰中下挟脊贯臀，抵腘中。其支者从髆内左右别下贯胛，挟脊内过髀枢，循髀外，从后廉下合腘中以下，贯踹内，出外踝之后，循京骨至小指外侧。

第八节　足少阴经

肾足少阴之脉起于小指之下，邪走足心，出于然谷之下，循内踝之别，后入跟中，以上踹内，出腘内廉，上股内后廉，贯脊属肾络膀胱。其直者，从肾上贯肝膈，入肺中，循喉咙，挟舌本。其支者从肺出络心，注胸中。

第九节　手厥阴经

心主手厥阴心包络之脉，起于胸中，出属心包络，下膈历络三焦。其支者循胸出胁，下腋三寸，上抵腋下，循臑内行太阴、少阴之间，入肘中，下臂行两筋之间，入掌中，循中指，出其端。其支者别掌中，循小指、次指出其端。

第十节　手少阳经

三焦手少阳之脉起于小指次指之端，上出两指之间，循手腕出臂内两骨之间，上贯肘，循臑外上肩而交出足少阳之后，入缺盆，布膻中，散络心包，下膈循属三焦。其支者从膻中上出缺盆，上项系耳后，直上出耳上角，以屈下颊至𩓐。其支者从耳后入耳中，出走耳前，过客主人前，交颊至目锐眦。

第十一节　足少阳经

胆足少阳之脉起于目锐眦，上抵头角，下耳后，循颈行手少阳之前，至肩上却交出手少阳之后，入缺盆。其支者从耳后入耳中，出走耳前，至目锐眦后，其支者别锐眦，下大迎，合于手少阳，抵于𩓐下，加颊车下颈合缺盆以下，胸中贯膈络肝属胆，循胁里出气卫，绕毛际，横入髀厌中。其直者从缺盆下腋，循胸过季胁，下合髀厌中以下，循髀阳出膝外廉，下外辅骨之前，直下抵绝骨之端，下出外踝之前，循足跗上入小指次指之间。其支者别跗上入大指之间，循大指歧骨内，出其端，还贯爪甲，出三毛。

第十二节　足厥阴经

肝足厥阴之脉起于大指丛毛之际，上循足跗上廉，去内踝一寸，上踝八寸交出太阴之后，上腘内廉，循股阴，入毛中过阴器，抵小腹，挟胃属肝络胆，上贯膈，布胁肋，循喉咙之后，上入颃颡，连目系，上出额，与督脉会于巅。其支者从目系下颊里，环唇内，其支者复从肝别贯膈，上注肺。（未完）

25. 内经课本（四）

第十三节　奇经

任脉者起于中极之下，以上毛际，循腹里，上关元，至咽喉，上颐循面，入目。冲脉者起于气街，并少阴之经，侠脐上行至胸中而散。督脉者起于少腹，以下骨中央，女子入系廷孔，其孔溺孔之端也。其络循阴器，合篡间，绕篡后，别绕臀至少阴与巨阳中络者，合少阴上股内后廉，贯脊属肾，与太阳起于目内眦，上额交巅，上入络脑，还出别下项，循肩髆内侠脊，抵腰中，入循膂络肾，其男子循茎下至篡，与女子等，其四腹直上者贯脐中央，上贯心，入喉上颐，环唇上系两目之下中央。跻脉者，少阴之别起于然骨之后，上内踝之上，直上循阴股，入阴上循胸里，入缺盆上出人迎之前，入頄属目内眦，合于太阳阳跻而上行，气并相还则为濡目，气不荣则目不合，男子数其阳，女子数其阴。

第十四节　脉度

手之六阳从手走头，长五尺，五六三丈，手之六阴从手至胸中，三尺五寸，三六一丈八尺，五六三尺，合二丈一尺。足之六阳从足上至头，八尺六八四丈，八尺足之。六阴从足至胸中，六尺五寸，六六三丈六尺，五六三尺合三丈九尺。跻脉从足至目七尺五寸，二七一丈四尺，二五一尺合一丈五尺。督脉、任脉各四尺五寸，二四八尺，二五一尺，合九尺。凡都合一十六丈二尺，此气之大经隧也。

第十五节　十二经表里

足太阳与少阴为表里，少阳与厥阴为表里，阳明与太阴为表里，是为足之阴阳也。手太阳与少阴为表里，少阳与心主为表里，阳明与太阴为表里，是为手之阴阳也。

第十六节　井荥腧经合

五脏五腧，五五二十五腧，六腑六腧，六六三十六腧，经脉十二，络脉十五，凡二十七气以上，下所出为井，所溜为荥，所注为腧，所行为经，所入为合。肺出于少商，少商者，手大指端内侧也。为井木溜于鱼际，鱼际者，手鱼也，为荥注于太渊，太渊鱼后一寸陷者中也，为腧，行于经渠，经渠寸口中也，动而不居为经，入于尺泽，尺泽肘中之动脉也，为合手太阴经也。心出于中冲，中冲手中指之端也，为井木溜于劳宫，劳宫掌中，中指本节之内间也，为荥，注于大陵，大陵掌后两骨之间方下者也，为腧，行于间使，间使之道两筋之间三寸之中也，有过则至，无过则止，为经，入于曲泽，曲泽肘内廉下陷者之中也，屈而得之，为合，手少阴经也。肝出于大敦，大敦者足大指之端及三毛之中也，为井，木溜于行间，行间足大指间也，为荥，注于太冲，太冲行间上二寸陷者之中也，为腧，行于中封，中封内踝之前一寸半陷者之中，使逆则菀，使和则通，摇足而得之为经，入于曲泉，曲泉辅骨之下大筋之上也，屈膝而得之，为合足厥阴经也。脾出于隐白，隐白者，足大指之端内侧也，为井，木溜于大都，大都本节之后下陷者之中也，为荥，注于太白，太白腕骨之下也，行于商丘，商丘内踝之下陷者之中也，为经，入于阴之陵泉，阴之陵泉辅骨之下陷者之中也，伸而得之，为合，足太阴经也。肾出于涌泉，涌泉者足心也，为井，木溜于然谷，然谷然骨之下者也，为荥，注于太溪，太溪内踝之后，跟骨之上陷中者也，为腧，行于复溜，复溜上内踝二寸动而不休，为经，入于阴谷，阴谷辅谷之后，大筋之下，小筋之上也，按之应手，屈膝而得之，为合，足少阴经也。膀胱出于至阴，至阴者足小指之端也，为井，金溜于通谷，通谷本节之前外侧也，为荥，注于束骨，束骨本节之后陷者中也，为腧，过于京骨，京骨足外侧大骨之下，为原，行于昆仑，昆仑在外踝之后，跟骨之上，为经，入于委中，委中腘中央，为合，委而取之，足太阳也。胆出于窍阴，窍阴者足小指、次指之端也，为井，金溜于侠溪，侠溪足小指之间也，为荥，注于临泣，临泣上行一寸半陷者中也，为腧，过于丘墟，丘墟外踝之前及绝骨之端也，为经，入于阳之陵泉，阳之陵泉在膝外陷者中也，为合，伸而得之，足少阳也。胃出于历兑，历兑者，足大指内次指之端也，为井，金溜于内庭，内庭次指外间也，为荥，注于陷谷，陷谷者上中指内间，上行二寸陷者中也，为腧，过于冲阳，冲阳足跗上五寸陷者中也，为原，摇足而得之，行于解溪，解溪上冲阳一寸半，陷者中也，为经，入于下陵，下陵膝下三寸，胻骨外三里也，为合，复下三里三寸为巨虚上廉，复下上廉三寸为巨虚下廉也，大肠属上，小肠属下，足阳明胃脉也，大肠小肠皆属于胃，是足阳明也。三焦者上合手少阳，出于关冲，关冲者手小指次指之端也，为井，金溜于液门，液门小指次指之间也，为荥，注于中渚，中渚本节之后陷者中也，为腧，过于阳池，阳池在腕上陷者之中也，为原，行于支沟，支沟上腕三寸两骨之间陷者中也，为经，入于天井，天井在肘外大骨之上陷者中也，为合，屈肘而得之，三焦下腧在足大指之前，少阳之后，出于腘中外廉，名曰委阳，是太阳络也，手少阳经也。三焦者手少阳，太阴之所将太阳之别也，上踝五寸，别入贯腨肠，出于委阳，并太阳之正入络膀胱，约下焦实则闭癃，虚则遗溺，遗溺则补之，闭癃则泻之。手太阳小肠者上合于太阳，出于少泽，少泽小指之端也，为井，金溜于前谷，前谷在手外廉本节前陷者中也，为荥，注于后溪，后溪者在手外侧本节之后也，为腧，过于腕骨，腕骨在手外侧腕骨之前，为原，行于阳谷，阳谷在锐骨之下陷者中也，为经，入于小海，小海在肘内大骨之外去端半寸陷者中也，伸臂而得之，为合，手太阳经也。大肠上合手阳明，出于商阳，商阳大指次指之端也，为井，金溜于本节之荷，二间为荥，注于本节之后三间为腧，过于合谷，合谷在大指歧骨之间，为原行于阳溪在两筋间陷者中也，为经，入于曲池，在肘外辅骨陷者中，屈臂而得之，为合，手阳明也。

26. 内经课本（五）

第二篇　诊断学

第一章　切脉

第一节　部位

尺内两旁则季胁也，尺外以候肾，尺里以候腹，中附上，在外以候肝，内以候膈，右外以候胃，内以候脾。上附上，右外以候肺，内以候胸中，左外以候心，内以候膻中，前以候前，后以候后，上竟上者，胸喉中事也，下竟下者，少腹、腰肢、膝胫足中事也。

第二节　至数

人一呼脉再动，一吸脉亦再动，呼吸定息，脉五动，闰以太息，命曰平人。平人者，不病也，常经不病调病人，医为病，故为病人平息以调之如法。人一呼，脉一动，一吸，脉一动，曰少气。人一呼脉三动，一吸脉三动而躁，尺热，曰病温。尺不热，脉滑，曰病风。脉涩曰痹。人一呼，脉四动以上，曰死。脉绝不至，曰死。乍疏乍数，曰死。

第三节　四时脉象

春脉如弦，春脉者肝也，东方木也，万物之所以始生也。故其气来，软弱轻虚而滑，端直以长，故曰弦。反此者病。何如而反，其气来实而强，此谓太过，病在外，其气来不实而微，此谓不及，病在中。太过则令人善妄，忽忽眩冒而巅疾。其不及则令人胸痛引背，下则两胁胠满，胠满，夏脉如钩，夏脉者心也，南方火也，万物之所以盛长也，故其气来盛去衰，故曰钩。反此者病，何如而反，其气来盛去亦盛，此谓太过，病其外。其气来不盛去反盛，此谓不及，病在中。太过则令人身热而肤痛，为浸淫，其不及则令人烦心，上见咳唾，下为气泄，秋脉如浮，秋脉者肺也，西方金也，万物之所以收成也。故其气来，轻虚以浮。来急去散，故曰，浮反者病。何如而反，其气来毛而中央坚，两旁虚，此谓太过，病在外。其气来毛而微，此谓不及，病在中。太过则令人逆气，而背痛愠愠然，其不及则令人喘，呼吸少气而咳，上气见血，下闻病音，冬脉如营，冬脉者肾也。北方水也，万物之所以合脏也，故其气来沉以搏，故曰营。反此者病，何如而反，其气来如弹石者，此谓太过，病在外。其去如数者，此谓不及，病在中。太过则令人解㑊，脊脉痛而少气不欲言，其不及，则令人心悬如病饥，眇中清，脊中痛，少腹满，小便变。脾脉者土也，孤脏以灌四旁者也。善者不可得见，恶者可见，何如可见，其来如水之流者，此谓太过，病在外。如鸟之喙，此谓不及，病在中。太过则令人四肢不举，其不及则令人九窍通，名曰重强。

第四节　脉贵胃气

平人之常气禀于胃，胃者平人之常气也。人无胃气曰逆，逆者死。春胃微弦曰平，弦多胃少曰肝病，但弦无胃曰死。胃而有毛曰秋病，毛甚曰今病，藏真散于肝，肝藏筋膜之气也，夏胃微钩曰平，钩多胃少曰心病，但钩无胃曰死。胃而有石曰冬病，石甚曰今病，藏真通于心，心藏血脉之气也。长夏胃微软弱曰平，弱多胃少曰脾病，但代无胃曰死。软弱有石曰冬病，弱甚曰今病，藏真濡于脾，脾藏肌肉之气也。秋胃微毛曰平，毛多胃少曰肺病，但毛无胃曰死，毛而有弦曰春病，弦甚曰今病，藏真高于肺，以行荣卫阴阳也。冬胃微石曰平，石多胃少曰肾病，但石无胃曰死。石而有钩曰夏病，钩甚曰今病，藏真下于肾，明藏骨髓之气也，胃之大络名曰虚里，贯膈络肺出于左乳下，其动应衣，脉宗气也。盛喘数绝者则病在中。结而横，有积矣，绝不至曰死。乳之下，其动应衣，宗气泄也。（待续）

27. 内经课本（六）

第五节　逆从

脉从阴阳，病易也。脉逆阴阳，病难也。脉得四时之顺，曰病无他。脉反四时及不间藏，曰难已。脉有逆从四时，未有藏形，春夏而脉瘦，秋冬而脉浮大，命曰逆四时也。风热而脉静，泄而脱血脉实，病在中脉虚，病在外脉涩坚者，皆难治，命曰反四时也。凡治病察其形气泽，脉之盛衰，病之新故，乃治之。无后其时，形气相得，谓之可治。色泽以浮，谓之易已。脉从四时，谓之可治。脉弱以滑，是有胃气，命曰易治。取之以时，形气相失，谓之难治。色夭不泽，谓之难已。脉实以坚，谓之益甚。脉逆四时，为不可治。必察四难，而明告之，所谓逆四时者，春得肺脉，夏得肾脉，秋得心脉，冬得脾脉，其至皆悬绝沉涩者，命曰逆四时，未有藏形，于春夏而脉沉涩，秋冬而脉浮大，名曰逆四时也。病热脉静，泄而脉大，脱血而脉实，病在中脉实坚，病在外脉不实坚者，皆难治。

第六节 六气脉象

厥阴之至，其脉弦，少阴之至，其脉钩，太阴之至，其脉沉，少阳之至，大而浮，阳明之至，大而涩，太阳之至，大而长。

第七节 缓急大小滑涩脉证

心脉急甚者，为瘛疭，微急为心痛引背，食不下，缓甚为狂笑，微缓为伏梁，在心下，上下行，时唾血，大甚为喉吤，微大为心痹，引背，善泪出，小甚为善哕，微小为消瘅，滑甚为善渴，微滑为心疝引脐，小腹鸣，涩甚为瘖，微涩为血溢，维厥，耳鸣癫疾，肺脉急甚为癫疾，微急为肺寒热，怠惰咳吐血，引腰背胸，茹鼻息肉不通，缓甚为汗，微缓为痿瘘偏风，头以下汗出不可止，大甚为胫肿，微大为肺痹引胸背，起恶日光，小甚为泄，微小为消瘅，滑甚为息贲上气，微滑为上下出血，涩甚为呕血，微滑为鼠瘘，在颈支腋之间，下不胜其上，其应善酸矣。肝脉急甚者为恶言，微急为肥气在胁下，若覆杯。缓甚为善呕，微缓为水瘕痹也。大甚为内痈，善呕衄，微大为肝痹阴缩，咳引黏腹，小甚为多饮，微小为消瘅，滑甚为㿉疝，微滑为遗溺，涩甚为溢饮，微涩为瘈挛筋痹。脾脉急甚为瘈疭，微急为膈中，食饮入而远出，后沃沫，缓甚为痿厥，微缓为风痿，四肢不用，心慧然若无病，大甚为系仆，微大为疝气，腹里大，脓血在肠胃之外，小甚为寒热，微小为消瘅，滑甚为㿉癃，微滑为虫毒蛕蝎腹热，涩甚为肠㿉，微涩为内㿉。多下脓血，肾脉急甚为骨癫疾，微急为沉厥，奔豚，足不收，不得前后，缓甚为折脊，微缓为洞，洞者食不化，下嗌远出，大甚为阴痿，微大为石水，起脐已下至小腹，腫腫然上至胃脘，死不治。小甚为洞泄，微小为消瘅，滑甚为癃瘍，微滑为骨痿，坐不能起，起则目无所见，涩甚为大痈，微涩为不月沉痔，诸急者多寒，缓者多热，大者多气少血，小者血气皆少，滑者阳气盛，微有热，涩者少血少气，微有寒。

第八节　搏坚软散脉证

心脉搏坚而长，当病口卷不能言，其软而散者，当消环自已。肺脉搏坚而长，当病唾血，其软而散者，当病灌汗，至令不复发散也，肝脉搏坚而长，色不青，当病坠若搏，因血在胁下，令人喘逆，其软而散。色泽者，当病溢饮，溢饮者，渴暴多饮，而易入肌肤肠胃之外也。胃脉搏坚而长，其色赤，当病折髀，其软而散。色不泽者，当病足胻肿，若水状也。肾脉搏坚而长，其色黄而赤，当病折腰，

其软而散者，当病少血，至令不复也。（未完）

（以上六篇见《江苏全省中医联合会月刊》1925～1926年）

28. 教务报告

教务报告，可分两点，一点为编辑讲义，以求教学上之适用。一点为名人演讲，以辅教学上之不足。盖欲求教学上之便利，及学生进步之迅捷，第一步当注意于相当之教材，而回顾国内，对于中医学生用书，竟可言绝对未有产生。民

十二时江苏全省中医联合会因有编辑课本之提议，然卒为经济人才所限，未能促其实现。本院既一方面以培养人才为宗旨，一方面抱改进中医之使命，爰于创办之初，对于课本一项，经几度精密之考虑。毅然从事自行编辑，以求完美，编辑之标准。定下列数原则。

1. 化无系统为有系统。
2. 避空虚之理论，倾向于实际方面。
3. 博采名家之学说而归之于一。
4. 打破中西成见，惟真理是求。
5. 学理之外以经验为大前提。
6. 深浅视学生程度，酌量支配。

根据此六种原则，始分别从事编纂，其大概已见本刊各科讲义栏中，兹不复赘。其次，本院教学方面，既倾向于实际，而尤提倡学生自动研究。研究结果，亦已选揭于学生成绩栏中，又虑见闻之不广，定于每星期六下午二时至四时，延请上海中西著名医士，莅院演讲。讲题由演讲者自定。虽时间短促。而颇能引起一般之兴趣。姑选录丁胡二君讲词于下，以见一斑。

29. 新旧生理学论

世人论中西医之短长，率谓中医之生理，远不及西医之精密，中医之内科，则高驾西医而上之。夫不明生理，何以能治病，既能治病，何以不明生理，此肤浅之说，可以不辩自喻。我今以一语破其症结，中西医之叙述，主旨各不相谋，一重片断，一重整体，重片断则视人体为机械式，局部分拆，因属明确，而言其作用，实失系统。盖从解剖大体观察，觉一脏自有一脏之作用，不知从系统上进一步研究，则各脏之作用，实有互相牵制维扶之妙。故中医生理，视西医之缕析条分，似有逊色，而大气盘旋，发皇周匝，则有过之而无不及也。何以证之？《内经》以脏腑为十二官，曰君主，曰相傅，曰将军，曰谏议，曰作强，曰臣使，曰中正，曰仓廪，曰受盛，曰传道，曰州都，曰决渎，即表明上下相使，彼此相济，共司其事，不容失职，亦不容乱职也。又以脏腑相为表里，曰心合小肠，肺合大肠，肝合胆，脾合胃，肾合膀胱，即表明有脏以为体，有腑以为用，脏之气行于腑，腑之气行于脏，不能分离，亦不能分治也。

又有疑中医以阴阳解释生理之为缥缈，不知天地秉阴阳而化生五运六气，人身秉阴阳而生成五脏六腑，阴阳实天地之本，人身之根也。浅言人之阴阳，则外为阳，内为阴。言人身之阴阳，则背为阳，腹为阴，言人身脏腑中阴阳，则脏者为阴，腑者为阳。故背为阳，阳中之阳心，阳中之阴肺；腹为阴，阴中之阴肾，阴中之阳肝，阴中之至阴脾。广而言之，凡内外可以阴阳言，左右亦可以阴阳言，脏腑可以阴阳言，气血亦可以阴阳言，背腹可以阴阳言，头足亦可以阴阳言。阴阳二字，盖代表一切立于对立地位之事物者也。因五脏之分阴阳，于是治疗方面，可得一标准，大抵心为阳脏，故心脏本病偏于热，治宜苦寒。肺为阳中之阴脏，故肺脏本病，亦偏于热，治宜凉润，而有时宜辛。肾为阴脏，故肾脏本病偏于寒，治宜温化。肝为阴中之阳脏，故肝脏本病，亦偏于寒，治宜温降，而有时宜凉。脾为阴中之至阴，则其本病，绝对偏于寒，而治宜甘温。惟遇外感六气，则仍以治外为主；然因其本性之不同，外邪久中，亦往往随之而化，是又不可不辨。是则阴阳实足区别万物之性；故徒知五脏之形，而不知五脏之性，不足与语生理，徒知阴阳之名，而不知阴阳之用，更不足与语医。试更旁征《伤寒论》，仲景以三阴三阳为提纲亦然，外感先伤于太阳，全身之卫阳，行使外卫之职，起而抵抗，则发热恶寒，既而阳明，但热而不寒，少阳寒热往来；是三阳在外，热病居多，故以发热恶寒属于阳。阳经不解，传入三阴，则太阴腹满自利，少阴蜷卧欲寐，厥阴气上厥逆；是三阴在内，寒证居多，故以无热恶寒属于阴。然则所谓三阳三阴经发病者，亦不过表其性而已，故能知五脏十二经之性，推阐变化，思过半矣。

中医生理之精，不仅如是，其于外界气化之感应，亦有一总归纳。盖天地者，万物之上下也，万物吸天之气，食地之味，以生以长，人亦何独不然，故《内经》之论，每与天地相参。如云："在天为风，在地为木，在体为筋，在脏为肝，在色为苍，在声为呼，在变动为握，在窍为目，在味为酸。在天为热，在地为火，在体为脉，在脏为心，在色为赤，在声为笑，在变动为忧，在窍为舌，在味为苦。在天为湿，在地为土，在体为肉，在脏为脾，在色为黄，在声为歌，在变动为哕，在窍为口，在味为甘。在天为燥，在地为金，在体为皮毛，在脏为肺，在色为白，在声为哭，在变动为咳，在窍为鼻，在味为辛。在天为寒，在地为水，在体为骨，在脏为肾，在色为黑，在声为呻，在变动为栗，在窍为耳，在味为咸。"又如云："天气通于鼻，地气通于嗌，风气通于肝，雷气通于心，谷气通于脾，雨气通于肾”者，以譬气之入也，有摄收机能；“六经为川，肠胃为海，九窍为水注之气”者，以譬气之出也，有排泄作用。盖借天地以证人，非泥天地，以断生理也。然则人秉五行而成五脏，凡秉五行之气而生者，皆可以类相属，所谓推其类可尽天地之物，知所属可明形气所归，而病之原委，药之宜忌，从可识矣。

总之，研究生理之初步，不可不逐部细考，以明各脏之作用；及其终，不可不浑合细考，以明全体之关系。故如患耳目疾者，西医施局部治疗，日夜洗涤，每不能愈，中医用内服之剂，反能速痊，所以然者，人身本一气所搏结，细至毛发，无不息息相通，斩其根则叶自萎矣。曾忆海上某要人坐飞机堕伤，初则伤科，继则骨科，既而增咳，又延肺病博士，既而增失眠，又延神经病博士，既而饮食不旺，又延肠胃病博士，一日之间，轮流诊治，视人体与机械一般无二，在表面上，分科殊细，诊断殊精，实则呆憨之处置，令人失笑！此盖不知气化之故，即不知全体关系之故，执此以治病，执此以研究生理，中医虽旧，在所不取。

（见《现代中医》1935 年）

30. 谈铁质之补血

执中医而问之曰，何者能补血，必以熟地、首乌对。执西医而问之曰，何者能补血，必以铁质对，其词虽歧，而实则熟地、首乌等含铁质最富。二而一者也，是则中西医治疗之方法不同，原理决不许背道以驰。

铁质在人体各组织中，无不有之，而以血色素中含量独多。故铁剂之应用，即为促进血色素形成之材料，以营体内需要铁质之代谢作用也，据西方最近之研究。

可倍尔氏曰，萎黄病乃因消化器官起加答儿之故，或机能障碍而起之病症，肠壁受铁剂之轻度刺激，使其血行及营养良佳，因之能奏功效。

篷爱氏曰，患萎黄病时，蛋白质起异常分解作用，发生多量硫化氢。因之将食物中之应吸收有机铁分，被其妨碍，与粪便一同排泄，致体内铁分缺乏而起贫血，此时投以铁剂，使与硫化氢结合，以防止其分解有机铁之作用。拿而定氏曰。普通之铁剂，即被吸收，亦不能成血色素之原料而其所以奏效者，或因刺激性之故，乃有促进血轮新生之效。

更考其铁剂用于补血之注意各点。

铁剂有扩张血管之作用，每能使体温上升，及脉搏增加等现象，故于热性病或心脏及循环器有病症者应忌用。

咯血症以不用为宜。

服铁剂间有感于通便不畅者，如食中或食后服之，可减却。

服铁剂忌用含有鞣酸之饮料，因能与铁质化合而生黑色沉淀。

从各方面观察，可知中医所称之补血药，与西医用铁质，意义实无二致，即调经之当归、川芎，亦无非利用刺激性以促进血液之新生，去瘀生新之丹参、红花，亦无非利用刺激性以使其血行及营养之良佳。凡用熟地者，大便易溏。

饵膏滋者，浓茶在忌（茶与咖啡等，均含有鞣酸）。尤觉符节相合，此中医惊人之发明，殊甚注意，或以为不科学者，直梦呓耳。

（见《中医世界》1935 年）

31. 中医之基本学说

上海中国医学院讲辞

在本题中吾思解决下列各问题

（一）何以一病而用药各不同。

（二）何以几种病而用药又一致。

（三）派别与争论之导源及其价值。

（四）研究中医有无一定之程式。

（五）读书后究竟如何使用。

兹先述中医之派别与争论，近时最烈者，厥为伤寒与温热。读《伤寒论》者，辄眼高于巅，不可一世。目温热为魔道，痛毁至体无完肤。读《温病条辨》、《温热经纬》者，又欣然自得，以为道尽在是。而讥伤寒派之拘泥固执。于是意见日左，意气日盛，始如鸿沟，继如对垒，而争端日趋于恶化。实则伤寒论、温病辨、温热经纬，类能读之，且类能明其大义，在诸生尤能洞晓深义，实非不可思议之佛经梵典比也。

吾谓读伤寒与温热者，正如本院宗旨，发扬古学，融会新知，然医之学问，不在古与新，而在能实用，尤在能运用。患伤寒者，吾用麻黄、桂枝而愈，此固伤寒书之长，患温热者吾用桑菊银翘而愈，亦未始非温热之长。换言之，伤寒温热诸书中，有是说，证之不符，有是方，用之不效，即是诸书之短。倘医生不能在此等处用功，但就伤寒温热字面上争执，或竟捧张仲景可升天堂，陷吴鞠通可入地狱，虽再历数千百年，中医仍无进步。

况《伤寒论》有数方可治温热病，温热书中亦有数方可治伤寒病，何以故？以伤寒、温病均有变化，如伤寒传经，可以变为热，即有清凉之剂，而合于温病之治。同时温病之方，即可用于伤寒。故杨栗山云，温病与伤寒虽曰不同，而或清或攻，后一节治法，原无大异，惟初病散表，前一节治法，则有天渊之别，可谓透彻之至。然杨氏知其然而不知其所以然，只能解决伤寒、温病而不能解决中医一切之治法。此为吾讲本题之动机，或于诸生自修，不无小补。

凡习中医而欲求其深造者，必令先读《内经》、《难经》、《伤寒》、《金匮》。不错，中医学说顺流而下，由深入浅，然此种种，只能名为基本书籍，而不能名为基本学说。我所称基本学说者，当明了此种学说时，可以解决一切问题，如科学之可以归纳演绎而教人者也。大抵中医之学说，素属混合，而不主张隔别。素属一片神行，而不主张支离破碎。言生理然，言病理亦然，以至言治疗方剂然。故于生理重精神、气血津液，于病理重风、寒、暑、湿、燥、火、痰、虫、食、虚，于治疗方剂重温、凉、补、泻、宣、通，而以五脏六腑为大前提。诸生试思凡百疾病，千变万化，能逃此数字之范围者乎？西医不知此妙，但以检得细菌为主，焉能混合。

从此而推广之，始认为热证，热在于肺，则虽有咳嗽、消渴、肺痿等等，而治不离乎凉。其用药可以一致，其有一病而用药不同者，除误认之外，其法必不变，盖中药极当。选择之时，决无完全巧合，譬如发汗，或用麻桂，或用荆防，或用羌独，其药不同，其理则同，不能谓之不同也。

更推广之，可以打破一切范围，吾以新近验案略述一二。王妇怀孕九月，患怔忡症，心悸则胸闷而肢麻、而肢冷、而昏不知人事，入海格路红十字会，验血、验大便、听心脏、照爱克斯，而不知病名，无药可用，余为处熟地、党参、阿胶、麦冬、桂枝、枣仁、龙齿、茯神、炙草大剂，一剂知，二剂已。此认定心脏衰弱而用药，若必求合诸古人，则炙甘草之遗法也。又周妇患风疹，每日一发或数发，发则头面四肢俱有痒不可言，七年不间断，余为用生乌、丹皮、赤芍、羌活、红花、防风等三剂而减，此认定血热蓄风而用药。若必求合于理论，则仍清热祛风之法也。其他额汗之用生脉散而愈，湿温寒热气急，用厚朴、沉香而霍然。皆认症用药，不知仲景、鞠通者也，故不知病名，亦能用药。譬之学书，必欲字字与碑帖相同，有无意味。故读伤寒而泥于伤寒，读温热而泥于温热，此之谓大愚，此之谓大拙。余尝戏谓，读书时要有古人，临诊时要不得古人，实含哲学意味。

夫疾病之发生，不外天时、地理、人事，吾所述者，一言蔽之，尚属求因。苟得其因，必有办法。而求因首重辨证，辨证看似极难，亦有一个简易之法，容后谈之。

秦伯未讲　章鹤年记录

（见《中医世界》1935 年）

32. 中医理论中的阴阳观点

一、引　言

阴阳两字，浸润了数千年来中医整个思想体系，打开任何一本中医书籍，都会看到它疏散在字里行间。无疑地阴阳是中医理论的主要组成部分，它支配了生理、病理的整体观点，也指示了诊断、处方的一定规律。一脉相承的中医们，接受了这一理论的思想指导，实际上解决了一些疑难复杂病症的医疗。因而，片面地采取一笔抹杀，粗暴地斥为不合科学，那是不对的。同时我们要发掘和整理中医学术，必须从原有基础上逐步阐明，倘使脱离了原有学说，无论如何得不到实际，也等于放弃了积累的经验。所以阴阳正似钻研祖国医学的一具钥匙，必须获得这钥匙，才有可能窥探文化遗产的宝藏。尤其在新旧过渡时期，我们对于旧的没有认识清楚，无法进行吸收和扬弃，也就没法使中医转向新的道路。本文的提出，仅仅肤浅的初步介绍，希望通过批判，再作进一步的研讨，肯定其价值，并非开倒车和复古主义。错误之处，请予指正。

二、人身的小宇宙观

《内经》是中医第一部经典，在纪元二世纪后出现，书中对于阴阳的理论占着极大比重，一般引用阴阳都本《内经》。但《内经》是总结过去分散的学说和经验，托名黄帝所作，那么医家的盛传阴阳，显然不自《内经》开始。《左传》里曾记医和所说："阴的原因造成寒性病，阳的原因造成热性病"，便是一个例子。就我个人推测，《内经》接受阴阳的学术思想，历史很长，后来广泛地应用，可能受着比《内经》更早的文学经典——《易经》的影响最大。《易经》把宇宙做对象，认为自然界一切事物，只有一个阴一个阳互相统制，所谓"一阴一阳之谓道"。因把直接观察到的指出：天为阳，地为阴；日为阳，月为阴；火为阳，水为阴……再从事物的运动中引申出盈、虚、消、长……《内经》利用这一学说，结合到医疗知识，建立起相对观点。同样认为"宇宙间只有阴阳是万物的纲领，变化的根本，推而至于生死和不可理解的问题，都可拿阴阳做骨干"。也就是说：宇宙间一切客观存在的东西，千头万绪，倘用阴阳两字来代表，均能得到解决。所以《内经》把阴阳应用到医学，就拿人身认做了一个"小宇宙"，宇宙间所有的，人身也有。说明"气体的多属阳，有质的多属阴；活动的多属阳，静止的多属阴"。也说明"人体的阳气，好像天上的日光，天气的晴朗，由于太阳的光明，人体的健康，也需要一种热的活力——阳气"。这些思想意识，包括自然现象和人体的生活现象，便是"天人合一"的根据，也是所谓

“小宇宙观”。从这“小宇宙”出发，衍成表里、虚实、寒热、升降等一系列的医用术语，都从阴阳相对观点上滋生的。然而《内经》的内容，是多元的，不是单元的，是复杂的，不是系统化的，阴阳仅仅是《内经》理论中的一部分。过去有人说：“《内经》理论的根据，只有阴阳五行，倘把阴阳五行的学说攻破，几乎没有尺寸完肤”，这是片面的，完全武断的。

三、阴阳的应用于基本科目

由于阴阳是代表事物在运动中的两个现象，故基本科目的引用，解剖最少，生理、病理较多。《内经》把人体外部皮肤、皮下组织等处属阳，内部的呼吸、循环、消化和泌尿等系统属阴。它的用意是：“阳的能力保卫外层而使它坚固，阴的性质保守精气而不使亏耗”。既是阳气保卫外层，外层不坚固，便是外邪侵袭的机会；阴气是保守精气的，精气的亏耗，便是内伤的因素。故一切机能衰弱，缺少活力，包括少气、懒言、怕冷、疲倦、不耐劳动等都叫“阳虚”；一切物质的损失，包括贫血、萎黄、消瘦，以及水分和内分泌、维生素缺乏等都叫“阴虚”。从整体观点，把一般症候分为四个类型：“阳虚”的外面应有寒的现象，“阴虚”的里面应有热的现象；相反，“阳盛”的外面应该热；“阴盛”的里面应该寒，还肯定地指出：阳胜的症状，身体发烧、无汗、呼吸短促、齿干和胸中烦闷；阴胜的，怕冷、四肢不温甚至发抖、汗出不止等。更反复地说明：阴不足的会发生脉搏加快和发狂等的类似阳证；阳不足的也会有内脏胀满和头昏脑胀等类似的阴证。概括地说：阳是亢进的，阴是衰弱的；阳是兴奋的，阴是潜伏的；阳是有热性倾向的，阴是有寒性倾向的。推而至于外科：阳证是红肿发热的，阴证是白陷不发热的，都在同一角度上分出界限。

诊断方面，主要是脉诊和舌诊。脉诊定出六种：从至数上分迟数；体状上分大小；动态上分滑涩。数、大、滑属于阳，迟、小、涩属于阴，倘临床上只知有“阴脉”，而不知有“阳脉”，或者只知有“阳脉”而不知有“阴脉”，都是不够精细的。这是《内经》的训条，后来《难经》、《伤寒论》的论脉，虽然有出入，但以阴阳为纲要是同样的。舌诊也不例外，舌质阴系血液循环的病变，红、绛属于充血现象为阳，青、蓝属于贫血、郁血现象为阴；舌苔关系腺体的变化，燥的黄的属阳，潮的白的属阴。

药物方面，主重寒、热、温、凉四气和辛、甘、酸、苦、咸五味。热、温和辛、甘是阳，寒、凉和酸、苦、咸是阴。例如热性的附子、肉桂，具有兴奋作用的叫“阳药”，清凉性的石决、黄芩，具有镇静作用的叫“阴药”。此外有滋养作用的如地黄、石斛，能补充物质的亏乏，也叫“阴药”，有刺激作用的如砂仁，豆蔻，能促进机能的活动，也叫做“阳药”。

如上所述，可以初步认识到阴阳是一个机动性的代名词，也是一个灵活运用的代名词。中医在客观的实践中，把一病一药不同的现象加以分类，把类似的现象放在一起，形成一种总的印象。日本汤本求真氏所著的《皇汉医学》，把中国医学为研究中心，指出了相对性理论，在日本曾经掀起一度高潮，引起医学界的重视。当然，一切事物，有正必有反，有上必有下，有外必有里……所以要了解每一事物，必须从两方面去观察，才能得到彻底明白。

四、阴阳中更有阴阳的进一步分析

单靠阴阳两个方面，是不可能解决一切运动发展的问题的。于是又演绎为阴中之阳、阴中之阴、阳中之阴、阳中之阳多种方式。《内经》上说："一天之中，白昼是阳，夜间是阴。白昼里上半天是阳中之阳，下半天是阳中之阴，上半夜是阴中之阴，下半夜是阴中之阳"。《内经》又说："人体外部是阳，内部是阴。内部的六腑是阳，五脏是阴。五脏中间，心是阳中之阳，肺是阳中之阴，肝是阴中之阳，肾是阴中之阴，脾是阴中之至阴"。在药物性质的两大系统里，《内经》也指出："辛和甘味的都有兴奋和发汗的效能，属于阳；酸和苦味的都有催吐和泻下的效能，属于阴，但是味厚的应属阴，味薄的应属阴中之阳，气厚的应属阳，气薄的应属阳中之阴"。这种进一步的分析，看起来似乎此较细致，但是很不容易使人理解的时候，任何人都会说它在阴阳里兜圈子，然而中医却根据了它解决某些临床上的问题。举个出汗的例子来说：白天是阳盛的时间，假定白天出汗，就认做"阳虚"，用黄芪、附子一类补气补阳的药去制止它；在夜间出汗是阴盛的时候，就认做"阴虚"，用地黄、山萸一类补血补阴的药去制止它，是有相当效果的。又如找不到原因的发热，在夜间都用补阴药，白天都用补阳药，中医术语叫做"养阴退热"、"甘温能除大热"，也是有相当收获的。从这上面，可以看到中医使用阴阳两字，完全从复杂的情况下整理出一个系统，又因不能简单的划分为两个体系，在每个体系里再予分析，必要时可能还要分解，它是深入浅出的一种分类方法，由博返约的一种归纳法则，也等于几何、代数的数学公式。前人借来作为诊断、治疗的规律，不是空洞的，也不是漫无限制的。一旦离开了它，会使中医理论，如一盘散沙，无法结合。我们在走向科学化的道路，还不能把一套科学理论去分析真谛，去代替中医旧有理论的时期，阴阳对于中医习惯上的应用，还是有它的必要，甚至为了利用它来发掘中医宝藏而下一番研究功夫。

五、从矛盾中寻求统一

明白了阴阳的意义和范围，可以体会到人体是统一的，人体上有阴阳相对的存在，便是有矛盾的存在，这种不断的矛盾跟着生命持续。《内经》上说，阳的方面没有或多或少，阴的方面没有消耗和散失，人的精神就会很好，倘使体内阴阳有对立而不平衡的现象，就是病变，甚至死亡。也充分说明了人的形体的脏器，包含着内在的矛盾，内脏的作用，经常在动荡之中取得平衡，正如交感神经和副交感神经互相制止、互相依靠，使一切内脏器官以及整个有机体的正常活动得到平衡和统一。中医对这矛盾而不可分离的局面，除了追求其调和，还密切地注意到联系。认识人体的热力是阳，需要阴的物质来充实，而物质经过消化才能吸收，又需要热力来推动。所以食欲不振的，能使营养缺乏而一切机能逐渐衰弱；机能衰弱的，也可使消化迟钝而食欲为之减少，以至发生痞闷、胀满等症状。从活动的生理和病理的互为因果，愈加显示统一的必要，《内经》上指出的“阳能生发，阴便滋长，阳若萧索，阴也枯槁”，是两者一体的总结。

毫无疑问，人体必须维持一种微妙的平衡局面。无病的关键就在“平”，不平就是病。疾病的根源，就是平衡的破坏，治病的道理，就是平衡的恢复。中医坚守这种信念，经常把补偿不足、消除多余的方法，努力于平衡的再建设。《内经》所说：虚证用补，实证用泻，和其他“寒病用热药，热病用寒药，疲劳的用温养剂，耗散的用收敛剂”等，都在同一原则上进行。不但内科用药如此，连针灸科、推拿科也是依照这种法则进行医疗操作。

六、阴阳在临床上所起的实际作用

上文曾经约略说过，中医把一切疾病分做外感和内伤两大类，凡人体外在条件引起的称外感，内在条件引起的称内伤。在外感和内伤的症状上，把机能衰弱，没有抗病能力的称作“阳虚”；物质缺少，营养不良的称作“阴虚”；另一面，机能亢进，能对疾病作激烈斗争的称作“阳实”；物资过剩，分泌和吸收障碍的称作“阴实”。病的轻重，就是虚实程度的参差，临床上都靠诊断来加以衡量。兹把后汉张仲景的伤寒论提出，作为实例的参考。张仲景熟悉疾病不外阴阳虚实，但单靠阴阳虚实四个界限是不够细致的。因把阳的部分又分“太阳”、“阳明”、“少阳”三个阶段，表明伤寒过程中初、中、末三个不同的热型。“太”是庞大的意思，指示热度逐步上升；“明”是极盛的意思，指示持续高热达到最高峰；“少”是微小的意思，指示热度参差下降以至退尽。也在阴的部分分为“太阴”、“少阴”、“厥阴”三个阶段，由太而少而厥，是由老而衰而竭的意思，指示伤寒后半期的衰弱症和并发症，包括泻利、营养缺乏、精神变态、心跳不规则，以及肠出血、虚脱等由轻到重三个不同时期的证候。所以三阳的症逃不了实，三阴的症逃不了虚，倘把合并起来，还是阴阳虚实四字的范围。《伤寒论》是中医方书之祖，掌握这四字去研究，不会茫无头绪，由此而推进到临床工作，也不会心中无数。

七、处理一般疾病的又一例子

中医的疗法，大多认作对症的，其实是求因的，必须求得病症产生的因素，才能着手治疗。拿发热来说罢，热是属于阳的，似乎可用寒药，但热有表里、虚实的不同，就不能一概用寒药。例如由于伤风感冒引起的，采用单纯的发汗，使散热机能增加，就是使体温的调节中枢回复正常，因在最外一层，叫做“发表”，也叫“表咳解”。由于化脓性肿疡等引起的，利用去瘀、消炎的方药，使肿疡能消，引起的发热也自然散去，因其主重在内，叫做“内消”，也叫“消散清解”。又因环境刺激，像动气，动火引起的发热现象，需要抑制大脑皮层的高级机能精神活动，中医把神经系统属于肝脏，常用“平肝清热”法。又如虚弱症引起的如肺结核的潮热，那就不能发汗、消炎、平肝来解决，另外采用补虚为原则的“清养退热”法。所以热属于阳是肯定的，而热的属于表，属于里，属于虚，属于实是不肯定的，中医须把阴阳、表里、虚实、寒热互相推求，才能定出一定的治疗目标。用了“温运逐水”法，逐水是去其壅塞，温运是扶其衰弱。所说阳盛而虚，指示内热太重，能使水分消耗，不把内热清除是无法使水分保留。如口渴症，就用了“清胃生津”法，清胃是除其热，生津是补偿它的水分。这是最浅显的例子，其他可以类推。为了有因然后有果，中医认为求因是根本上的解决方法，《内经》也郑重指出：治病必定要寻到发病的基本原因，把原因消除才能使主症也消失。但是我们要寻求这种理论的根源，还是从生理、病理上的阴阳观点产生的，因此阴阳在中医学说上是一个突出的重点。

八、总 结

阴阳是一个机动性的代名词，前人从客观的实践中得到的现象加以分析，把类似的放在一起，形成一种总的印象，把这种印象作为分类和归纳的工具，由于时代、科学的限制和后人的附会牵强，搀入了一部分主观的意识。

中医所说的阴阳，是一种理论，名词是抽象的，对象是唯物的，是人体的机体的矛盾和统一，也是人类内外环境的矛盾与统一。

前人应用这理论，结合到诊断和治疗，积累起许多经验，建立了中国医学，所以要发掘祖国医学的宝藏，首先要了解阴阳的理论和运用。

（见《上海中医药杂志》1955 年）

33. 阴阳五行讨论号导言

曷为而有本杂志，曷为而名“中医世界”。吾得一语释之曰：欲使中国医学，化为世界医学也。何以言？微诸事实，年来世界各国之研究中医，正如采矿者之得苗，方力事开掘，视为世界医学上之财源。举其显者：如英国皇家医学会表示同情于巴姆堂士之中国医学进步论文，而允以种种功力，以促中国医学之进步，美国政府与学者以多种药品之性质及能力，科学家不能研究，而独于中国本草书中，详明记载，乃年派专员，从事试验。德国药厂曾辑磊清国药剂一书，谓中国药品中殊多有价值之药料，其极小部分已久为欧洲医家所引用，而极大部分，则欧洲人有至今尚无知者。更以比邻之日本言，东京同仁会医学杂志云，数年来提倡汉医者簇出，帝国会议开会时高木源次郎等提出振兴汉医之请愿者二，一为请设国立皇汉医方研究所，一为请定汉方医术开业试验法，连署者达三千余人。而最近新井卯之助等百余人，又有大规模之东洋医道会组织，以期发皇中国医学。据此则今日医学之趋势，英美德日等国虽自命为科学医，而于中国医学，未尝不俯心低首进言之。在国内西医所目为陈旧之中医，实世界各国所认为最新之学术。盖欲化中医为世界之医学，正赖吾侪倡之，亦不待吾侪倡矣，虽然吾侪又何能以其有此趋势而忽之，即应以其有此趋势而努力促成之道。当宣传中医固有之文化，使国内国外，洞悉真实之价值。同时讨论固有之中医学术，使中医本身，获得稳固之基础。而杂志尚矣，故本杂志之目标，在使中国医学化为世界医学，而本杂志之步骤，则为对外施相当之宣传，对内供彻底之讨论，他日者中医旗帜飘扬于世界，宁仅吾侪之幸，宁仅吾全中医界之幸，抑亦吾祖国之荣也。

若夫中医学术，最足使人迷蒙，而亦最足使人攻诋者，莫阴阳五行若。然阴阳五行之说，可信而不可尽信，不可信而亦不可不信也。考古代希腊医学，全托诸自然哲学者之手，自然哲学所研究之对象，即宇宙学而推想及人类之生活。盖犹我国天人一理之说。故《内经》学说，每由天地之观察，倾向于人身之生理病理，天地乃一气而化为阴阳。遂阴阳之说，弥漫于医学。又以天地万物，皆由金木水火土五原质相薄而成，朱子所谓水火土石，地之四象，邵子所谓水火土石交而地体尽。盖与古代印度以风土水火为四原素，而人体之组成，系四原素作用之说相类，遂五行之说，亦弥漫于医学。然而充其量，所谓阴阳者，只如化学之酸咸，磁电之反正，凡物性相反者之一种代名而已。所谓五行者，只如化学上之八十余原质，凡成物原质之一种归纳而已。非蓄有神妙不可测之玄机也。自相根相抱相生相克之说，出于是以之分配上下，分配左右，分配方位，分配脏腑。而阳生阴长，阳杀阴藏，阳极生阴，阴极生阳，木强克土，火衰水侮，金水相生，木土相胜，有如夏云变幻，春水参差，比之神明之府焉。而生理学、病理学、诊断学、药物学等，奚不从而以阴阳为解释，五行为遁辞。尤甚者，不言气而言阳，不言血而言阴，不言肝而言木，不言心而言火，不言津液而言气阴，不言在肠而言庚金，舍一切固有之定名，而必欲以阴阳五行相代，烟迷雾瘴，真令人百思而不得其解。梁任公氏因谓迷信之流毒，以阴阳五行为大本营，而中医为最。盖慨言之也。虽然余于阴阳五行，固亦尝加深切之研究，觉其间自有条理，自具系统，殊不愿效浅学者遽尔排斥，攻击无完肤。惟念其间既有条理，既具系统，正当寻其条理，绎其系统，以为吾用，而一洗历来对于医学上合我用阴阳五行之流弊，因乘本杂志发刊，即以阴阳五行为产生之第一声，使中医学说先于根本上有所研探，惟阅者教之。

（见《中医世界》1929 年）

34. 内经病机十九条之研究

一、诸风掉眩皆属于肝

诸，犹言凡也。风，风病也。掉，摇也。眩，目花也。谓凡一切风病头摇目花之症，皆关于肝脏也。张景岳谓风类不一，故曰诸风，错认风病为风邪，大非。信如其说，则下文之诸热、诸寒，亦将有数类乎。夫风病皆自外来。《内经》所举目风、首风、漏风、泄风以及五脏风症，均可稽考与肝脏何干。所言肝血虚而内风动者，乃后人所拟，非《内经》所有。其所以属于肝者，盖因在天为风，在地为木，在脏为肝，三者之气，互相感应。遂均归诸肝耳。

头摇之因，王肯堂主风火，谓二者皆主动，会之于巅，乃为摇也。张仲景则曰，心绝者直视摇头，是头摇不仅由于风，中并挟火，不仅属于实，中并有虚。至内经太阴之复，头项痛重，掉瘛尤甚，则湿气内逆，亦能致之。目眩有内外因。外因者，伤风则恶风自汗，伤热则口渴引饮，伤湿则鼻塞声重。内因者，眩而呕吐头重不举，属痰饮。眩而因吐衄太甚，便血过多及胎产后者，属血虚。眩而每早起发作，须臾自定，属肾脏阳衰，此其大要。更考刘河间曰，眩晕则呕吐，风热甚也。《医鉴》曰：眩晕者，痰因火动也。无痰不能作眩，虽因风者，亦必有痰。《入门》曰：眩晕皆称为上盛下虚，虚者气与血，实者痰涎风火。《正传》曰：眩晕者，中风之渐也。据此，则目眩有因热、因痰、因虚、因气、因湿之异，其原因绝非一肝字足以了之。古所谓肝者，当以风气通于肝而属之，作风邪解为是。况肝只表明病之场所，不能直指为病之原因，此理亦须明了。

二、诸寒收引皆属于肾

寒，寒病也，收拘也、敛也，引相牵也。谓凡一切寒病筋脉拘牵皆属于肾脏也。寒病之来，多属外感，如寒疟、寒痹、寒霍乱之类皆是。但亦有因五脏阳衰而起者，此伤寒寒中之所由别也。既有内外之分，即不当统归于肾。不当统归而曰皆属于肾者，以寒气通于肾，正由诸风之属于肝也。

收引为筋病，筋者束骨而利机关，全赖血气之营养，寒则血气阻冱，失其柔和，而屈伸不利，古责之寒。《内经》

所谓血气者喜温而恶寒，寒则涩而不能流，温则消而去之是也。为亦有因于燥热，气血耗涸而致者。《内经》曰：肝气热则筋膜干，筋膜干则筋急而挛，此丹溪以四物汤治筋急，《本事方》以养血地黄汤治筋急之本也。若《内经》又曰，湿热不攘，大筋软短，小筋驰长，软短为拘，驰长为痿，则湿热更能发病。因此，余疑收引之引字，或不作相牵解，径纵缓解，故《尔雅》释诂训为长字，或收而拘，或引而长，总指屈伸不便也。惟此处以寒立论，仍以相牵之义为当，夫肝主筋，收引为筋病，今反不属肝而属肾，知肝肾为风寒之互词，益显已。

三、诸气膹郁皆属于肺

气，气病也。膹，胀满也。郁，结而不舒也。谓凡一切气病胀满郁结皆属肺脏也。肺主气，气失肃降，肺之病也。故气闭、气逆皆属之。然此仅就标而言，未能探本立论。《内经》曰：怒则气上，此气病之由于肝者。恐则气下，此气病之由于肾者。悲则心系急，肺布叶举，而上焦不通，营卫不散，热气在中，故气消矣。此气病之由于心者，似未可以肺字论定。意者以百病皆生于气，气在身本一，因七情所感，化而为七，而肺主周身之气，遂依五脏六腑咳嗽之总关于肺胃之例而专属之。膹郁为胸部窒塞之候，如《内经》肺痹症，《金匮》胸痹症皆是。但推而广之，则痞气支结、龟胸等症，何莫非膹郁之类。则其原因有因痰、因热之殊，决非专治肺脏所能收效。故《内经》对于郁症曾立五治法。曰木郁达之，火郁发之，土郁夺之，金郁泄之，水郁折之。

郁之为义，可以不待繁引而大白，而五郁之生，又无不与气有关，则肺字指气分言，又彰彰矣。

四、诸湿肿满皆属于脾

湿，湿病也。肿，肤肉浮满也。满，充盈也。谓凡一切湿病浮肿充满皆属脾脏也。湿病详见《金匮·痉湿暍篇》。其言曰：湿家之为病，一身尽疼，发热，身色如熏黄也。又曰：湿家身疼痛。夫湿为重浊之邪，有从外感者，又从内生者，山岚瘴气，天雨湿蒸，远行涉水，久卧湿地，及穿汗衣湿衫，致湿气侵入肌肤，此外感不干脾也。膏粱之人，或食生冷瓜果，甜腻之品过度，致脾阳不运而化湿者，此内生而属于脾者也。然其甚者，外感之湿，每渐入于脏腑，内生之湿，每渐传于经络，非谓与脾绝不干系也。

肿除因湿外，有风寒热气诸因，惟要以水湿为最多。故《金匮》曰，腰以上肿当发汗，腰以下肿当利小便。张介宾谓，未有不干于脾、肺、肾三脏者，其意以脾主运化精微，肺主气行治节，肾主五液行水。凡五气所化之液，悉属于肾，五液所行之气，悉属于肺，输转二脏，利水养肺，稀属于脾，论殊精当，且与经旨亦相吻合。满病亦归于脾，谓由脾气虚及气郁不能运行，心下痞塞填满，终由中气不足也。陶节庵则曰，胸满多带表证，胁满多带半表半里，以邪自表传里，必先胸肋以至心腹入胃也。更考《内经》太阴所至为中满，岁土太过，发为中满，则满自属于脾为多，惟有内外湿之分耳。然此脾字，终当作湿字活看。

五、诸热瞀瘛皆属于火

热，热病也。瞀，心中闷乱也。瘛，筋脉拘急也。谓凡一切热病、昏闷、筋急皆属火邪。《内经》曰，在天为热，在地为火，热属无行，火属有形，两者相通，此惟热病属于火邪之所本。考诸热病，如中有消证，胃火胜也。热泄证，小肠火盛也。热淋证，心肺火盛，不能滋其化源也。热霍乱证，脾胃火旺，传化失其常度也。果未有不根于火者，惟假热证在例外，得以此为准则耳。

瞀亦每属于火，考《尊生书》烦躁心经热，火病也。有内热头痛、气短心闷乱者，宜竹茹汤。有烦热睡卧不宁者，宜远志汤。有心虚烦，宜人参竹叶汤。皆从火字着眼，即《内经》亦曰：夏脉者心也，不及则令人烦心。又曰，肾虚、肝虚，皆令人体重烦冤，盖阴虚则热生也。

瘛之发病，《内经》曰：心脉满大，痫瘛筋挛。瘛疭又曰：火郁之发，民病呕吐。又曰：少阳司天，客胜则为瘛疭，皆责诸火热。惟肝脉、心脉、脾脉急者，亦主瘛疭。则以火热之病瘛，在血液受伤，而寒邪之至，能使气血凝泣，其主要在血液二字也，是则病可云血液病，较为妥协矣。若《原病式》则完全则之火。其言曰，热胜风搏，并于经络，风主动而不宁，风火相乘，是以热瞀瘛生，治宜去风涤热之剂折其火，若妄加灼艾，或饮以发表，则死不旋踵云。

六、诸痛痒疮皆属于心

疮，外疡也。谓凡一切痛痒疮疡皆属心脏也。夫痛病多矣，即举《内经》而论，如头痛数岁不已，当有所犯大寒，内至骨髓，髓者以脑为主，脑逆故令头痛。又肝病者两胁下痛引少腹，又巨阳虚则头项腰背痛，惟关于心者甚鲜，有之惟邪在心则心痛，又手少阴之脉动则病嗌干心痛数条而已。

因少数之心痛，而将一切痛病皆属于心，疏陋实甚。意者以心属火，所谓皆属心者，指属于火而言。然考《内经》一般痛病，如寒气客于脉外则脉寒，脉寒则缩蜷，缩蜷则脉绌急，脉绌急则外引小络，故卒然而痛。寒气客于经脉之中，与炅气相薄，则脉满，满则痛不可按也。寒气客于肠胃之间，膜原之下，血不得散，小络急引，故痛。若此者凡十二条，责诸热者，只小肠痛一条，但小肠痛不尽因热，如寒气客于小肠，小肠不得成聚，故泄腹痛是也。于此可见痛病之属寒者多，即以心字作火字解，亦多未妥也。

痒证极鲜，惟痒风属之。由于卫气素虚，腠理不固，风邪易入，浮游于皮肤之间。故《内经》云，虚邪搏于皮肤之间，其气外发，腠理开，毫毛淫气往来，行则为痒。《伤寒论》云，风气相搏，必成瘾疹，身体为痒。痒者名泄风，脉迟为无阳，不能作汗，其身必痒。是痒以风邪皮肤病为多，而不干于心，亦不干于火也。惟《周礼》云，夏时有痒疥疾，则因疥疮而作痒，以火热郁发，不能疏泄而致之。疮为疡疮之简称，一切痈疽皆属之，均由气血阻滞而起。《内经》所谓夫血脉营卫，周流不休，上应星宿，下应经数，寒邪客于经络之中，则血泣，血泣则不通。不通则卫气归之，不得复反，故痈肿。然既属于心，此复归诸寒邪，未免抵悟。总之疡疮种类繁多，寒热杂见，决非只字所能尽。善乎薛立斋之言曰：当别其属阴属阳，或半阴半阳而治之。若泥于肿疡，禁用辛热之说，不分受证之因，变证莫能枚举，盖深有恶于属心之流毒也。

七、诸厥固泄皆属于下

厥，手指清冷也。固，禁固，谓便结也。泄与固反，谓便不禁也。谓凡一切厥冷、大小二便闭结、遗泄皆属下焦也。厥有寒热之分。《内经》云，阳气衰于下，则为寒厥，阴气衰于下，则为热厥，但未有不根于下者，惟此下字，究指何物而言，则更考诸《内经》。足之三阳起于足五指之表，三阴起于足五指之里，故阳气盛则足下热，阴气盛则五指至膝上寒，是所谓下者，乃浑指三阴三阳而言，亦既为此处皆属于下之所本。张景岳直释下为肾气，亦得。至《内经》所论厥病不一，如阳气者烦劳则张，精绝，辟积于夏，使人煎厥。又阳气者，大怒则形气绝而血菀于上，使人薄厥等皆是。惟煎厥、薄厥等，着意在煎字、薄字，厥字不过表明其病由气厥于中，与此处不可并列而言也。

固为二便不通。大便不通，有因胃实者，有因血虚者，有因热秘者，有因冷结者，有因风秘者，有因津液亡失者，原因复杂，岂一下子所能赅尽。至若小便不通，有因肾水燥热者，有因气滞不利者，有因小肠热者，有因肺气闭者，亦岂一下字所能赅。后人因念肾开窍于二阴，遂以下为肾之代名词，其理论上信有可取，而事实上则破坏不完矣。泄与固对待，谓二便不固也。但考大便不固之原因，《内经》云，春伤于风，夏生飧泄，又暴注下迫，皆属于热。又诸病水液，澄澈清冷，皆属于寒。又清气在下，则生飧泄。又湿胜则濡泄。此可见诸邪皆能发病也。再考《难经》云，胃泄者食不化色黄，脾泄者腹胀满肢体重着，中脘有妨，面色萎黄，泄注食即呕逆。大肠泄者，食已窘迫，大便色白，肠鸣切痛。小肠泄者，泄而便脓血，小腹痛。此可见诸脏腑皆能发病也。小便不固，考《尊生书》云，肺虚不能为气化之主，故溺不禁。又肝肾二经病，则气血失常，莫能约束水道之窍，固遗溺不止。又小肠主传送，故其气虚亦患遗溺。又膀胱水泉所藏，虚则不能收摄而溺自遗。又老人淋漓不禁，多由于虚寒而间亦有热。妊娠尿出不知，或由脬热，或脾肺气虚，据此则诸经诸邪亦皆能致。正与大便不固之不得统属于下可知。故疑其所谓下，乃统指下焦也。

八、诸痿喘呕皆属于上

痿，肺痿也。喘，息促也。谓凡一切肺痿喘息呕吐皆属于上焦也。《金匮》云，肺痿有吐涎沫而咳者，有吐涎沫而不咳者，其人不渴，必遗尿小便数，所以然者，以上虚不能制下故也。此为肺中冷，必眩，多吐涎，宜温之。夫肺位至高，此所以曰属于上也。张景岳守《内经》肺热叶焦，发为痿躄一语，而指为足痿证候，实与下文喘呕不相连属，非也。

喘亦肺脏病。《内经》云，阴争于内，阳扰于外，魄汗未藏，四逆而起，起则熏肺，使人喘鸣，可证也。但又言夜行则喘出于肾，有所堕恐，喘出于肝，有所惊恐，喘出于肺，度水跌仆，喘出于肾与骨，则五脏亦皆有之。特未有不关于肺脏者耳。呕之为病，则有数类。《内经》云，太阴所谓食则呕者，物盛满而上溢，故呕也。又云：足厥阴肝所生病者，胸满呕逆。《金匮》云，呕而发热者，小柴胡汤主之。又云呕而胸满者，吴茱萸汤主之。然归纳之不外脾胃为主，肝胆为辅。故李东垣主重脾虚，而沈金鳌注意胃逆也。惟脾胃为中焦，与肺何涉，而亦曰属上。则吾人于此一点，可以证明上条皆属于下，非专指肾脏病。盖上条与此条互相对待，意谓诸厥固泄，皆中下病，故曰属下。诸痿喘呕，皆上中病，故曰属上。自后世以下归肾，上归肺，而支离牵强，经旨全失，此不善读者之过也。

九、诸禁鼓栗如丧神守皆属于火

禁，当作噤，牙关拘紧也。鼓，鼓颔也。栗，战栗也。如丧神守，不能自主也。谓凡一切口噤、鼓颔、战栗而不能自制皆属于火也。噤之原因，一由于风寒之袭入而筋挛脉急。一由于风热之内煽而筋脉躁急。鼓栗之原因，每由阳虚内寒，《内经》所谓阳并于阴则阴实而阳虚，阳明虚则寒栗鼓颔也。但执此而论，则皆属于火，宁非皆属于寒之误。不知此正《内经》之精细处也。盖阳虚而寒，但畏寒而不发鼓栗纵有之，亦少数。若寒而鼓栗，往往火郁之候，火为邪郁，不得发越，则抗拒而生鼓栗。证之《内经》云，阳明所谓洒洒振寒者，阳明者午也，五月盛阳之阴也，阳盛而阴气加之，故洒洒振寒也。又曰，厥阴在泉，风淫所盛，病洒洒振寒，治以辛凉。又运阳明司天之政，清热治气，持于气交，民病振寒，可以洞晓，得此旨者。

上海秦伯未述　胞弟又安校录

上　分析之研究

（见《中医指导录》1931 年）

35. 内经十二官命名之义

《内经》以人之心、肺、肝、胆、膻中、脾、胃、大肠、小肠、肾、三焦、膀胱诸脏腑，命其名。曰，君主相傅，将军、中正、臣使、仓廪、传道、受承、作强、决渎、州都等十二官。间当推其命名之意焉。君主者，一国之元首也，百僚无不宾服。独之心居膈上，地处清空，秉神明之睿资，司全身之知觉，发命令于百体，营周身之血脉，如君在主之临臣下也。肺笼罩心脏，即如宰辅之左右君主，复司气以助心血之心脏，代心用事。心之知觉，赖其传达于百体，恰如君主之近臣，能体察君心，而为之彼使者。肝者干也，易恐而好干犯也，正如纠纠易恐之武夫，且职司藏血，为君主所倚赖，亦如国之干城，皆赖之于将军也。胆附于肝，中正而立，助肝以疏土，决断以为周，非中正者，其能之乎。水谷入口，胃主受纳，脾阳运化，则浊气归心化血，精气归为气，气血充溢于周身脏腑，百体之营养，皆脾胃生化精微之力也。比之供给食料之仓廪，又奚疑焉。小肠通连胃之下口，仰受由胃而下之水谷，更净析其未尽之精微者，受承之所以得名也。小肠之下，厥为大肠，体为燥金，功昭传道，小肠中之糟粕，由其排泄而出者，其所以为传道之官欤。肾处阴位，藏精而主骨，输精化髓以养骨，则能作强，且水交于火，君主之精明，亦因而不致昏聩。三焦源出命门，周布上下，传谷食之精，而旁达肢体，导水液之质，而下输膀胱，水道通调，绝似地面之江河。膀胱居腹腔之最下为水源之潴处，譬之众流取汇之洲诸，岂不名实相称哉。噫！内经十二官命名之意。真可谓体察入微，而善于状物者矣。

（见《中医杂志》1929 年）

36. 内经之温病观

从最古之《内经》以言温病，其论殊多，而细绎造成温病之原因，不外下列三点：

（1）冬伤于寒，春必病温。

（2）藏于精者，春不病温。

（3）冬不按跷，春不病温。

从三点上，可以归并一句，即温病之成因，在伤寒不藏精按跷。今且讨论此三点是否绝无关系，抑有相通地方。欲明此理，应先看到前人注释，是否合理。

冬不藏精，则阴虚而生内热。

前人对于按跷一层，忽略不解，既不完备，而后人根据此两点，更生一枝节如下：冬伤于寒，冬不藏精，皆属少阴伏气温病。

寒邪能潜伏待时而发，久为读者所怀疑，但温病确有伏气，历见不鲜，因非本文范围，姑从《内经》用意，明白研究，余对于《内经》之个人主张。以为

（1）冬伤寒邪，不免发汗，汗泄则气阴两伤，至春遂易感风热而成温。

（2）冬日闭藏，不当疏泄，否则精气不固，至春亦易感风热而成温。

（3）按跷所以助热，阳扰不密，至春亦易感风热而成温。

据此，则《内经》用意，原是一贯，可以简单言之，温病之成，在冬日精气耗散，再以《内经》原文，图解明之。

温病

病——冬伤于寒（精气疏泄）

主因（精气）

藏于精者

不病——（精气固藏）

冬不按跷

何以论温病而必归精气。

（1）《内经》言冬三月谓之闭藏，今温病皆由不闭藏而病。

（2）按跷的下文，便是夏暑汗不出，秋成风疟，盖当汗不汗，不当汗而汗，两相对照。

再考前人之失

（1）惑于温病为冬寒所传变。

（2）惑于精气之精字，作肾藏精之精字解。（按：肾藏精之精字实亦不作精丝之精字，解再俟讨论。）

能明此层，即知温病初起，亦太阳病之一。故《伤寒论》太阳篇，有太阳病发热恶寒而渴者，名曰温病。

或曰冬伤于寒之伤字，正如孟子死伤勇。予伤寒之伤，当作太过解。冬三月天气过寒，来春必是暴热。人在气交之中，感成温病。至藏于精者之精字，乃指大气言，如恒旸不息，冬无冰，桃李反华之类。人当其时，疏泄过甚，至春阳气发生，津液不足，遂生内热，非干肾藏之精也。其言虽免太玄，较之泥于少阴者，觉高一筹。

至此我得反复申明之，大抵人之所以不病，赖有抵抗力，此抵抗力之来，即在能藏精。所以阳复之时，盎然有生气，即此所藏之精为之，是为生理之形能上事。故冬不藏精，即冬时无抵抗力，而寒胜太过，至春无以应发扬之气候，则生理能力支绌矣，故抵抗力薄弱，亦可谓内部有弱点，惟其内部有弱点，于是外邪得以乘入，所以同是溽暑，同是冱寒，有病有不病，即根据内部有弱点无弱点。然则温病本一热病，外不能抵御，内不能抑遏，其有不燎原者乎。

秦伯未　讲　章鹤年　记

（见《中医世界》1935 年）

37.《内经知要》概说

引　言

《内经》是秦汉时代的医者总结前人经验、并结合当时时代文化、综合性的加以理论化系统化起来的中国第一部医书。它保留了我国古代医疗技术的全貌，记载着生理解剖和诊断学，指出药物、针灸和按摩等治法及其适应症，附带说明了营养和摄生的关系和重要性，并反映了劳动人民对疾病作斗争中的预防思想。

《内经》称作中医经典著作，还有如下几个原因：

一、《内经》具有完整的学术思想体系，主要从整体观点出发，掌握了相对与统一的自然规律，成为祖国医学理论的核心；

二、《内经》的理论既然由前人的实践经验中产生，后人又把《内经》的理论用到实践中去指导实践，经过反复的证明，形成中医临床的指南；

三、所有中医书籍包括药物在内，都以《内经》理论作为推阐和创造的依据，从而逐渐滋长发展，使中国医学的内容愈加丰富。

因此，通过学习《内经》以后，可以了解《内经》是中国医学的理论基础，它是有系统的、合乎辩证唯物观点的；也是理论与实践的结合，含有指导性和启发性的。通过了《内经》的学习，还可以正确的认识祖国医学在长期保健事业中所起的巨大作用，认识到中国医学的发展过程和对世界医学的影响。并且不难理解，只有学习了《内经》，才能顺流而下的更容易钻研其他中医书籍，达到全盘接受的目的。

然而《内经》毕竟是两千年前的古老著作，它存在的系统是粗糙的，理论是不完备的，所说辩证唯物观点也是自发的极为素朴的。不仅从现代医学来看十分陈旧，就是从中医的历史发展来看，也没有一直停留在《内经》这阶段，

《内经》仅仅是中医的门径。问题就在如何通过这门径来窥视更渊博、更广阔的中医成就，进一步用科学的方法加以整理、提高它。党和政府号召西医学习中医，指定《内经》为必修课程之一，并选择了“内经知要”作为第一门课目的入门书，这是完全正确的，也正是继承祖国医学遗产的关键所在。

本人对于《内经》荒疏已久，但抱着温故知新的态度，并且认为有责任来帮助同道们共同学习，因把我个人复习“内经知要”后的一些体会写供参考。为了便于理解《内经》的基本理论和精神实质，拟分三个方面：首先，《内经》从自然界客观存在现象的感性认识，用来解释复杂的人体生活现象，并在治病经验基础上求出共同的纲领，这是纵的方面；其次，《内经》根据这纲领倾向多方面推进，建立起各个基础医学的科目，这是横的方面；接着把这些成果综合地应用在内、外、针灸各科，基本上完成了完整的中国医学，那是最后的一方面了。现在列表如下，当作本文的目次，是否有当，请予指正！

	（横的方面）	
	生理解剖	
（纵的方面）	病　理	（综合应用方面）
四　六　五　邪　阴	诊　断	
时　气　行　正　阳	治　法	内、外、针灸各科
	方　剂	
	营　养	
	摄　生	

上篇　纵的方面

一、四时

一般现象，以自然界的变化最为明显。《内经》的学术思想，最初即以自然界为研究对象，客观地认识到天地间一切事物的变化，多由春、夏、秋、冬四个季节转移往复所产生，故首先指出："春三月此谓发陈，夏三月此谓蕃秀，秋三月此谓容平（从容平定的意思），冬三月此谓闭藏"。又指出："春、万物之所以始生也，夏、万物之所以盛长也，秋、万物之所以收成也，冬、万物之所合藏也"。因而把生、长、收、藏四字认作四时变化的规律，就用来代表了四时。由于生长属于进行性的，收藏属于退行性的，再把春夏为阳，秋冬为阴，划分两个界限，说明四时是发展和毁灭的两个过程，人类以及宇宙间万物的生存和死亡都受这环境的支配。故说："夫四时阴阳者，万物之根本也，所以圣人春夏养阳，秋冬养阴，以从其根。故与万物浮沉于生长之门，逆其根则伐其本，坏其真（真元、即元气）矣"（四气调神大论）。

《内经》从原始的唯物辩证观点出发，还把四时缩小作一天看待，在顺气篇里认为早上是春，日中是夏，傍晚是秋，夜半是冬，不但平日起居方面应该随着调节，就是一般疾病的早上清朗，日中平静，向晚增加，到夜间往往转剧的原因，都是受它影响。推而广之，又把人生的过程看作四时的扩大，认为人生由生、长、衰退以至老死，相等于春生、夏长、秋收、冬藏。所以《上古天真论》里说："女子七岁，肾气盛，齿更发长，二七而天癸至，任脉通，太冲脉盛，月事以时下，故有子。”又：“丈夫八岁，肾气实，齿更发长，二八肾气盛，天癸至，精气溢泻，阴阳和，故能有子。”这是第一期，象征着春合生发；“三七肾气平均，故真牙生而长极，四七筋骨坚，发长极，身体盛壮。”又：“三八肾气平均，筋骨劲强，故真牙生而长极，四八筋骨隆盛，肌肉满壮。”这是第二期，象征着夏合长盛；“五七阳明脉衰，面始焦（憔悴），发始堕，六七三阳脉衰于上，面皆焦，发始白。”又：“五八肾气衰，发堕齿槁，六八阳气衰竭于上，面焦，发鬓变白。”这是第三期，象征着秋天收敛；“七七任脉虚，太冲脉衰少，天癸竭，地道不通，故形坏而无子。”又：“七八肝气衰，筋不能动，天癸竭，精少，肾脏衰，形体皆极，八八则齿发去。”这无疑是第四期，象征着冬令闭藏了。《内经》重视这生、长、衰、老的过程，极力劝人保养，故说：“能知七损八益，则二者可调，不知用此，则蚤（同早）衰之节也”。意思是女子的月事当损而不宜停滞，男子的精气当益而不宜亏耗，如果相反，不是病症，便是衰象。特别中年以后，人身的物质逐渐薄弱，尤当戒备，故接着又说：“年四十而阴气生半也，起居衰矣，年五十，体重、耳目不聪明矣，年六十，阴痿、气大衰，九窍不利，下虚上实，涕泣俱出矣，故曰，知之则强，不知则老”。

《内经》从自然界联系到人体，企图借用自然界的现象来推论人体生理的形态与机转，就看作人体是一个小天地。

二、六气

《内经》观察四时生长收藏的所以然，由于四时不同气候所招致，因概括地定出寒、暑、燥、湿、风、火，作为气候的因素。这六种因素本是正常的，故称六气。但在某一时期或某种程度上发生异常情况，便叫六淫，也就所谓邪气。它主要是对四时气候看到善良的一面，以为有利于人体生理改善和调整的功能，也看到伤害的一面，可使人体机能失去调节而造成疾病。故说："夫百病之生也，皆生于风、寒、暑、湿、燥、火，以之化之变也"（至真要大论）。古时指万物的生长称作化，衰竭称作变，便是包涵好和坏的两面，后来《金匮要略》上说："风气虽能生万物，亦能害万物，如水能浮舟，亦能覆舟，"同一意义。

六淫的发病，《内经》指出了如下的一般症状："风胜则动（如晕眩、抽搐之类），热胜则肿（如瘾肿），燥胜则干（如口渴），寒胜则浮（如水肿），湿胜则泻濡（即水泻）。"（阴阳应象大论）又指出："因于寒，体若燔炭（形容高烧），汗出而散；因于暑，汗，烦则喘喝，静则多言；因于湿，首如裹（形容头疼），湿热不攘，大筋软短，小筋弛长，软短为拘，驰长为痿（此指湿不解而与热结合的变症）；因于气（指风）为肿，四维（即四肢）相代（即偏废），阳气乃竭"。（按：本节原文拟变动如下："是故阳因而上卫外者也，欲如运枢，起居如惊，神气乃浮。因于寒，体若燔炭，汗出而散，因于暑……"说明阳气的运行全身具有抵抗能力，如果起居失常，会使精神耗散，从而寒暑等外邪侵入，发生种种病变。是否合适，提供讨论）。六淫的性质究竟是什么？简单地说，空气的流动，温度的升降和湿度的浓厚稀薄失其常规，仍然离不了四时阴阳的范畴。然而六淫的发病并不简单，而且很少单纯的，或风与寒混合，或暑与湿混合，也有风寒与湿三者混合的，因此症状随着复杂。《内经》还把内因疾患有与六淫关联的一并附入，如："汗出见湿，乃生痤（热疖）痱；劳汗当风，寒薄（音博，迫也）为皶（粉刺），郁乃痤；开阖不得，寒气从之，乃生大偻（佝偻）；魄汗未尽，形弱而气烁，穴俞已闭，发为风疟"。也有某些疾患，认为是六淫潜伏所引起的，如："春伤于风，邪气留连，乃为洞泄；夏伤于暑，秋为痎疟；秋伤于湿，上逆而咳，发为痿厥；冬伤于寒，春必病温"。这样就使六淫疾病越加复杂了。

三、五行

金、木、水、火、土，称作五行，最初见于洪范，是人类生活的一切物质资料的总称。《大禹·谟上》说："政在养民，水、火、金、木、土谷惟修。"《左传》上也说："天生五材，民并用之。"这是原初的所谓五行。依据《内经》所指出的："天有四时、五行，以生、长、收、藏，以生寒、暑、燥、湿、风。"（阴阳应象大论）是五行仅仅代表寒暑燥湿风五气的性格。由于寒暑燥湿风五气流行四时，有平的，有太过的，有不及的，故《内经》又指出："平气何如而名？木曰敷和，火曰升明，土曰备化，金曰审平，水曰静顺；其不及，木曰委和，火曰伏明，土曰卑监，金曰从革，水曰涸流；其太过，木曰发生，火曰赫曦，土曰敦阜，金曰坚成，水曰流衍"（五常政大论）。很明显，五行是指五气的流行情况，故《内经》对五行多用于运气方面，把金木水火土仅作为五种物质基础而已。运气是前人对于四时气候的正常和强弱影响于疾病流行的一种估计方法，《内经》所说："病之生变何如？气相得则微（指轻病），不相得则甚（指重病）。”又：“气有余则制己所胜在侮所不胜，其不及，则己所不胜，侮而乘之，己所胜，轻而侮之，侮反受邪，侮而受邪，寡于畏也”，都指运气言的。并指示了从正常的制约关系，观察其有余（强）和不及（弱）所引起的一般变化，图解如次

（正常的制约）

丙→甲→乙

胜不所　所胜

（有余的变化）

丙←甲→乙

胜不所侮　制己所胜

（不及的变化）

丙→甲←乙

侮而乘之　之侮而轻

在这里意味着《内经》所说五行，有异于洪范时代所说的五行，并与后代阴阳家的解释也有相当距离。《内经》的五行从四时、六气一贯而来，所以五运有胜负，四时也有胜负。“金匮真言论”上说：“春胜长夏，长夏胜冬，冬胜夏，夏胜秋，秋胜春，所谓四时之胜也。”凡是四时顺行的是生，相间的是胜，胜负的发生，为了违反气候嬗递的自然规律，便造成四时脱节现象而失其相互制约关系。

至于《内经》有“东方生风，风生木；南方生热，热生火；中央生湿，湿生土；西方生燥，燥生金；北方生寒，寒生水”。这里所说的生，含有联系意义，与“其类草木，其类火，其类土，其类金，其类水”同一意思。因此牵涉面极为广泛，几乎把自然界零星散乱的事物一一关联起来，

这是一种基于事物现象的逻辑，对五行胜负截然两事，可从下表看到：

方位	时气	物质	动物	植物	色	音	气	味	内脏	组织	七窍	志	声	病征
东	风	木	鸡	麦	苍	角	臊	酸	肝	筋	目	怒	呼	握
南	热	火	羊	黍	赤	徵	焦	苦	心	脉	耳	喜	笑	忧
中	湿	土	牛	稷	黄	宫	香	甘	脾	肉	舌	思	歌	哕
西	燥	金	马	稻	白	商	腥	辛	肺	皮毛	鼻	忧	哭	咳
北	寒	水	彘	豆	黑	羽	腐	咸	肾	骨髓	二阴	恐	呻	栗

如上所述，《内经》所说的五行，与四时气候有密切结合，《类经》所谓“质具于地，气行于天。”如果离开时气来讲，特别是强调生克来解释一切问题，会失去《内经》本意的。

四、邪正

四时气候的变化，有正常和不正常的区别，正常的称作正气，不正常的称作邪气。《内经》对此，有明确地指出：“气者，有真气，有正气，有邪气。真气者所受于天（先天）与谷气（指营养，即后天）并而充身者也；正气者正风也，从一方来，非实风亦非虚风也；邪气者虚风之贼伤人者也，其中（去声）人也深，不能自去”（刺节真邪论）。这说明了人体的元气亦即精气，是为真气，四时正常的气候，是为正气，正气太过，是为实风（前人以风为百病之长，故风字包括六气而言），不正常的气候，是为邪气，也叫虚风（虚指非其时而有其气，没有它的地位的）。人体不能适应外界的气候，都会感染成病，但因有实风，有虚邪，故伤害有轻重。《内经》在“刺节真邪论”里也有明白的指出：“虚邪之中人也，洒淅动形（凛然貌）；正邪（指实风）

之中人也微，先见于色（指不快感），不知于身，若有若无，若亡若存，有形无形，莫知其情。”《内经》还进一步结合真气来说明感染的不同情况，如“风雨寒热，不得虚邪不能独伤人，卒（同猝）然逢急风暴雨而不病者，盖无虚（指不属于虚邪一类），故邪不能独伤人也；必因虚邪之风，与其身形，两虚相合（指虚邪与虚体相结合），乃客其形；两实相逢（指实风与实体相遇），众人肉坚（即不受伤害的意思）”（百病始生篇）。意思是气候的变化，不是一般都会害病的，主要观察其是否虚邪和是否真气不足，故“邪之所凑，其气（真气）必虚”，成为《内经》的名言。北京医学院张曙昌同志曾作解说：“邪是致病的原因，正是抵抗疾病的生理措施，概括了科学疾病概念的几种最重要的特征：第一，把疾病看成是有其发生、发展规律的一个动的过程；第二，它说明了疾病不仅包含了病因一方的力量，也估计到抵抗疾病的生理措施一方的力量，而疾病则是这两方面力量矛盾斗争的表现；第三，生理措施的力量大于病因，可以驱逐疾病，如果小于病因的力量，就会引起机能的障碍和组织的破坏，以至于引起死亡；第四，启示了正是有益于机体的，应该加强其作用，同时还要预防邪的侵入，注意机体同环境、气候相互关系的变化”（见北京日报）。本人认为发挥《内经》的思想，说得非常透彻（按：张同志所说的正气即真气，原因是后来医书上多把正气用代真气，于是一般把正气和邪气当为体内、体外两个对立的名词。虽然与《内经》本意相差甚远，但沿用已成习惯，极难纠正，除参考较古书籍时应加分辨外，本文以后在某些地方也拟把真气写作正气，取其通俗）。

五、阴阳

阴阳是我国古代学术界的一种哲学学说，用来说明宇宙间一切事物的相对和统一现象。这种学说肇始于《易经》，影响到各个学科，医学也不例外，《内经》引用阴阳这名词来解释医学上的一切问题，并且总结一切问题，成为《内经》全书的纲领。

《内经》对于阴阳的使用：一、观察部位，从“积阳为天，积阴为地”，联系到人体是“清阳出上窍，浊阴出下窍，清阳发腠理，浊阴走五脏，清阳实四肢，浊阴归六腑”。二、观察本质，从“水为阴，火为阳”和“阳化气，阴成形”，联系到外邪是“寒伤形，热寒气，气伤痛，形伤肿”。三、观察变化，从“寒极生热，热极生寒”联系到病理是“重寒则热，重热则寒”。四、观察相反相成的作用，从“清阳为天，浊阴为地，地气上为云，天气下为雨”，联系到生理是“阳为气，阴为味，味归形，形归气，气归精，精归化；精食气（食了气而生的意思），形食味（食了味而生的），化生精，气生形”。《内经》又依据各方面的观察，概要的指出一切事物是“阴静阳躁（即动）”。四时的嬗递，只是“阳生阴长，阳杀阴藏”。疾病的产生，也不外阴阳混乱的反映，故升降失常，便如“清气在下，则生飧泄（消化不良的腹泻），浊气在上，则生䐜胀（胸闷痞结）”，或强弱不平衡，便为“阴胜则阳病，阳胜则阴病，阳胜则热，阴胜则寒”。《内经》将阴阳来分类、推演，又用它来统辖、归纳，广泛地运用于医学方面，所以它的印象是：“阴阳者，天地之道，万物之纲纪，变化之父母，生杀之本始，神明（变化莫测的意思）之府也”。

阴阳既然至大无外，也是至小无内。故《内经》把阴和阳的每一方面又分出阴阳，产生了阴中之阴，阴中之阳，阳中之阳，阳中之阴等说法。例如昼夜上指出：“平旦至日中，天之阳，阳中之阳也，日中至黄昏，天之阳，阳中之阴也，合夜至鸡鸣，天之阴，阴中之阴也，鸡鸣至平旦，天之阴，阴中之阳也”。在生理上指出：“背为阳，阳中之阳心也，背为阳，阳中之阴肺也，腹为阴，阴中之阴肾也，腹为阴，阴中之阳肝也，腹为阴，阴中之至阴脾也”。又在药物方面指出：“味厚者为阴，薄为阴之阳，气厚者为阳，薄为阳之阴，味厚则泄，薄则通，气薄则发泄，厚则发热”。这些分析，对于目前不明原因的病症及类似的药物功能，都依靠它解决了某些临床上的问题。

阴阳是相对的，不是绝对的，是相互依赖和制约的，并不是分离的孤立的。《内经》在这原则性上又提出了极其重要的平衡观点，认为机体各系统、器官间能保持平衡，就能适应外在环境；倘然失去机体的平衡，就是引起内在的紊乱，疾病和死亡的原因都系于此。故说：“凡阴阳之要，阳密乃固，两者不和，若春无秋，若冬无夏，因而和之，是为圣度（圣人的法度）。故阳强不能密，阴气乃绝，阴平阳秘，精神乃治”。必须说明，阴阳学说出于《周易》，《周易》是贵阳而贱阴的，在《内经》却并不分出轩轾，故又说：“阴精所奉其人寿，阳精所降其人夭”。这是《内经》对于阴阳理论的总结。因此，不论生理、病理、诊断、治法、方药……。都把对立和统一来解释，例如：脏——腑，气——血，营——卫，经——络，腹——背，表——里，虚——实，寒——热，泽——夭，浮——沉，大——小，滑——涩，补——泻，迎——随，奇——偶，缓——急，气——味，主要是从发现了现象之对立的矛盾性，企图从矛盾之对立性中去解决平衡。所以阴阳这名词，外表是抽象的，近乎唯心的，实际上有其一定的客观事实现象作为立论的基础，《内经》运用这一个辩证唯物的观点，就成为中国医学的理论体系。（未完）

38.“内经知要”概说（续上期）

中篇　横的方面

一、生理解剖

《内经》在生理上认为人体的任何部门都是有机的联系，不主张把它分裂和孤立起来。首先指出：“心者君主之官，肺者相（宰相的相）傅之官，胆者中正之官，膻中（即心包）者臣使之官，脾胃者仓廪之官（别处把脾分出，作谏议之官），大肠者传道（同导）之官，小肠者受盛（平声，作承受解）之官，肾者作强之官，三焦者决渎之官，膀胱者州都之官，凡此十二官者，不得相失也”。其次，指出：“肺合大肠，心合小肠，肝合胆，脾合胃，肾合膀胱”。又指出：“心者其华在面，其充在血脉，肺者其华在毛，其充在皮，肾者其华在发，其充在骨，肝者其华在爪，其充在筋，脾者其华在唇四白，其充在肌。（按：本文疑有错误，应改为“脾者仓廪之本，营之居也，其华在唇四白，其充在肌，其味甘，其色黄，通于土气。胃、大肠、小肠、三焦、膀胱者，名曰器，能化糟粕转味而入出者也”是否有当，留待讨论）。从这些方面可以看到：第一，《内经》假借行政组织来说明人体内脏是一座完整的机构，不可能分散的，如果有一部分脱节，会使全部机能削弱其作用；第二，从内脏中提出更密切的部门成为各个系统，说明人体生理是在分工不分家的情况下进行的；第三，人体各器官都由内脏来管辖，内脏起着全身的领导作用，这样对体内和体表取得了统一性。这些观点，都从实践经验上积累起来，为整体疗法打下基础。

关于内脏的功能，《内经》所指出的，如：“神明出焉，治节出焉，谋虑出焉，决断出焉，五味出焉（别处分析脾为知周出焉），变化出焉，化物出焉，伎（通技）巧出焉，水道出焉，津液藏焉（按：有人认为，本文三焦与膀胱，似当对调，改为‘膀胱者州都之官，水道出焉，三焦者决渎之官，津液藏焉，气化则能出矣，’提供讨论）”（29 页）这仅从内脏功能的具体表现作为一个提纲，《内经》的重要精神，认为人体各器官的活动以及言语、思想，应有一种高级的东西在统率，这种高级的东西与生俱来，不是肉眼所能看到的，因此假设为神。所说：“生之来谓之精，两精两搏谓之神，随神往来者谓之魂，并精而出入者谓之魄，所以任物者谓之心，心有所忆谓之意，意之所存谓之志，因志而存变谓之思，因思而远慕谓之虑，因虑而处物谓之智”。名词虽无这么多，都是推想出来的代名词，实际上只有一个。《难经》是解释《内经》的，曾经指出：“脏者人之神气所舍藏也，故肝藏魂，肺藏魄，心藏神，脾藏意与智，肾藏精与志。”那么，魂魄意志等名词所以表达某一内脏微妙的生理机能。故又有：“心怵惕思虑则伤神，脾忧愁而不解则伤意，肝悲哀动中则伤魂，肺喜乐无极则伤魄，肾盛怒不止则伤志，恐惧而不解则伤精”等说法。《内经》虽然把神明属于心，但亦注意于脑，如说：“脑为髓之海，髓海有余则轻劲多力，自过其度，髓海不足则脑转、耳鸣、胫酸、眩冒、目无所见，懈怠安卧”（海论），倘然把现代大脑皮质的作用来引证，也描写得非常切实。

前人所以有这样成就，自有其一定基础的，《内经》曾提及：“八尺之士，皮肉有此，外可度量切循而得之，其死可解剖而视之”（经水篇）。并在“骨度篇”、“经筋篇”、“脉度篇”、“本脏篇”、“胃肠篇”和“平人绝谷篇”内可以看到前人对于生理解剖的确下过一番切实功夫。华南医学院梁佰强教授曾将《内经》所载消化道长度做出今昔的对比，据其结论，《内经》：“食道长度1尺6寸，小肠、回肠和广肠共长5丈6尺8寸”，近代人体解剖图食道长25厘米，小肠和结肠共长925厘米，依照比例计算，“内经”为16∶568=1∶36，近代为25∶925=1∶37，可称几乎相等，证明古代的量出是很准确的（见健康报）。湖南李聪甫中医师也曾把《内经》“食气入胃”一节加以今释，大致说，饮食入胃，经胃消化液和胃壁摩擦运动，将食物磨溶送达小肠，经胆汁、胰液、肠液等分泌合而消化，其营养分被肠管吸收送入血液内，由于血行，将营养分的精华散入肝脏，经过肝脏的选择，不需要送入心脏的营养物质，就随着血流由微血管浸淫于筋肉组织中以资营养，即所谓“散精于肝，淫气于筋”；但心脏所需的物质，除经肝脏选择输送外，而脂肪则被肠绒毛内乳糜管吸收之后，经肠间膜的淋巴管流入胸管，混入血液而流注心脏，此时液体黏稠，受心脏的压力注于主动脉，故称“浊气归心，淫精于脉”；由主动脉分布到各经，经指各部的动脉血管，由血管与组织内行气体交换作用，变动脉血为静脉血，还入心脏，并经肺动脉而归肺脏，以营吸氧排碳的任务，即是“脉气流经，经气归于肺，肺朝百脉”的意思；皮肤是调节体温的器官，能储藏水分和排泄水分，由血循环使皮肤充实，毛发润泽，同时动脉血带养料到表层，由静脉血把废料带回，那就是所说“输精于皮毛，毛脉合精，行气于腑”了（见新中医药杂志）。我引梁、李两同志的研究，并非强调祖国医学可与现代医学并驾齐驱，而是说明《内经》上有很多记载是有它可靠的生理解剖基本知识作为基础，再在实践中寻求其自然规律，用一种推理方法来解释复杂无比的人体生活现象。既然长远地应用在临床方面，正有不少行之有效而难于理解的地方，等待进一步的科学的整理和提高。

经络在现代生理解剖学上也是很难解答的问题之一，但在中医诊疗上占着重要位置，主要是把人体划分为若干区域，建立起体表联络内脏的表里关系，其特点是以许多穴位连接成线，故在刺激某一穴位时，能引起同一在线放散性的异常感应。全身分十二正经和奇经八脉两类，正经是认为气血运行的正路，奇经是气血过多时的活动方向，《难经》借沟渠来解释：“圣人图设沟渠，通利水道，以备不然，天雨下降，沟渠溢满，当此之时，雾霈妄行，圣人不能复图也，此络脉满溢，诸经不能复拘也”，便是这个意思。由于正经都有穴位，奇经只有督、任两脉有穴位可以针刺，故针灸书上以任、督合十二经，又称为十四经。正经和奇经的路线，《内经》有专题——经脉篇叙述，还简要地把十二正经分为手足三阴三阳，分配于上下、左右、前后和四肢。“逆顺肥瘦篇”里说：“手之三阴，从脏走手，手之三阳，从手走头，足之三阳，从头走足，足之三阴，从足走腹”，是一个很好的口诀。

毫无疑问，经络是前人从实践中所积累的经验，有很多事实证明，刺合谷穴治牙痛，刺少商穴治扁桃腺炎，刺足三里穴能治胃病等，已为不可否认的事实。经络不但在针灸起着巨大作用，即内科用药物来治疗，同样不能离开。所以了解经络路线之外，必须熟悉经络的病症，凡某一经络的区域所发现的症状，就是症候群，根据这症候群可以认识发病的场所，从而选择适合的药物来进行治疗，所以本草上都有“归经”字样，对治疗有极大帮助。兹就《内经》所指出的病症，简述如下表：

经络	经络发病	与内脏关联
手太阴	缺盆中痛、两手麻木、臑臂内侧痛厥、掌中热、肩背痛	胸满、咳嗽上气、喘喝（原文作渴、疑误）小便不清、频数而少
手阳明	齿痛、颈肿、肩前臑痛、大指次指病不用、手臂外侧热肿或寒冷	目黄、口干、鼻血、喉痹
足阳明	口渴、唇痛、颈肿、膝胫厥冷或肿痛，从缺盆下乳挟脐腹由股下足皆痛，中趾不用	善呻、数欠、消谷善饥，惊惕心悸，狂妄奔走，腹胀肠鸣、多汗、鼻血、小便黄
足太阴	舌本强或痛、股膝内侧肿厥、大趾不用	食不下、烦心、呕吐、胃脘痛、腹胀、善噫、得大便或矢气轻松、身体重、泻利、黄疸
手少阴	胁痛、手臂内侧痛、掌中热痛	嗌干、心痛、渴饮、目黄

经络	经络发病	与内脏关联
手太阳	颊肿、肩臂外侧剧痛	嗌干、耳聋、目黄
足太阳	头痛、项背腰尻腘踹脚皆痛、小趾不用	癫狂、疟疾、目黄、泪出、鼻血
足少阴	脊骨内侧痛，痿厥、足心热痛	心嘈、食少、面如漆柴、喘息、目眩、心悸、善恐、口热、舌干、咽肿、黄疸、下利
手厥阴	手心热、肘臂挛急、腋肿	胸胁满闷、烦心、心悸、面赤、目黄、多笑
手少阳	目外眦痛、痛、耳后痛、肩臂外侧痛、小指次指不用	耳聋、嗌肿、喉痹
足少阳	心胁痛不能转侧、头痛、颔痛、目外眦痛、缺盆肿痛、腋下结核、足胫外侧痛、小趾次趾不用	口苦、太息、面晦、皮肤干糙、疟疾
足厥阴	腰痛、疝气痛	嗌干、胸闷、呕吐、泻利、遗尿或癃闭
督脉	脊强反折（原文有冲心痛、不得前后，女子不孕等，疑指冲任病）	
任脉	男子七疝、女子带下瘕聚	
冲脉	逆气里急	

《内经》还有类似现在神经类型，提出："太阴之人，贪而不仁，下齐湛湛（外貌谦虚的意思），好内（内同纳，欢喜收入）而恶（去声）出，心和而不发（不暴露思想），不务于时，动而后人（随在人后，善于取巧的意思）；少阴之人，小贪而贼心，见人有亡（失也），常若有得（幸灾乐祸），好伤好害（破坏），见人有荣，乃反愠怒（妒忌），心疾（同嫉）而无恩；太阳之人，居处于于（自足无争貌），好言大事，无能而虚说（夸张），志发于四野，举措不顾是非（缺乏修养），为事如常自用（主观极深），事虽败而常无悔（不接受经验教训）；少阳之人，諟（音是）谛（音

帝，谛谛是审而又审貌）好自贵，有小小官则高自宣（宣传），好外交而不内附；阴阳和平之人，居处安静，无为惧惧（惊貌），无为欣欣（喜貌，二句皆指镇静），婉然从物，或予不争，与时变化，尊而谦，卑而不谄（作风正派）”（通天篇）。这里所说的太阴、少阴、太阳、少阳，与经络的三阴三阳不同，仅把阴阳的性质作比喻，说明有阴分的人，有阳分的人，再用太、少等字来区别其程度上的不同而已。

二、病理

邪、正的强弱、胜负，反映在病理生理现象上，有衰退，有亢进。《内经》就其反映的症状上加以区分，衰退的为虚证，亢进的为实证。如前所述，正气是指体内的元气，邪气是指外界不正常的气候，正气有抵抗外邪的本能，外邪的侵袭大半由于抵抗力的薄弱。正因为抵抗力薄弱，遂使在邪正交争的病体上，发现两个不同的反应力。其一是代表机能反应力的衰弱或衰竭，主要由于机体本质上的缺损或因反应过度而引起，如身体羸瘦，营养不良，久病及大吐、大泻、大汗、大出血后，症状上表现浑身无力，手足不温，言语低微，腹痛喜按，脉象细微濡软等，都是虚证的形象；其二是代表疾病发展过程中对病因刺激的反应性活动，呈现持续坚强的情况，如胸脘胀满，腹痛拒按，大便秘结，高热汗出不解等，都是实证的形象。总之，这些衰弱或亢进的情况，是机体对病因刺激的一种反应，《内经》就病症认识上肯定为：“邪气盛则实，精气夺则虚”。又说：“虚者气（精气）出也，实者气（邪气）入也”（刺志论）。后人根据这理论，凡遇调节病理生理机能，使它克复所引起的损害，称作扶正，通过本身的生理机能来排除侵入的病邪，称作祛邪。然而，由于本体情况的不同，也由于疾病发展时间久暂的不同，在同一疾病某一阶段所呈现的虚实证状，不能作同样的处理。

虚实的情况不是单纯的，《内经》上例子，如："脉盛、皮热、腹胀、前后（二便）不通、闷瞀（昏闷貌），此谓五实；脉细、皮寒、气少（呼吸微弱）、泄利前后（大小便不禁）、饮食不入，此谓五虚。浆粥入胃，泄注止，则虚者活，身汗、得后利，则实者活"。这里所说的实证，当指急性热病，虚证是指慢性肠胃病，故前者能够汗出，大便通利，便可转机，后者只要食欲渐强，泻利停止，也可转危为安了。《内经》又提出比较复杂的例子，如："气实形实，气虚形虚，谷（指食欲）盛气盛，谷虚气虚，脉实血实，脉虚血虚，此其常也，反此者病。如何而反？气虚身热，气盛身寒，谷入多而气少，谷不入而气多，脉盛血少，脉小血多，此为反也。"并加说明："气盛身寒，得之伤寒，气虚身热，得之伤暑，谷入多而气少者，得之有所脱血，湿居下也，谷入少而气多者，邪在胃与肺也，脉小血多者，饮（指酒）中热也，脉大血少者，脉有风气，水浆不入，此之谓也"（刺志论）。于此可见鉴别虚实，不是片面的，而是要认识体内体外的统一性，及明确邪正的相互链锁关系。

虚实之外，疾病所反映的现象，还有寒、热两项。从大体上说，也不离机能衰退和机能亢进，故寒证与虚证相近，热证与实证相近，一般有"虚寒"和"实热"的说法。例如；恶寒、面色苍白、口不作渴、呕吐清涎、小便清利、大便溏薄、四肢不温、口唇指甲发钳、舌苔白腻、脉象迟细等，都是寒证；发热、汗出如蒸、唇口干燥、面目潮红，心烦发狂，小便短赤、大便燥结，或里急后重，或泻下脓血，或便溏肛门如灼，以及舌苔黄糙、脉象洪数等，都是热证。这些虚、实、寒、热的呈现，都从机体内部阴阳失其平衡，实际上只有一个阳证和一个阴证，故内经说："阴胜则阳病，阳胜则阴病，阳胜则热，阴胜则寒"。然而，阴阳的不平衡，并不就是寒、热的因素，从某种因素刺激机体所反映的情况加以诊断，定出寒证和热证，才是《内经》的本意。故又提出："阳虚则外寒，阴虚则内热，阳盛则外热，阴盛则内寒"四个大纲，而以"寒气在外，热气熏胸中，卫气不得泄越，厥气上逆"作为注释。又提出："因饮食劳倦，损伤脾胃，始受热中，末传寒中"，无非说明寒、热两症产生的内在和外在条件。进一步，不能单凭肤浅的看法仅从症状来决定其寒和热，因此《内经》又有"重寒则热，重热则寒"，意思是里面寒盛而外表可能类似热证，相反的，里面热盛而外表也可能类似寒象，这些现象，在后来称作"假证"。关于寒和热的真假证，张景岳曾作如下的鉴别："真寒则脉沉而细，或弱而迟，为厥逆（四肢冷），为呕吐，为腹痛，为飧泄下利，为小便清频，即有发热，必欲得衣，此浮热在外而沉寒在内也；真热则脉数有力，滑大而实，为烦躁，为喘满，为声音壮厉，或大便秘结，或小水赤涩，或发热掀衣，或胀痛热渴；假寒者，外虽寒而内则热，脉数有加，或沉而鼓击，或身寒恶衣，或便热秘结，或烦渴引饮，或肠垢臭秽，此则恶寒非寒，明是热证，所谓热极反兼寒化，阳盛格阴也；假热者，外虽热而内则寒，脉微而弱，或数而虚，浮大无根，或弦芤断续，身虽炽热而神则静，语言谵妄而声则微，或虚狂起倒而禁之则止，或蚊迹假斑而浅红细碎，或喜冷饮而所用不多，或舌虽绛赤而衣被不撤，或小水多利，或大便不结，此则恶热非热，明是寒证，所谓寒极反兼热化，阴盛格阳也。”这指出症状的矛盾，作为辨别真假的依据，是十分可靠的。

因此，中医认为单凭一般的症状来诊断，是不够细致的，必须求出发病的主因，才能正确地进行治疗，故《内经》指出“治病必求其本”。本是什么？即在阴阳两大体系上包括一切内在和外在因素，这种求本的理论，符合于原因疗法，所以《内经》又说：“必伏（制伏）其所主（主证）而先其所因（病因），可使破积，可使溃坚，可使气和，可使必已”。《内经》对于病因，主要分为六淫和七情，六淫便是风寒暑湿燥火，气候的变化，所谓：“贼风数至，暴雨数起，天地四时不相保，与病相失，则未央灭绝”。七情是喜怒忧思悲恐惊，精神上的刺激，所说：“余知百病生于气也，怒则气上（上升），喜则气缓（缓散），悲则气消（消沉），恐则气下（下降），寒则气收（收敛），热则气泄（疏泄），惊则气乱，劳则气耗，思则气结（郁结），九气不同”，都指情绪波动影响到内脏。此外，对于疫疠方面，如说：“五疫之至，皆相染易，无问大小（即老幼），病状相似”（刺法论）。饮食方面，如说：“五味入胃，各归所喜攻，酸先入肝，苦先入心，甘先入脾，辛先入肺，咸先入肾，久而增气（偏胜的意思），物化之常也，气增而久，夭之由也”。中毒方面，如说：“石药发颠（同癫），芳草发狂”（腹中论）。寄生虫方面，如说：“肠中有虫瘕及蛟蛕（蛟是蛕的一类，蛕即蚘，也作蛔）”（厥病篇）。于此可见前人对于病因的追寻是非常细致的，所以《内经》认为：“诊病不问其始（指病历），忧患饮食之失节，起居之过度，或伤于毒（中毒），不先言此，卒（同猝）持寸口（即切脉），何病能中，妄言作名，为粗所穷”，都会造成业务上的过失。

必须补充，有本必有标，标即症状。或以中医治疗主要是随症用药，其实随时根据症状来求因，虽然把症候当做诊断的核心，而用药都以消除病因为目的，这是一方面；另一方面，着重整体观点，把机体做本，病邪做标，观察机体的强弱是否能抵抗病邪，作为治疗先后的标准。故《内经》说：“先病而后逆（指气血不和）者治其本，先逆而后病者治其本；先寒而后生病者治其本；先病而后生寒者治其本；先热而后生病者治其本；先热而后生中满者治其标；先病而后泄者治其本；先泄而后生他病者治其本；先病而后生中满者治其标；先中满而后烦心者治其本；小大不利治其标；小大利治其本；先小大不利而后生病者治其本”（标本病传论）。这些说明了在临床上怎样来决定治本和治标的方法，治本是一定的法则，治标是不得已而暂用的，故治本的十之八九，治标的只有中满和小大不利二候。至于中满和小大不利是否必须治标，那就仍然要从“治病必求其本”中寻求其根源了。（未完）

39. 内经知要概说（续上期）

三、诊断

望、闻、问、切是中医的四诊，《内经》常在临床上综合应用，以期达到全面了解病情的目的，而特别注意望色和切脉，故有“能合脉色，可以万全”（五脏生成论）的说法。望色方面，认为“五脏各有脏部，有内部，有外部”。又认为“各有部分，有部分、用阴和阳，用阳和阴，当明部分，万举万当”。例如：“庭者首面也，阙上者咽喉也，阙中者肺也，下极者心也，直下者肝也……”。又如：“肝热病者左颊先赤，心热病者额先赤，脾热病者鼻先赤，肺热病者右颊先赤，肾热病者颐先赤”。这些有其经验部分，也有近于机械部分。大概望色的要点，首先观察面部气色的光华和枯晦，作为病邪深浅、轻重的参考。所说：“赤欲如白裹朱，不欲如赭，白欲如鹅羽，不欲如盐，青欲如苍璧之泽，不欲如蓝，黄欲如罗裹雄黄，不欲如黄土，黑欲如重漆色，不欲如地苍（指枯暗如尘土）”。又说：“察其泽夭，以观成败”。又说：“色明不粗（相粗），其病不甚，不明不泽，沉夭为甚”（按原文作：“色明不粗，沉夭为甚，不明不泽，其病不甚”。疑有颠倒，提供讨论）”都是这个意思。其次，就其面部或局部颜色的特殊呈现，作为病症或病因的判断。如说：“青、黑为痛，黄、赤为热，白为寒”。又说：“黄、赤为风、青、黑为痛，白为寒，黄而（原文作为，是刻错的）膏润为脓，赤甚者为血（局部充血），痛甚为挛，寒甚为皮不仁”。很明显包括了内科和伤、外科的一般辨证在内。

《内经》望法，并不限在色的方面，例如：“夫精明者，所以视万物，别黑白，审长短，以长为短，以白为黑，如是则精衰矣”。又如：“颈脉动，喘疾，咳，曰水（水肿）；目裹微肿，如卧蚕起之状，曰水；溺黄赤，安卧者黄疸；面肿曰风；足胫肿曰水；目黄者，曰黄疸”。凡是医者目力所能见到的地方，不论呼吸、眼目、肢体和便溺等都应该注意，都属于望诊的范围。

《内经》切脉的方法有两种，一种是“三部九候法”，三部指头部、手部和足部，九候是在每部中再分出三个不同的部位，如说：“上部天，两额之动脉，以候头角之气，上部地，两颊之动脉，以候口齿之气，上部人，耳前之动脉，以候耳目之气。中部天，手太阴也，以候肺，中部地，手阳明也，以候胸中之气，中部人，手少阴也，以候心。下部天，足厥阴也，以候肝，下部地，足少阴也，以候肾，下部人，足太阴也，以候脾胃之气”（三部九候论）。由于在上中下九个不同部位上同时进行诊脉，故说：“独小者病，独大者病，独疾（快）者病，独迟者病，独热者病，独寒者病（按：脉象无寒与热，是否指尺肤而言，提供讨论），独陷下（沉伏）者病”，又说：“参伍不调者病，三部九候皆相失者死”。另一种即为一般采用的“寸口”，也称“气口”，亦即桡骨动脉的诊法，但《内经》不称寸、关、尺，仅以尺为据点，由此而上推为中附上和上附上。寸关尺的名词起自“难经”，寸关尺脉位的定出也，以《难经》为比较有据，《难经》上说：“从关至尺是尺内，阴之所治也，从关至鱼际是寸口内，阳之所治也，故分寸为尺，分尺为寸，故阴得尺内一尺，阳得寸内九分，尺寸始终一尺九分，故名尺寸也”。意思是臂弯尺泽穴至腕部鱼际共长一尺九分，在这一尺九分中，从鱼际起分去一寸，再从尺泽起分去一尺，其多余的一分相交点即是关部，因从一寸中分得的就叫寸，从一尺中分得的就叫尺。凡人体上地位浅表而下面为硬部的动脉地方，都可供脉搏触诊之用，颞动脉和颈动脉在现代医学仍然有时引用，只因桡动脉最方便也就最常用了，于此可见前人对于切脉是有相当研究的。

《内经》把“诊法常以平旦”，认为早上是切脉最合适的时间，又把“人一呼脉再动，一吸脉亦再动，呼吸定息脉五动，闰以太息，命曰平人”，认识到呼吸与脉动的关系，以现代来论，都是合理的。但《内经》所提出的脉的动态，不相等于现在所用的脉名，也就不能完全用现在的脉理去解释，原因是《内经》最早的切脉观点，从四时生长收藏出发，如说：“春日浮，如鱼之游在波，夏日在肤，泛泛乎万物有余，秋日下肤，蛰虫将去，冬日在骨，蜇虫周密，君子居室”。接着，把四时配合五脏，定出钩、毛、弦、石的名种，都是一种形容词。特别显著的：“如浮合，如火薪然，如散叶，如省客，如泥丸，如横格，如弦缕，如交漆，如涌泉，如颓土，如悬雍，如偃刀，如丸，如华”。又：“如连珠，如循琅玕（美玉），如操带钩，如落榆荚，如循鸡羽，如风吹毛，如循长竿末梢，如循长竿，如新张弓弦，如鸡践地，如鸡举足，如鸟之喙，如鸟之距，如屋之漏，如水之流，如引葛，如夺索，如弹石，如弦绝”。这里引用了自然界许多事物来说明其难以形容的脉象，也指示了研究脉象应该从“体”和“神”两方面来体味。

《内经》凭切脉来诊断，可分三类：一是平脉，指合乎四时和内脏生理现象的；二是病脉，指太过或不及和有特殊情况的；三是死脉，指没有胃气的真脏脉和迟数不匀、间歇以及怪脉等。但其重要关键在于脉证合参，如说：“形盛、脉细、少气不足以息者死；形瘦、脉大、胸中多气者死”，从体质、脉象和症状结合起来，恰是一个最好的例子了。正因为《内经》在色脉以外重视症状，故又在复杂的症状中提出几项纲领，称作病机，机是机要的意思，认为依此机要，应用于辨证求因，可以当作初步印象。兹就十九条分类如下：

1. 属于六淫的：

诸（一切的意思）热（包括发热和内热现象）、瞀（昏闷）、瘛（抽搐），皆属于火；

诸禁（同噤）、鼓（鼓颔）、栗（寒战），如丧神守（身不自主的意思），皆属于火；

诸逆、冲上（呕吐、喘息一类），皆属于火；

诸躁（手足不安）、狂越（失其常态），皆属于火；

诸病胕肿（即浮肿）、疼酸、惊骇，皆属于火；

诸病有声，鼓（叩也）之如鼓，皆属于热；

诸长（同胀）腹大，皆属于热；

诸转、反戾（转筋、拘挛、角弓反张一类）、水液（指小便）浑浊，皆属于热；

诸呕、吐酸、暴注不迫（泻痢），皆属于热；

诸暴强直（痉病），皆属于风；

诸病水液，澄澈清冷，皆属于寒；

诸痉、项强，皆属于湿。

2. 属于内脏的：

诸风（包括内风现象）掉（动摇）眩，皆属于肝；

诸寒（包括怕冷和四肢不暖等）、收引（拘急），皆属于肾；

诸气、膹郁（胸部痞闷），皆属于肺；

诸湿、肿满，皆属于脾；

诸痛、痒、疮，皆属于心；

诸厥（四肢逆冷）、固（便闭）、泄（泻利），皆属于下（当指肾）；

诸痿（肺痿一类）、喘、呕，皆属于上（当指肺）。

病机十九条当然不够完备的，仅仅含着一种示范作用。先有这样一个概念，从而反复追求其发病因素，比较容易得出结论，故《内经》的总结是："谨守病机，各司其属，有者求之，无者求之，盛者责之，虚者责之，必先五胜（指运气的胜复），疏其血气，合其调达，而致和平"。《内经》理论从阴阳学说出发，对待一切事物都看作相对的，有实的一面即有虚的一面，有寒的一面即有热的一面，故看到实的即应考虑有无虚象，看到寒的即应考虑有无热象。比如"诸热、瞀、瘛，皆属于火"，在临床上遇到这类症状时，可先假定为热，但必须再从反面观察其有没有寒象出现，如果发现假热时，相反的便从寒证治疗。因此，《内经》指示的有、无、盛、虚四项，是对病机十九条灵活运用的窍门，也是鉴别一切疾病的大法。

诊断的结果，只有两个目的，即《内经》所说"或愈或死"，故《内经》对于预后非常重视。如说："人之伤于寒也，则为病热，热虽盛不死，其两感于寒而病者，必不免于死"。又如说："寒气客于五脏，厥逆上泄。阴气竭，阳气未入，故卒（同猝）然痛，死不知人，气复返则生矣"。在处理急症时候，能够作出明确的鉴定，不可否认是宝贵的实践经验。

《内经》对预后不良的症状，分作三方面看：第一称为

“逆症”，指脉证不符合的一类，如说：“腹胀、身热、脉大，是一逆也；腹鸣而满、四肢清、泄、其脉大，是二逆也；衄血不止、脉大，是三逆也；咳而溲血，脱形，其脉小劲，是四逆也；咳、脱形、身热、脉小以疾，是谓五逆也。其腹大胀、四末满（四肢肿）、脱形、泄甚，是一逆也；腹胀、便血、脉大时绝（间歇），是二逆也；咳、溲血、形肉脱、脉搏（搏指坚劲有力），是三逆也；呕血、胸满引背，脉小而疾，是四逆也；咳、呕、腹胀且飧泄、其脉绝（沉伏），是五逆也”。这一类大多病邪亢进，体力不能支持、一般所说的“正虚邪实”症。第二称为“不治症”，指体力衰竭的一类，如说：“五脏者中之守也。中盛脏满，气盛伤恐（指肾）者，是中气之湿（当是腹水一类）也；言而微，终日乃复言者，此夺气也；衣被不敛，言语善恶不避亲疏者，此神明之乱也；仓廪不藏（泄泻不禁）者，是门户（指幽门、阑门和魄门）不要也；水泉不止（小便不禁和遗尿）者，是膀胱不藏也，得守者生，失守者死。五脏者身之强也。头者精明之腑，头倾视深，精神将夺矣；背为胸中之腑，背曲肩髓，腑将坏矣；腰者肾之腑，转摇不能，肾将惫矣；骨者髓之府，不能久立，行则振掉（动摇貌），骨将惫矣；膝者筋之腑，屈伸不能，行则偻附（不能直身，并须扶物行走），筋将惫矣。得强则生，失强则死”。（脉要精微论）又如说：太阳之脉，其终也戴眼、反折、瘛疭，其色白，绝汗乃出，出则死矣；少阳终者，耳聋、百节皆纵（四肢像瘫痪的意思），目睘绝系，绝系一日半死，其死也色先青，白乃死矣；阳明终者，口目动作，善惊、妄言、色黄，其上下经盛，不仁则终矣；少阴终者，面黑、齿长而垢，腹胀闭，上下不通而终矣；太阳终者，腹胀闭，不得息，善噫、善呕，呕则逆，逆则面赤，不逆则上下不通，不通则面黑，皮毛焦（同憔）而终矣；厥阴终者，中热、嗌干、善溺、心烦，甚则舌卷、卵上缩而终矣”。这一类多是机能停止，根本败坏的“虚脱”症。第三称为“传变”，指凶险的合并症一类，如说：“夫病传者，心病先心痛，一日而咳，三日胁支痛，五日闭塞不通，身痛体重，三日不已死，多夜半，夏日中；肺病喘咳，一日而胁支满痛，三日身体重痛，五日而胀，十日不已死，冬日入，夏日出；肝病头目眩、胁支满，三日体重身痛，五日而胀，三日腰脊少腹胫酸，三日背胆（即背脊）筋痛、小便闭，十日不已死，冬人定，夏晏食；肾病少腹腰脊痛、胻酸，三日背胆筋痛、小便闭，三日腹胀，三日两胁支痛，三日不已死，冬大晨，夏晏晡；胃病胀满，五日少腹腰脊痛、胻酸，三日背胆筋痛、小便闭，五日身体重，六日不已死，冬夜半后，夏日昳；膀胱病小便闭（按：原文此下有“五日少腹胀、腰脊痛、胻酸”数句，文气不顺，疑是衍文，提供讨论）。一日腹胀，一日身体痛，二日不已死，冬鸡鸣，夏下晡”。这一类多是病邪窜走，无法控制的“恶化”症。

上述诸症，在临床上都视为棘手，然而有些症状，当时为了条件限制，认为无法挽救，在医学逐渐发展，尤其科学发达的今天，对某些症状可以抢救挽回了。所以古代的预后不良症，不等于现代的预后不良症，古代认为不可治的，很可能现代已有办法。但这也并不是说古代认为棘手的，在现代完全消灭，只是我们有责任来把古代的遗憾逐渐加以消灭。

四、治法

《内经》的治疗方法跟着病理而来，病有寒、热，故治有温、凉，病有虚、实，故治有补、泻，寒、热、虚、实是中医辨证的大纲，温、凉、补、泻也就成为中医治疗的大法。《内经》从相对的阴阳学说，变化错综的内外因素，以及邪正交争的情况，分为“正治”和“反治”两部门。

正治是用与病邪相反性质的一类药物来治疗，药性与病邪相反的主要目的是要扑灭病因，这是完全符合治疗原则的，故称“逆者正治”。

例如：

适应于寒证的——“寒者热之”，“热因寒用”（指药为了寒证而用）。

适应于热证的——“热者寒之”，“寒因热用”。

适应于虚证的——“劳（疲劳）者温（温养）之”，“燥者濡（滋润）之”，“散（耗散、如多汗之类）者收（收敛）之”，“损（虚劳亏损）者益（补益）之”，“逸（安逸、如瘫痪痿痹一类）者行（如活血通络）之”，“惊者平（镇静）之”。

适应于实证的——“坚（癖块一类）者削（攻伐）之”，“客（外感一类）者除之”，“结（瘿瘤一类）者散（消散）之”，“留（积滞一类）者攻之”，“急（痉挛一类）者缓（舒缓）之”。

反治是用药物与病情同一性质的，而所收效果恰与正治相同，合有顺从的意思，故称“从者反治”。这种方法，多用于假证，假证是从表面观察来决定其相反的病因，如口渴不一定是热证，怕冷不一定是寒证，最浅显的如痢疾大便频数，但便而不畅，不能为了频数而采用“散者收之”的治法，相反的应予通利以排除肠内积滞；又如胀满症，有属于虚性的，为了消化机能薄弱引起，不能误作“坚者削之”，应该用扶养来加强其机转。故从原因疗法来说，还是不离正治范围。例如：

适应于寒证的——“热之而寒者取之阳（意思是用热药治寒证而反见寒势加重的，应即改用扶养本身阳气的药物）”。

适应于热证的——“寒之而热者取之阴（意思是用寒药治热证而反见热势加重的，应即改用扶养本身阴气的药物）”。

适用于虚证的——“塞因塞用（意思是补的方法反而用在阻塞的病症，如虚性胀满）”。

适用于实证的——“通因通用（意思是泻的方法反而用在通利的病症，如下痢）”。

《内经》又认为发病的部位，有在表、在里、在上、在下、在气、在血等等不同，怎样选用最适合、最迅捷的方法来应付，也是极其重要的一环。因再订出如下几个规律：

汗法——“因其轻（轻浅在表在上）而扬（宣散）之”，“其在皮（皮毛、即表证）者汗而发（发散）之”，其有邪者渍形以为汗（指熏、蒸、洗浴等外治法取汗）”。

下法——“因其重（重滞在里在下）而减（减除）之”，“其下者引（导下）而竭（尽也）之”，“其实者散而泻之”，“血实者宜决（逐瘀）之”。

吐法——“其高（在上焦）者因而越（越出）之”。

消法——“中满者泻之于内（古时对排除病邪都叫泻，不限于通大便，此处从内部排除，有消导运化的意思）”。

敛法——“其剽悍（不守常规、如吐血、遗精一类）

者按（制止）而收之”。

补法——“因其衰而彰（焕发的意思）之”，“形不足者温之以气”，“精不足者补之以味”。

升法——“气虚宜掣引（提举）之”。

这里最要注意的是一个“因”字，因为轻浅在表就用汗法，因为重滞在下就用下法，也因为虚弱，就分别气、血来予以不同的补法。说明了治疗的关键在于求得病因和病灶，才能适当地用药，收到优越效果。也说明了中医辨证求因，布置多种多样方法来排除致病的因素，使全身症状随着原因的消失而消失。故一般看作中医只会随症治疗，不知实质上是一种原因疗法，这一点必须明确。

最后，《内经》还指出对孕妇应该特别注意，认为“大积大聚，其可犯（即可用攻泻的意思）也，衰其大半而止”。说明诊治孕妇要防止流产，避免业务过失，但倘然必须用重药的时候，只要辨证确切，不必顾虑，这又纠正了敷衍拖延不负责任的不良作风。

五、方剂

方药是治疗的工具，古代虽有针、砭、灸焫（同燕）、按摩等多种多样方式方法，但药物却占重要地位。据《内经》记载，已由单味药而进入复方的阶段，可见很早就有深入研究。《内经》关于方剂的组成，首先指出“奇”、“偶”、“大”、“小”和“缓”、“急”；奇偶是指药力的专一和分散，例如：“君一臣二，奇之制也，君二臣四，偶之制也，君二臣三，奇之制也，君二臣六，偶之制也”。大小是指药力的强弱，例如：“近（指轻浅的新病和上焦病）而奇偶，制小其服也，远（指顽固的久病和下焦病）而奇偶，制大其服也，大则数少，小则数多，数则九之，少则二之”。

《内经》的药方列表如下：

剂型	主治	组织	制法和服用法	备注
水剂	失眠	秫米一升，治（制也）半夏五合	流水千里以外者八升，扬之万遍，取其清五升煮之，炊以苇薪，火沸，置上药，徐炊令竭为一升半，去其滓，饮汁一小杯，日三稍益（一天三次，逐渐增加药量），以知（即能睡）为度	
	口甘	兰（即佩兰）	未详（奇病论）	
	狂症	生铁洛（即落，冶炉间锤落的铁屑）	为饮（病能篇）	
	败疵	陵翘（即连翘）草根各一升	以水一斗六升煮之竭，为取三升，则强饮，厚衣坐于釜上，令汗出至足已	甲乙经在各一升上有赤松子根四字，似应补入，提供讨论
丸剂	血枯	四乌鲗骨，一茹芦	二物并合之，丸以雀卵，大如小豆，以五丸为后饭（药先饭后），饮以鲍鱼汁（腹中论）	
散剂	酒风	泽泻、术各十分，麋衔五分	合以三指撮（研末混合，以大指、食指、中指能撮取多少为一次量）为后饭（病能篇）	
酒剂	鼓胀	鸡矢，醴	未详	
膏剂	猛疽	豕膏	冷食	
	筋痹	马膏	以马膏膏（指敷涂）其急者，以白酒和桂涂其缓者，以桑钩钩（钩引）之，即以生桑炭置之坎（颊部凹陷处）中，高下以坐等（填平的意思），以膏熨急颊，饮以美酒，啖美炙肉，不能饮者自强（强制）也，为之三拊（按摩）而已（经筋篇）	

缓急是指药力的快慢，例如："补上治上制以缓，补下治下制以急，急则气味厚，缓则气味薄，适其至所（恰当的到达病所），此之谓也"。其次，对方内所用药物，视其主要和次要分为"君"、"臣"、"佐"、"使"，君是主药，臣是辅助药，等而下之，便是佐药和使药。在一种病因上只有一个主药，两种病因才有两个主药，这是肯定的。但用两个主药时，辅助药的是否平均，也能左右它的力量发生轩轾，故两个主药而备用相等的辅助药是偶方，如果不相等时还是奇方一类。这种制方的原则，说明了奇偶的意义不在数字的单双而在药力的单纯和复杂，后人引证麻黄汤（麻黄、桂枝、杏仁、甘草）发汗是偶数，桂枝汤（桂枝、芍药、甘草、生姜、大枣）调和营卫是奇数，以为《内经》所说方剂制度不尽可靠，都是没有认识到实质的缘故。所以处方应该掌握原则性灵活运用，比如浅近的病只要祛邪，多用奇方，久远宿疾需要邪正兼顾，就用偶方，也有先用奇方，后用偶方，再用反治的方法，叫做"重方"，还有药在食前，或在食后，用来调剂药力运行的迟速，都要看病症的不同程度来决定。"近者奇之，远者偶之，汗者不以偶，下者不以奇"，又"病所远而中道气味乏者（病灶远而药力到中途已消失的意思，原文之字疑乏字的错误，提出讨论），食而过之，无越其制度也"。《内经》一连串的解释，都是为此。

从《内经》的药方表中可以看到古代已有水剂、丸剂、散剂、酒剂和膏剂等多样的剂型，以及内服和敷贴法等；在药物方面并且采取了动物，煎熬方面也非常考究，同时在一种病症还运用了综合治疗的方法。这种种就祖国医学的发明来说，是值得注意的。

六、营养

中医治病，从整体出发，一方面祛除病邪，一方面极力防止正气的削弱，并认为在一定的程度上正气能代偿体内损失和改善机制的失调。故《内经》说："大毒治病，十去其六，常毒治病，十去其七，小毒治病，十去其八，无毒治病，十去其九，谷、肉、果、菜，食养尽之，无使过之，伤其正也"。意思是一切药物的性质都有偏向，我们利用它的偏向来调整病体的偏向，以冀达到平衡是对的，但这种偏向的作用也能损害人体，便是含有毒性。毒有大小，病有轻重，病重而药力小，当然无济于事，病轻而药力大，也会诛伐无辜。因此，《内经》观察病势的逐渐消失，用药也跟着逐步轻减，最后采用动、植物日常食品来调养，这是非常合理的。

由于《内经》治人与治病相结合，故把药物和食物在同一基础上分作两面来看，如说："毒药攻邪，五谷为养，五果为助，五畜为益，五菜为充，气味合而服之，以补益正气"（藏气法时论）。又说："天食（同饲，给予的意思）人以五气，地食人以五味……五味入口，藏于肠胃，味有所藏，以养五气，气和而生，津液相成，神乃自生"（六节藏象论）。可见前人对于营养是向来注重的，并且认识到营养成分是应该由多方面吸取的，因在五味篇内又指出："五谷——粳米甘，麻（芝麻）酸，大豆咸，麦苦，黄黍（小米）辛；五果——枣甘，李酸，栗咸，杏苦，桃辛；五畜——牛甘，犬酸，猪咸，羊苦，鸡辛；五菜——葵甘，韭酸，藿（大豆叶）咸，薤（野蒜）苦，葱辛。"这里的五味联系着五脏的性质，就是“五味入胃，各归所喜攻，酸先入肝，苦先入心，甘先入脾，辛先入肺，咸先入肾”的意思，不能孤立来看。所以又说明：“脾病者宜食秔米饭、牛肉、枣、葵；心病者宜食麦、羊肉、杏、薤；肾病者宜食大豆黄卷（即大豆芽）、猪肉、栗、藿；肝病者宜食麻、犬肉、李、韭；肺病者宜食黄黍、鸡肉、桃、葱”（五味篇）。后来将这种方法推广应用在治疗方面，认为能直接帮助生理功能、增强药物疗效、防止疾病发展、及促进劳动力的迅速恢复，便有《食疗本草》和《饮膳正要》等书的出现，形成中国的食疗医学。

《内经》重视营养，又极重视禁忌。主要是营养的选择须从需要来决定，营养价值的高低在古代也就以合适与否为标准。五味的性质既然是偏的，不仅对某些病症要忌，即对某些体质也要禁忌，而且看到在目前适应于某种病症或某种体质，过了较长的时期又会引起偏差现象，所以说：“气（指五味的偏性）增而久，夭（损害的意思）之由也”（50页）。营养如此，用药也如此。

七、摄生

一方面充实体力，一方面防御外邪，是《内经》对于摄养身体，却病延年的中心思想。故“虚邪贼风，避之有时，恬憺虚无（指精神上没有负担），真气从之，精神内守，病安从来”（1页），是《内经》教导人们摄养的惟一方法。在这方法里，除饮食起居之外，主要是顺从四时来调养神气，求得人体与外在环境的统一，故以“天地俱生，万物以荣；天地气交，万物华实；天气以急，地气以明；水冰地坼，无扰乎阳”的四时现象，联系到“以使志生，使志无怒，使气得泄；使志安宁，无外其志；使志若伏、若匿，若有私意，若已有得”。又反证了“逆之则伤肝，逆之则伤心，逆之则伤肺，逆之则伤肾”（3—4 页），都是一贯而来的。这类养生方法，古代称之为“道”，所谓“夫道者，能却老而全形，身年虽寿，能生子也”（上古天真论）。究竟怎样叫做道呢？“上古天真论”里曾有如下的解释：“是以志闲而少欲，心安而不惧，形劳而不倦，气从以顺，各从其欲，皆得所愿。故美其食，任其服，乐其俗，高下不相慕，其民故曰朴。是以嗜欲不能劳其目，淫邪不能惑其心，愚、智、贤、不肖不惧于物，故合于道”。“上古天真论”还引古今作对比反复申述道的重要：“上古之人，其知道者，法于阴阳，和于术数（即调养法则），食饮有节，起居有常，不妄作劳，故能形与神俱而尽终其天年，度百岁乃去。今时之人不然也，以酒为浆，以妄为常，醉以入房，以欲竭其精，以耗散其真，不知持满，不时御神，务快于心，逆于生乐，起居无节，故半百而衰也”。不难体会，古代的所谓道，相等于现在所说的卫生，它的理论是极其朴实易行的，由于提出了真人、至人等（1—2 页）作为例子，近乎玄虚了。这很可能是后来蒙受道家的一部分影响，我们只要揭去道家的外衣，不为神秘引入迷途，对于祖国医学的本质不会受到损害的。

由养生而发展到扑灭疾病根源的预防思想，如说：“圣人不治已病治未病，不治已乱治未乱，夫病已成而后药之，乱已成而后治之，譬犹渴而掘井，斗而铸兵，不亦晚乎”（四气调神大论），充分地反映了古代医家对疾病作斗争到底的坚强意志。然而这思想在过去受着时代条件的限制是很难实现的，因又着意于既病之后，思考如何来加强本身的调节机制和防止病邪发展的途径，使病势不致蔓延。例如治疗疟疾："上工刺其未生者也，其次刺其未盛者也，其次刺其已衰者也，下工刺其方袭者也，与其形之盛者也，与其病之与脉相逆者也，故曰，方其盛也，勿敢毁伤，刺其已虚，事必大昌，故曰上工治未病不治已病，此之谓也"（逆顺篇）。这种虽然近乎早期治疗，实际上与预防思想分不开的。后来《难经》上所说的："见肝之病，则知肝当传脾，故先实其脾气"；《千金方》利用药物来杀虫、辟恶气；《肘后方》用犬脑来制止猘犬（疯狗）病，多不胜举，都是接受《内经》的思想指导，积极地在行动上表现出来的。因谈养生而附带及此，以见前人在保健工作上的不断努力。（未完）

40. "内经知要"概说（续上期）

下篇　综合应用方面

一、内科

《内经》综合上述的基本理论来指导临床实践，主要是从整体出发，全面考虑。认识到人体是完整的有机的联系，从邪和正两方面来诊断疾病，必须观察疾病的全部症状及其周围情况。遂以内科为首要学科，其他科目都在内科领导下进行医疗。因此，①在现代医学属于外科的病症，古代有很多归入内科范围；②虽然可以把许多疾病依照现代生理系统来分类，但很难适当地全面安排。这是《内经》的特点，离开这特点来研究《内经》的内科，将会取貌遗神，一无所获。不难看到，《内经》里对于每一种疾病的牵涉面很广，从来没有局限在一个角度上看问题，另一方面它掌握了疾病的重点来分析，也不是散漫无绪的。

由于过去生理以五脏、六腑和十二经络为人体的纲领，故《内经》把脏腑经络作为疾病分类项目，也由于受了历史条件的限制，多靠直觉所观察到的症状作为分类标准。然而这种分类方法，不是机械的，不是彼此隔离和孤立的，它保持着内在联系的统一，显示了病情的进展和衰退。例如下表：

	热病	疟疾	咳嗽	胀	痹	痿
肝	肝热病者，小便先黄、腹痛多卧、身热，热争则狂言及惊、胁满痛、手足躁，不得安卧	肝疟者，令人色苍苍然，太息，其状若死	肝咳之状，咳则两胁下痛，甚则不可以转，转则两胠下满	肝胀者，胁下满而痛引小腹	肝痹者，夜卧则惊，多饮数小便，上为引如怀	肝气热则胆泄口苦，筋膜干，筋膜干则筋急而挛，发为筋痿
心	心热病者，先不乐，数日乃热，热争则卒心痛，烦闷善呕，头痛面赤无汗	心疟者，令人烦心甚，欲得清水，反寒多，不甚热	心咳之状，咳则心痛，喉中介介如梗状，甚则咽肿喉痹	心胀者，烦心短气，卧不安	心痹者，脉不通，烦则心下鼓，暴上气而喘，嗌干善噫，厥气上则恐	心气热则下脉厥而上，上则下脉虚，虚则生脉痿，枢折挈，胫纵而不任地

	热病	疟疾	咳嗽	胀	痹	痿
脾	脾热病者，头先重，颊痛烦心，颜青欲呕，身热，热争则腰痛不可用俯仰，腹满泄，两额痛	脾疟者，令人寒，腹中痛，热则肠中鸣，鸣已汗出	脾咳之状，咳则右胁下痛，阴痛引肩背，甚则不可以动，动则咳剧	脾胀者，善哕，四肢烦悗，体重不能胜衣，卧不安	脾痹者，四肢懈惰，发咳呕汁，上为大塞	脾气热则胃干而渴，肌肉不仁，发为肉痿
肺	肺热病者，先淅然厥起毫毛，恶风寒，舌上黄，身热，热争则喘咳，痛走胸膺背，不得太息，头痛不堪，汗出而寒	肺疟者，令人心寒，寒甚热，热间善惊，如有所见	肺咳之状，咳而喘，息有音，甚则唾血	肺胀者，虚满而喘咳	肺痹者，烦满喘而呕	肺热叶焦，则皮毛虚弱急薄，着则生痿躄
肾	肾热病者，先腰痛胻疫，苦渴数饮，身热，热争则项痛而强，胻寒且酸，足下热，不欲言	肾疟者，令人洒洒然，腰脊痛宛转，大便难，且眴眴然，手足寒	肾咳之状，咳则腰背相引而痛，甚则咳涎	肾胀者，腹满引背央央然，腰髀痛	肾痹者，善胀，尻以代踵，脊以代头	肾气热则腰脊不举，骨枯而髓减，发为骨痿
胃		胃疟者，善饥而不能食，食而支满腹大	胃咳之状，咳而呕，呕甚则长虫出	胃胀者，腹满，胃脘痛，鼻闻焦臭，妨于食，大便难		

	热病	疟疾	咳嗽	胀	痹	痿
胆			胆咳之状，咳呕胆汁	胆胀者，胁下痛胀，口中苦，善太息		
大肠			大肠咳状，咳而遗矢	大肠胀者，肠鸣而痛濯濯	肠痹者数饮而出不得，中气喘争，时发飧泄	
小肠			小肠咳状，咳而失气，气与咳俱失	小肠胀者，小腹䐜胀，引腰而痛		
膀胱			膀胱咳状，咳而遗溺，	膀胱胀者，少腹满而气癃	胞（指膀胱）痹者，少腹膀胱按之内痛，若沃以汤，涩于小便，上为清涕	
三焦			三焦咳状，咳而腹满，不欲食饮	三焦胀者，气满于紧肤中，轻轻然而不坚		
太阳	一日巨阳受之，头项痛，腰脊强	足太阳之疟，令人腰痛头重，寒从背起，先寒后热，熇熇暍暍然，热止汗出难已			太阳有余，病骨痹身重，不足，病肾痹	

	热病	疟疾	咳嗽	胀	痹	痿
阳明	二日阳明受之，身热目疼而鼻干	足阳明之疟，令人先寒而洒淅，洒淅寒甚，久乃热，热去汗出，喜见日月光火气乃快然			阳明有余，病脉痹身时，不足，病心痹	
少阳	三日少阳受之，胸胁痛而耳聋	足少阳之疟，令人身体懈㑊，寒不甚，热不甚，恶见人，见人心惕惕然，热多汗出甚			少阳有余，病筋痹胁满，不足，病筋痹	
太阴	四日太阴受之，腹满而嗌干	足太阴之疟，令人不乐，好太息，不嗜食，多寒热汗出，病至则善呕，呕已乃衰			太阴有余，病肉痹寒中，不足，病寒痹	
少阴	五日少阴受之，口燥舌干而渴	足少阴之疟，令人呕吐甚，多寒热，热多寒少，欲闭户牖而处，其病难已			少阴有余，病皮痹隐疹，不足，病肺痹	

	热病	疟疾	咳嗽	胀	痹	痿
厥阴	六日厥阴受之，烦满而囊缩	足厥阴之疟，令人腰痛少腹满，小便不利如癃状，非癃也数便，意恐惧气不足，腹中悒悒			厥阴有余，病阴痹，不足，病生热痹	
备注	五脏（刺热篇）、六经	（刺疟论）			脏腑六经（四时刺逆从论）	

分类之外，并加以概括，如“热论”上说：“今夫热病者皆伤寒之类也”。“疟论”上说：“夫咳疟皆生于风，其畜作有时”。咳论上说：“此皆聚于胃，关于肺”。“胀论”上说：“真邪相攻，两气相搏，乃合为胀也”。“痹论”上说：“凡痹之类，逢寒则急，逢热则纵”。“痿论”上说：“治痿者独取阳明”。这种分类和概括，当然是最初的最单纯的。然而意味着前人对纷繁病症的客观联系的深刻认识。正因为此，前人描写疾病的过程，有他非常真实的一面，显见者如：“疟之始发也，先起于毫毛，伸欠乃作，寒栗鼓颔，腰脊俱痛，寒去则内外皆热，头痛如破，渴欲冷饮”。它叙述疟疾的症状，可谓历历如绘。从而对于鉴别诊断也极其细致，如分辨水肿病：“颈脉动，喘疾咳，曰水；目裹微肿，如卧蚕起之状，曰水；面浮曰风，足胫肿曰水”。又如：“目窠上微肿如新卧起之状，其颈脉动时咳，阴股间寒，足

胫肿，腹乃大，其水已成矣，以手按其腹，随手而起如裹水之状，此其候也；鼓胀者，腹胀身皆大，大与肤胀等也，色苍黄。腹筋起，此其候也”。在类似的水肿病里，能够指出“颈脉动”和“色苍黄，腹筋起”等特殊病征，虽然前人无法肯定心脏性水肿，肝硬变腹水等，但已明知其不同原因是无可否认的了。这种鉴别诊断在《内经》里很多，称作“比类”，“征四失论”所说：“不知比类，足以自乱，不足以自明”便是指此。

中医论疾病的成因，主要是六淫和七情，六淫以风为首，七情以气为主，一切症状都是体内组织受到某种因素刺激后所引起的反映。故说“风者善行而数变”，并首先指出感染风邪的常见症为寒热：“腠理开则洒然寒，闭则热而闷，其寒也则衰饮食，其热也则消肌肉，故使人怢栗而不能食；”再由风邪所伤的部位结合到体质和生活情况等，分别为“热中”、“寒中”，为“疠风”（俗称大麻风）、“疡症”、“肌肉不仁”，为“偏风”（这里的偏风不是病名，指风邪偏在局部，与脏腑之风包括心风、肝风等意义相同，李念莪单纯地认作偏枯，似可考虑）、“漏风”、“内风”和“泄风”。在七情方面，则以“百病生于气也”作为提纲，看它情绪波动的反应结合寒、热和劳动的影响，分为九项：“怒则气上，喜则气缓，悲则气消，恐则气下，寒则气收，热则气泄，惊则气乱，劳则气耗，思则气结”。《内经》从症状来观察病变，不离表、里、寒、热、虚、实六纲，后人称作“辨证论治”。必须说明，辨证论治是一种临床上的方法，根据基本理论而来，如果离开了基本理论便无法进行，所以不是中医的最高理论。

二、外科

《内经》外科是指一般的疡毒症，在内科基础上以气血壅滞为发生的主因，分为痈和疽两本类。如说："荣卫稽留于经脉之中，则血泣（通涩）而不行，不行则卫气从之而不通，壅遏而不得行，故热，大热不止，热胜则肉腐，腐则为脓，然不能陷，骨髓不为焦枯，五脏不为伤，故命曰痈；热气淳盛，下陷肌肤，筋髓枯，内连五脏，血气竭，当其痈下，筋骨良肉皆无余，故命曰疽"。后人因有"痈者壅也，疽者阻也"的说法，并以"痈为阳证，疽为阴证"。大致鉴别如下表：

	性质	原因	肿势	皮色	痛觉	化脓	收口	全身症状
痈	阳证	感染风热，或醇酒炙煿、膏粱厚味等火毒内蕴	高肿根束	初起焮赤，晕不散漫	痛甚不可按，至排脓后随减	七日至十四日化脓	腐脱生新，嫩肉如朱，易于收口	一起有寒热口干，或便闭溲赤等症，脉象多洪大而数
疽	阴证	寒湿痰浊凝结，或忧郁气滞	初起如粟，或疙瘩强硬，或疮根平塌	不红，亦不焮热	不痛，或重按隐痛	廿一日后始化脓，脓多稀薄臭秽，亦有空仓无脓，生衣如甲叶，结子如花，含子紫黑的	不易生肌收口	初起无显著感觉，但面色惨白，精神日减，脉多沉弱
备注	也有似阳证不甚焮热，似阴证不甚木硬，似阳证不甚肿痛，似阴证不甚平陷，称作半阴半阳证							

但《内经》称痈的并不全属阳证，称疽的也不全属阴

证，且名称和后世外科书上亦多出入，兹参考“外科心法”简释如后。错误之处，请专家指正。

猛疽——今称结喉痈，生在结喉之上，肿得利害的堵塞咽喉，汤水不能下。生在结喉两旁的名夹喉痈，亦叫夹疽，势较轻。

夭疽——今以左为夭疽，右为锐毒，俱生耳后一寸三分高骨之后，初起如黍粒，渐肿如瓜，坚硬平塌，比较其他疮疡疼痛加剧。

脑烁——今称脑铄，发于脑后，初起形如椒粒，坚硬紫黯，渐肿如横木，利害的上至巅顶，下至大椎，色如灶烟，硬如牛唇，没有化脓时皮先腐烂，常流清水，肌肉冰冷，轻的木痛，重的全无痛觉。

疵痈——今以生于肩中的称肩中疽，在肩前廉的称干疽，后廉的称过肩疽，高肿红活焮热。

米疽——今称腋疽，又叫疚疽，发于胳肢窝正中，初起如核，漫肿坚硬，皮色如常，经过长时期后方能破溃，转为色红微热疼痛。

井疽——今名同，生在心窝，初如豆粒，逐渐痛加，心躁如焚，肌热如火，自汗唇焦，大渴引冷饮。

甘疽——今名同，生在乳上肉高耸堣，初起如谷子，坚硬疼痛，有寒热。

败疵——今称胁痈，发在胁肋，初如梅李，渐大如碗如盆，色红焮痛高肿。如果坚硬平塌，漫肿木痛，不红不热的称胁疽。

股胫疽——今以生在股外侧的称附骨疽，股内侧的称咬骨疽，初起筋骨疼痛，不热不红，利害的痛如锥刺，化脓后外形肿胖无头，皮色如常；生在足胫的称三里发，初肿形如牛眼，拘急冷疼。（按“发于股胫”当指生于股或胫的，李念莪注：“股胫即大股”，似可讨论。）

锐疽——今称鹳口疽，生于尻尾骨尖处，初肿坚痛色赤，溃破后疮口如鹳嘴。

赤施——今称股阴疽，生于股内合缝下近阴囊旁边，坚硬漫肿木痛。

疵痈——今称疵疽，生于膝盖，肿大如膝痈，色不变，寒热往来。

兔啮——今称跟疽，生在足跟，初起红紫疼痛，溃后脓水淋沥，状如兔咬。

走缓——今称内踝疽，又叫鞋带疽，生在内踝，坚硬漫肿，皮色不变，隐痛难于行立。

四淫——今名同，发于足上下，红肿无边沿。

厉痈——今名同，生在足旁，小如枣栗，红肿疼痛。

脱痈——今称脱疽，多生足指，亦有生手指的，未发之前，烦躁发热，好像消渴症，日久始生，初仅黄疱一点，逐渐皮色紫暗，犹如煮熟红枣，黑气浸漫，腐烂延开，五指相传。

《内经》还指出外疡症有五逆：“白眼青，黑眼小，是一逆也；纳药而呕者，是二逆也；腹痛渴甚，是三逆也；肩项中不便，是四逆也；音嘶声脱，是五逆也”。后来《外科正宗》推演为七恶：“神志昏愦，心烦舌干，疮形紫黑，言语呢喃，为一恶；身体强直，目睹斜视，疮流血水，惊悸不宁，为二恶；形容消瘦，脓清臭秽，疮处软陷，不知疼痛，为三恶；皮肤枯槁，鼻动声嘶，痰多喘急，为四恶；形容惨黑，口渴囊缩，为五恶；周身浮肿，肠鸣呕呃，大便滑泄，为六恶；恶疮倒陷，形如剥鳝，四肢冷逆，血水自流，为七恶。”相反的《外科准绳》上又提出了五善：“动息自宁，饮食知味，为一善；便利调匀，为二善；脓清肿消不臭，为三善；神采精明，语声清爽，为四善；体气和平，为五善。”这些七恶、五善，毫无疑问都是接受《内经》五逆的启发，特别是《内经》所说的五逆都指全身症状，并不局限于外疡部分。故《内经》治外疡，手术（如用砭石等）和内服药并重，直至现在还是一样。汪机曾说：“外科必本诸内，知乎内以求乎外，其治如指掌乎，治外遗内，所谓不揣其本而齐其末也。”我认为这几句话是极耐寻味的，也说明了整体疗法是中医的特殊成就。

三、针灸科

《内经》在治疗方面，使用针灸疗法占有极大比重，因此有人认为《内经》属于针灸专书，这当然是极其浅陋的看法。针灸是古代医疗技术的一种，即以九针的组成来说，包括了多种治疗器械，如锋针、铍针属于砭石的变相，多用于外疡症，圆针根本不能针刺，当是替代按摩所用。《内经》在一个理论体系下分化为多种多样的方法，决不能因为方法不同而把它单独成立，甚至采用了形式而抛弃理论，从而把前人的经验一笔抹杀。我们可以在《内经》有关针灸的部门里提出如下几个例子：1. 针灸重视病人的类型，“通天篇”说：“古之善用针艾者，视人五态乃治之。”这与内科治病注意性情、体质，同一意义；2. 诊察方面，“根结篇”里分出藜藿和膏粱之体，“逆顺肥瘦篇”里分出大人和小儿，“九针十二原篇”里认为必先按脉，和内科又是相同；3. 关于整体治疗，在“九针十二原篇”里也说：“粗守形，上守神，”4. 针刺的手法不外补泻，与内科用药来消除虚实，基本上也没有异样。此外，如“邪气脏腑病形篇”说：“诸小（指脉）者阴阳形气俱不足，勿取以针而调以甘药也。”“缪刺论”说：“人有所堕坠，恶血留内，腹中胀满，不得前后，先饮利药。”“官能篇”说：“针所不为（即针不能奏效的意思），灸之所宜，阴阳皆虚，火自当之，经陷下者，火则当之，结络坚紧，火所治之。”“禁服篇”说：“紧则为痛痹，代则乍甚乍间（即忽重忽轻），紧痛则取之分肉，代则取血络且饮药，陷下（紧、代、陷下都指脉）则灸之。”这些都可证明《内经》对于用药用针用灸，在同一理论同一诊断下各随症候的适应使用，根本没有分家。

本人对针灸完全是门外汉，不敢随便谈，但在研究《内经》的时候必须提供：我们要发扬祖国医学遗产，首先要系统学习把它继承下来，然后能发掘前人经验加以整理和提高，如果忽视原有理论，也就是抛弃了以往一切成就。黄以周在黄帝“内经明堂序”里说：“近之作针灸书者，苦斯人经络之难寻，孔穴之难检，而以头面、眉背、胸腹、手足为目，并去其某经所发、某经所会之文，如其法以治病，病即已不知病原所在，而况天下有此无本之治法乎。”我以为前人有这样的感叹，我们也应该提高觉悟。

结束语

《内经知要》是《内经》的简化本，但学习时并不省力，我们了解大概内容以后，应该回过头来再加钻研。虽然《内经》在某些地方，我们有怀疑，而且不能机械地运用，尤其是《内经知要》的选择，不能合人十分满意。然而研究时候，能够掌握《内经》的中心思想，不难领会其精神和实质。《内经》的中心思想是：①人体的完整性；②人体和外界环境的统一性。如果掌握这两点来学习《内经知要》，还可以在每篇里提出一个要目：

道生篇："虚邪贼风，避之有时，恬憺虚无，真气从之。"

阴阳篇："阴平阳秘，精神乃治。"

色诊篇："察其泽夭，以观成败。"

脉诊篇："太过病在外，不及病在中。"

藏象篇："十二官者，不得相失。"

经络篇："内外相贯，如环无端。"

治则篇："实则泻之，虚则补之。"

病能篇："邪气盛则实，精气夺则虚。"

凡一十八句，七十六字，必须熟记，必须理解。只有彻底明白，然后研究其他方面，不至茫无头绪，因再作简要说明如下：

道生篇：天地间有正常的气候叫做正气，不正常的气候叫做邪气，人身也有和平的气叫做平气，不和平的气叫做病气。正气是风寒暑湿燥火万物赖以生长收藏的，故称六气。平气是气血津液精神等全身赖以营养和调节的，故称真气。这是前人一种对比的看法，从而看到四时风雨不节，会使六气失调，联想到人身喜怒不常，也会使真气失和。再看到邪气能使人病，真气不和的人更容易感受外邪，因而把体内体外联系起来，一方面及时地回避，一方面保持不受波动，作为养生的要诀。

阴阳篇：阴阳学说是古人观察自然界客观存在的一切事物变化的现象得出的结论，《内经》引用来解释医学上一切问题，是在相对程度上比较后使用的。故离开了对象来问阴阳的本身是什么，是没有意义的，只有在某种一定情况下或某一特征上才能代表什么。因此它有一个重要关键，把阴阳看作一体，不是孤立的，不是绝对对立的，而是互相制约、互相依存的。所以阴能平而不虚不盛，阳能秘而不耗散不亢奋，在人体就是健康现象，根据这观点来治病，就是达到矛盾统一。

色诊篇：治病除了解症状外，还要估计全身的体力，就应该再了解体质、营养和日常生活，望诊所说的泽是明润，夭是枯晦，恰恰代表了体力和症状两方面。比如黄疸病，黄如橘子色是阳黄，黄如烟熏的是阴黄，也有黄而皎白无血色的是萎黄，虽然同样用茵陈做主药，一清一温一补距离很远。故从夭泽上看体力的强弱和症候的类别，包含着治病和治人结合的整体观点。

脉诊篇：切脉的重要也在判别邪气和精气的强弱胜负，太过是有余，有余是指邪气，不及是缺乏，缺乏是指精气。在这两方面分出浮沉、迟数、大小、滑涩、长短等脉象，都是相对的，虽然代表了表里、寒热、虚实等等，只有强弱两字可以概括。

藏象篇：把内脏比作行政机构，又分为脏和腑两类，再把个别结合起来称作表里，更将体表划分在内脏管辖区域之内，充分地说明了人体的完整性，特别是内脏起着领导作用。

经络篇：经络分为手足三阴三阳，手之三阴，从胸走手，手之三阳，从手走头，足之三阳，从头走足，足之三阴，从足走腹。这样分布在内外、上下、前后、左右，也无非说明人体是有机的联系。

治则篇：治疗的目的，要求达到和平。所以多余的必须泻除，不足的应予增补。泻除的方法不论发汗、催吐、通大便、利尿、消散结核痞块等，都在泻的一面，增补的方法不论养血、益气、生津液、收敛、升提等，都在补的一面。总的来说，不离祛邪扶正的原则。

病能篇：用表里分别病的部位，寒热分别病的性质，虚实分别病的衰退和亢进，这是一种概括的辨证方法。病的发生，只有内因和外因两大方面的刺激，既病之后，只有阴胜阳胜或阴虚阳虚两大现象。尽管原因的种类纷繁，症状也极其复杂，临床上只要抓住这一点，就有办法。

如上所述，不难看出《内经》对于任何方面，都从整体出发结合周围环境，从正面和反面来考虑和处理一切问题。这是《内经》的基本精神，也是祖国医学的特点。(完)

（以上四篇见《上海中医药杂志》1956 年）

41．难经之研究

《难经》之名称

日本丹波元简《难经解题》曰八十一难之名，昉见于汉张仲景伤寒论自序。而梁阮孝绪七录有黄帝众难经之目。

盖众乃八十一之谓。集注题曰《黄帝八十一难经》。本义无黄帝八十一字，非其旧也。其所以冠黄帝者正与《内经》同。淮南子所谓世俗之人，多尊古而贱今。故为道者必托之于神农黄帝是也。至其何以称八十一。则考陈祥道礼记讲义曰，太玄八十一家，象八十一元士。少则制众，无则制有。盖太玄取诸太极而已，故其数如此。老子之书终于八十一，难经止于八十一，皆此意欤。王伯厚困学纪闻曰。石林谓太玄皆老子绪余，老氏道生一，一生二，二生三，三之为九，故九而九之，为八十一章。太玄以一玄为三方，自是为九，而积之为八十一首。又考之医籍，《素问·离合真邪论》曰，九九八十一篇，以起黄钟数焉。则古书信或多以此为数，虞伯圭强作解人，谓古人因经设难，或与门人弟子问答，偶得此八十一章耳。未必经之当难者，止此八十一条也。不可从，至何以称难，至堪研究，一读去声，作问难之难解，一读平声，作问难之难解。其主张前者曰，难是问难之义。帝王世纪云，黄帝命雷公、岐伯论经脉，旁通问难。八十一为难经，随萧吉五行大义。唐李善文选七发注，并引此经文曰，黄帝八十一问云，可以证焉，见事物纪原，难当作去声读。欧阳圭斋曰，难经先秦古文，汉以来答客难等作皆出其后。又文字相质难之祖也，见东绩孙书录解题。主张后一说者，杨玄操序谓黄帝有《内经》二帙，其义幽赜，殆难究览，越人乃采二部经内精要，凡八十一章，伸演其道，名《八十一难经》。以其理趣深远，非卒易了故也。黎泰辰序虞庶《难经注》曰，世传《黄帝八十一难经》，谓之难者，得非以人之五脏六腑隐于内，为邪所干，不可测知，惟以脉理究其仿佛邪。若脉有重十二菽者，又有如按车盖，而若循鸡羽者，复考内外之证，以参校之。难乎，纪天锡进《难经集注》表曰，秦越人将《黄帝素问》疑难之义，八十一篇重而明之，故曰八十一难经。在此二者之间，更有引史记黄帝本纪云，死生之说，存亡之难，索隐难犹说也。凡事是非未尽，假以往来之词，则曰难。又上文有死生之说，故此云存亡之难。所以韩非著书有说林说难也，其理亦颇亲切。

《难经》之作者

《难经》之作，医界中几尽知为渤海秦越人撰。但考隋以上附之于黄帝，唐而降始属之秦越人。《隋经籍志》云，《黄帝八十一难》二卷，盖原于帝王世纪之说也，其称越人者，或本于杨玄操、张守节作《史记正义》。于扁鹊传首，引杨玄操难经序，玄操开元以前人，则属诸越人者，或创于彼。彼序曰，《黄帝八十一难经》者，斯乃渤海秦越人所作也，越人受长桑君之秘术，遂洞明医道，至能视彻脏腑，刳肠剔心，以其与轩辕时扁鹊相类，乃号之为扁鹊。按黄帝有《内经》二帙，帙各九卷，而其义幽赜，殆难穷览，越人乃采摘英华，抄撮精要。二部经内，凡八十一章，勒成卷轴，既弘畅圣言，故首称黄帝云。王勃序则谓秦越人始定章句，其言迂怪可疑，姑录如下：序曰，《黄帝八十一难经》，是医经之秘录也，昔者岐伯以授黄帝，黄帝历九师以援伊尹。伊尹以授汤，汤历六师以授太公，太公授文王，文王历九师以授医和，医和历六师以授秦越人，秦越始定章句，历九师以授华佗，佗历六师以授黄公，黄公以授曹夫子，夫子讳元字真道，自云京兆人也。丁德用补注题则谓《难经》历代传之一人，至魏华佗乃烬其文于狱下，于晋宋之间，虽有仲景、叔和之书，然各示其文而滥觞其说，及吴太医令吕广重编此经，而文义差迭，据此则《难经》为烬余之文。其编次复重经吕广之手，但按名医图有吕博无吕广，疑博即广也。《隋志》云，梁有黄帝众难经一卷。吕博望注亡，《太平御览》载玉匮针经序云，吕博少以医术知名，善诊脉论疾，多所著述。吴赤乌二年为太医令撰《玉匮针经》，及注八十一难大行于世，疑吕博望即吕博也。魏张揖作广雅，隋曹宪为之音解。避炀帝讳更名博雅，以此推之，其人本名广，其作博者，盖系于隋人所易，岂甘氏名医图，偶不及改之乎。总之八十一难之目，见于仲景自序。而叔和《脉经》、士晏《甲乙经》，往往引其文，则汉人所撰，要之不失为古医经，若必欲归之越人，不能无怀疑耳。

《难经》之真伪

《难经》之作者，既在怀疑之列，则此书真伪，当然不能下准确之断语。徐大椿所谓云秦越人著者，始见于《新唐书·艺文志》，盖不可定，然实两汉以前书也。尝考《素问》，其言雅奥，其理亦精，虽有汉人所补缀，其实多周秦古书之文。若《灵枢》则朱子称为浅易，较之《素问》，殆为雁行，而《八十一难》，则又其亚也。何者详玩其文，语气稍弱，全类东京，而所记亦多与东京诸书相出入者。若元气之称，始见于董仲舒春秋繁露，扬雄解嘲。而至东汉，比比称之，男生子寅，女生子申，《说文解字》注，高诱淮南子注，离骚章句，俱载其说。木所以沉，金所以浮，出于白虎通，金生于巳，水生于申，泻南方火，补北方水之类，并是五行纬说家之言，而《灵》、《素》中未有道及者，特见于此经。其决非出西京人手，可以见矣。且此经诊脉之法，分以三部，其事约易明。自张仲景、王叔和辈取而用之，遒在医家为不磨之矜式，然征之《素》、《灵》，业已不同。稽之《仓公诊籍》，亦复不合，则或以古法隐奥，不遽易辨识。故至东汉，罕传其术，于是名师据《素问》有三部九候之称，仿而演之，以作此一家言欤。姚际恒伪书考伤寒论序云，撰用《素问》、《九卷》、《八十一难》者，即指《素问》、《九卷》而言也。六朝人又为此书，绝可笑，犹此以观，《难经》一书，大半可信为后人伪造，而托名于扁鹊。司马迁曰，天下至今言脉者由扁鹊，盖譬之托名于黄帝，以言其神也。而此书之作者，盖益觉渺茫不可信。

《难经》之分类

《难经》分类，昉于杨氏。凡十三类，一难至二十四难为经脉证候；二十五、二十六难为经络大数；二十七至二十九难为奇经八脉；三十、三十一难为营卫三焦；三十二至三十七难为脏腑配像；三十八至四十七难为脏腑度数；四十八至五十二难为虚实邪正；五十三、五十四难为脏腑传病；五十五、五十六难为脏腑积聚；五十七至六十难为五泄伤寒；六十一难为神圣工巧；六十二至六十八难为脏腑井俞；六十九至八十一难为用针补泻。吴文正慊其未当，厘而正之。其篇凡六，一至二十二论脉；二十三至二十九论经络；三十至四十七论脏腑；四十八至六十一论病；六十二至六十八论穴道；六十九至八十一论针法。见赠医士章伯明序，本义汇考，与此约略相类，而实不及吴氏甄别之精。本院讲师丁仲祜氏，则谓一难至二十一难皆言脉，二十二难至二十九难论经络流注，始终长短度数奇经之行，及病之吉凶，其间有云脉者，非谓尺寸之脉，乃经隧之脉也。三十难至四十三难言营卫三焦脏腑肠胃之详，四十四、四十五难言七冲门乃人身资生之用，八会为热病在内之气穴。四十六、四十七难言老幼寐寤以明气血之盛衰，人面耐寒以见阴阳之走会。四十八难至六十一难，言诊候、病能、脏腑积聚、泄利伤寒、杂病之别，而继之以望闻问切，医之能事毕矣。六十二难至八十一难言藏荥俞用针补泻之法，又全体之学所不可无者。此盖本以类相从终始之意，因此书固有类例，然但当如大学朱子分章以见记者之意则可，不当以己之立类，统经之篇章也。至余撰《难经学》一书，分生理、解剖、诊察疾病、治疗五篇，则便学者清眉目计，当别论。

《难经》之学说

《难经》之作，信如杨玄操等谓在阐明《内经》之幽颐，则其学说，自当一本《内经》。乃试展其书，第一难独取寸口以决五脏六腑死生吉凶，先与《内经》三部九候论不合。盖三部九候论明以头面诸动脉为上三部，两手之动脉为中三部，股足之动脉为下三部，而结喉旁之人迎脉，往往与寸口并重，独取寸口，实非《内经》诊法也。十五难四时脉象，《内经》以脉来厌厌聂聂，如落榆荚为肺平，而

《难经》引为肝平；以脉来实而盈数，如鸡举足为脾病，而《难经》引为脾病；又如鸟之啄，乃脾之死脉，啄啄连属，其中微曲，乃心之病脉，而《难经》以雀啄为肾平，微曲为肾病，皆抵牾不可通。三十六肾独有两，以右肾归命门。《内经》并无其说，徐大椿谓命门之义，惟冲脉之根柢足以当之。“举痛论”云，冲脉起于关元，关元穴在脐下三寸。“顺逆肥瘦论”云，冲脉者五脏六腑之海，其下注少阴之大络，出于气冲。四海论又以冲脉为血海，此其位适当两肾之中，可称为命之门。其气虽与肾通，不得以右肾当之也。六十六难十二经皆以俞为原，则尤觉错误。考《内经》五脏止有井荥俞经合，六腑则另有一原穴，是五脏以俞为原，而六腑则俞自俞，原自原也。何得谓皆至以俞为原。本“九针十二原篇”五脏有疾，当取之十二原一节，惟十二原之名，指脏不指腑，共十二穴，非谓十二经之原也。盖五脏有俞无原，故曰以俞为原。岂可概之六腑乎，此其荦荦大者也。他若七十四难之春刺井，夏刺荥，季夏刺俞，秋刺经，冬刺合，合之《内经》“四时篇”、“本输篇”等均不符，正不知其何所本。四十六难老人卧而不寐、少壮寐而不寤，直录《内经》原文，改易数字，而义反不明，殊难细举。惟由此可知《难经》之学说，大部根据于《内经》，进言之，则大部因循《内经》，而鲜特殊之阐明，亦敢断言也。

《难经》之思想

《难经》之学说，既如上述。其思想之拘囿于《内经》，当可不言而悟，即有阐发，亦多含自然哲学之气味。如四十一难曰，肝独有两叶，以何应也。然，肝者东方木也，木者春也，万物始生，其尚幼小，意无所亲，去太阴尚近，离太阳不远，犹有两心，故令有两叶，亦应木叶也。始终从木字发挥，意者见草木甲折必两叶而立为此论，实为五行分配五脏说之最拘泥而毋庸讳饰者。又如十五难曰，春脉弦者，肝，东方木也，万物始生未有枝叶，故其脉来濡弱而长，故曰弦。脉钩者，心，南方火也，万物之所茂，垂之布叶，皆下曲如钩，故其脉之来疾去迟，故曰钩。秋脉毛者，肺，西方金也，万物之所终，草木华叶，皆秋而落。其枝独在，若毫毛也。故其脉之来轻虚以浮，故曰毛。冬脉石者，肾，北方水也。盛冬之时，水凝如石，故其脉之来，沉濡而滑，故曰石。复纯以自然界之现象推断。此外如三十三难之论肝为木，而得水反沉。肺为金，而得水反浮。四十难之论鼻为肺候，而反知香臭。耳为肾候，而反闻声。六十四难之论十变，七十五难之论补泻，均以阴阳为前提，玄妙不可测，此或以古代医学，操纵于自然哲学者之手而致之，不无可恕。然病理方面，如五十七难所言胃泄、脾泄、大肠泄、小肠泄、大瘕泄。五十八难所言中风、伤寒、湿温、温病、热病等，虽切实致力于疾病之研究，而不能指出病理所在，仅为病证叙述之记载。殊觉其思想上实无胜人处，较之《内经》真瞠乎后矣。

《难经》之发明

《难经》之学说之思想，虽未敢充分信仰，而其发明之处，自有足述。窃以为最有价值之处，当为二难之定关部。

《内经》以中附上为关，而对于尺部无相当之指点，王叔和以高骨定为关，而何以必在高骨处，未能阐发，独《难经》以分寸为尺，分尺为寸二语，将关部切实指出，盖尺泽至鱼际共一尺九分，当尺泽穴起量得一尺，鱼际穴起量得一寸，得一相交点，而关部以定，后人以为只指分尺寸，而不知其在定关部，乃《难经》独得之秘，良足辅翼经文者也。次为四十五难之述八会。八会者腑会太会，脏会季胁，筋会阳陵泉，髓会绝骨，血会膈俞，骨会大杼，脉会太渊，气会三焦，外一筋直两乳内，于《内经》无所见。而其义确有所据。次为四十九难之分析五邪所伤，以一经为主病而以各证验其所从来，特五脏互受五邪，凿然可晓。凡百病现证，皆可类测。此义一开，而诊脉辨证之法，至精至密，殊足继先圣而开来学。若五十五难之剖析积聚二字，七十三难之分析一经为子母等，均精确多发明。于此知一书之中，必有足采之处，亦必有可议之点，含英咀华，是在学者。惟设鸟瞰以观，不免大疵小醇。苏东坡《楞严经》跋云，医之有《难经》，句句皆理，字字皆法，后此达者，神而明之，如盘走珠，如珠走盘，无不可者，未免推崇失实耳。

《难经》之学者

昔人论医，《内》、《难》并称，故医者之于《难经》，盖几入于必修之，而为之笺注者，亡虑数十家。尝考诸家之得失，则冯玠丁德用伤于凿，虞庶伤于巧，周仲立伤于任，王诚叔、吕广晦而舛，杨率操纪齐卿大醇而小疵，张洁古药注，疑其草稿，姑立章指义例，未及成书中，今所见者往往言论于经不相涉，且无文理。洁古平日著述极醇正，此绝不相似。殆好事托名为之乎。若明熊宗立、张世贤、王文洁辈，不过剽袭本义之说，托名于作书之林耳。若言学者之态度，则无不推崇备至。试观滑寿本义序曰，本《黄帝素问》、《灵枢》之旨，设为问答以释疑义，其间荣卫度数，尺寸部位，阴阳王相，脏腑内外，脉法病态，与夫经络流注、针刺俞穴，莫不该备，约其词，博其义，所以扩前圣而启后世，为生民虑者，至深切也。夫天下事，循其故则其道立，浚其源则其流长，本其义而不得其旨者，未之有也。若上古易书，本为卜筮设，朱子推原象占作为本义，而四圣之心以明。《难经本义》，窍取诸此也，观此盖可见景仰之一般矣。惟徐大椿经释独多诋毁，以为《难经》既本《内经》而作，则其中有悖经文者，有颠倒经文者，不可不正。爰即引《内经》之文，以议《难经》之失，虽似有乖雅道，而注中溶明诸家未发之义，正不为少也。然当时亦有援胡应麟论《难经》与《内经》抵牾，譬之春秋三传，各异其辞之语，以责徐氏未通古人主言之旨者，益可见《难经》学者之态度矣。

（见《中国医学院院刊》1928年）

42. 读内难、伤寒、金匮疑义汇解

▲《内经》谓人之常数，太阳多血少气，而伤寒于太阳多从汗解，似主卫气解。

解曰：太阳中风，阳浮而阴弱，阳浮者热自发，阴弱者汗自出，是汗由于血而不由气也，故发汗解肌之药，不能离乎营药而独立。麻黄汤、桂枝汤可证也。进言之，虚劳之人，汗出则毛发寒栗，更足为血虚不能发汗之证矣。况太阳为巨阳，斯其经血充，血充则气浮于外，气之升发，血分为之，故邪中太阳，以桂枝和其营而汗解，实者更以麻黄佐开其表而汗出。然汗出则阳气亦随之而泄，故气尝见少，此伤寒所以曰调和营卫。不然，卫分受病，与荣无干，而必连累及之耶。由此可知《内经》言其用，伤寒言其体，二者相背而正相发明也。

▲《内经》言肠澼、便血、身热则死，寒则生，又言见七日死，而《金匮》有下利手足不逆冷反发热者不死之文解。

解曰：肠澼下血，为肠胃受病，不当更见表热，表有热则内外俱困，阳无所依，安得不死。此《内经》所以有肠澼便血，身热则死，寒则生之。然而初见表热，或为阳进阴退之机，不可妄断必死。须待七日来复以视其变。若表热仍在，则阴阳已极，其死无疑。此所以更有热见七日死之文。以《金匮》证之：一则曰夫吐血咳逆上气，脉数有热，不得卧者死；再则曰亡血不可发其表，汗出则寒栗而振，意谓血出则荣弱而阴虚，内外之阳，皆失其配，夫失配之阳，无根之狂阳也。有散无敛，热不得卧，浮阳外越，烦躁之征，死可以待。若营阴不足，而又汗之，则益孤其阳，寒栗而振，亡阳之兆，乌有再生之理哉。然《金匮》又有下利、手足不逆冷，反发热者不死之文。是何言欤？久乃恍然曰，《内经》指阴虚所言，言其常也。《金匮》指客邪而言，言其暴也。盖脏气久滞不能统运津液，乃至移于二肠，而为澼积崩迫，总因阴气受伤所致，若表邪则间或有之，故略而不详也。

▲《难经》言，肾积为贲豚，而金匮奔豚汤注重肝邪解。

解曰：《内经》云，治病必求其本，今奔豚之病，本在肝而标在肾，标在肾，故气凌心，本在肝，故专泻肝。《金匮》曰，奔豚病从惊发得之。夫东方肝木，病发惊骇，木邪克土，腹痛之媒，气通少阳，寒热往来，肝处下焦，其气本善上逆。《伤寒》所谓厥阴为病，气上冲心也。然母惟子疾之忧，故肝病而肾亦不免。然母以子忧，子静而母自安，正不必亟亟于母也。张路玉曰，虽曰肾积，而实冲脉为患，其信然欤。故肝欲散，以生葛、姜夏散之。肝苦急，以甘草缓之，芎、归、芍药理其血，黄芩、李根下其气。服之不效者，用乌梅丸必验，亦以酸苦甘治肝也，不治奔豚，正所以深于治也。若泥肿积为奔豚，而用代肾之剂，则谬矣。使果有水气凌心，则桂苓之类，为治水主药，何以弃而不用耶。东垣奔豚丸，用乌附、巴豆等耗水伤津之药，不禁为之一笑。故曰《难经》言其标，《金匮》言其本也。

43. 读内经、难经、伤寒、金匮疑义汇解（续）

▲伤寒厥阴为病，消渴阳明为病，渴欲饮水，然阳明之渴下之而渴即止，厥阴之渴下之而利不止解。

解曰：夫渴皆热证之类也。热则成实，实则宜下。故伤寒于热邪传入少阴，或入阳明而渴者，均用承气下之。所以救肾水之消烁，伐胃府之实满，热去而津自生，渴自止也。然于厥阴则不然，下之利不止，盖厥阴本阴而标阳，阴阳错杂之藏。消渴者，乃胃中虚热耳，观消渴多饮，饥不能食，则胃中所有者但水，水不能上滋而使心疼热，亦不能烁津而使口干燥，则扰乱于中者，为热也可知。胃中仅水与热，而复误以为阳明实满而下之，愈虚其胃，矧厥阴属木，木实则侮土，土被侵则胃虚，以虚弱之胃，而当苦寒之剂，欲其不下利也得乎。抑有进者，阳明之消渴，必见腹满硬痛，壮热汗出等症，而后议下。今厥阴无一可下之症，而贸然以消渴而下之，平人犹且不任，况病家乎。总之阳明之渴，实热也；厥阴之渴，虚热也；实者宜泻，故下之而渴止；虚者宜补，故下之而利作。然则厥阴之消渴，当从敛阴之乌梅丸为主矣。

▲《内经》言，三阳传变病气未入于脏者可汗而愈，然伤寒于三阳经有五苓散承气汤大柴胡汤等解。

解曰：三阳为表，而表中更有表里，即治法亦有汗下。岂能以病在三阳，未入于脏，而概以汗解治之。《内经》之语，似非通论，故意彼所谓三阳经络病者，乃指三阳之经，而非统三阳之腑。入脏者，乃指三阳之腑，非谓三阴之脏病。如此证之伤寒，乃见合同而化，与三阳入腑方治，方不大相剌谬。如邪在太阳之经，而未入膀胱者，则审为风而解以桂枝，为寒而解以麻黄，固矣。若入腑，则利于五苓之泄下矣。邪在阳明之经，而未入胃腑者，则以葛根解肌，固矣。若入腑，则宜三承气之攻下矣。邪在少阳之半表而未入半里，则用小柴胡和之，和之即汗之。盖正气盛则邪自汗解，桂枝发汗，实为调和荣卫之剂也。若入腑，则宜大柴胡之攻下矣。由此观之，经络之与脏腑，病气之传变，岂不大相悬殊哉。不然，三阳固不能以汗解混治，即三阴多附子理中、白通、真武、四逆等温中回阳之方。而遵《内经》已满之后，可泄之，训下之，能不殆耶。

▲伤寒阳明以通为补，而郑重戒下，少阴以实为贵，而三言急下解。

解曰：阳明胃实，其津必伤，下之更耗其液，能不蹈虚虚之戒。少阴邪盛其津亦必伤，然而急下者，所以救垂绝之阳。肾为生命之本，炽火扰之，稍一迟急，鞭长莫及。《内经》所谓急则治标，亦真阴不可虚，阳强不可纵之意也。其论曰，病六七日，腹胀不大便者，是胃土过实，肾水不足上供，非少阴负趺阳为顺候之比。张璐玉所谓溢热发自少阴，此时下之，安得不急。又曰：自利清水，心下必痛，口干咽燥者，是热邪传入少阴，逼迫津液，注为自利，阳邪传自上焦，心必痛，口咽燥，可见阳邪暴虐之极。张璐所谓热邪传入胃府，此时下之，又安得不急。又曰：二三日不大便，口干咽燥者，是初病已然，肾水之不足上承，邪热之在内，鸱张可知，延至五六日，必枯槁难回。张璐所谓传经热邪亢极，此时下之，更安得不急。盖仲景处处以存津液为务，下其邪即所以救其阴，此或亦不得已之孤注一掷，岂轻下哉。

（以上二篇见《中医杂志》1923 年）

44. 温病条辨分三焦立论议

《内经》之论三焦：一则曰三焦者，决渎之官，水道出焉；再则曰上焦如雾，中焦如沤，下焦如渎。《金匮》曰：腠者三焦通汇元真之处。是三焦者，人身之网膜，水津之所归也。《温病条辨》不明经义，以心肺属上焦，脾胃属中焦，肝肾属下焦，根本既拨，安望其能治病哉。于是仲圣内经六经之分，泯然淘汰，悖经之罪，又能逭乎。夫六经犹大匠之规矩，大匠不能舍规矩而成方圆，上工不能弃六经而求标本，故伤寒一书悉以六经统之，未尝以三焦立名也。而邪之所凑，虽有直中三阴者，总以太阳为多，所谓太阳主卫，出入之道路，即温病亦由表入。《伤寒论》曰：太阳病发热而渴，身灼热者，名曰温病。玩太阳病三字可知。故《内经》有体若燔炭汗出而散之文。若从肺入，安得劫汗乎。叶香岩更曰：首先犯肺，逆传心包。自此言出，而阳明为温热之薮之文，无端扫地。殊不知神昏者，乃胃络通于心，胃实而热邪上蒙君王所致。总宜清热和胃为主，安得用犀角、羚羊角之辈。不辨标本，已属大误，况更以滋腻之品，固住其邪乎。于是昔日之神昏，一变而为真神昏矣。推其原，皆上焦心肺误之也，即谓鞠通杀之可也。更证以金匮痉湿暍症，仲景均冠以太阳病，所以明六淫之气，皆人外受，于风有桂枝汤，于湿有麻黄苡米汤，于暍白虎汤以养津酿汗，奈何后人不察之甚耶。呜呼。不明六经而欲议病，吾终见其操刀杀人矣。悲夫悲夫。吾欲无言。

按，《内经》言因于暑，动则喘喝，静则多言，体若燔炭，汗出而散，又言湿上盛而热，治以苦温，佐以辛甘，以汗为故而止。长沙于痉湿暍证，尽冠以太阳病，正与轻义密合。后人引经略于治法，吴鞠通始作之俑，于是治病不本六经，庸医乃操刀而杀人矣。曹尹甫志。

（见《中医杂志》1923年）

45. 评伤寒温热之争

《伤寒论》、《温病条辨》、《温热经纬》诸书，今之医家，类皆读之，且俱类能明其大义，实非不可思议之佛经梵典比也。然读《伤寒论》者，辄眼高于巅，不可一世，目温热为魔道，痛毁至体无完肤；读条辨经纬者，又欣然自得，以为道尽在是，而讥伤寒派之拘泥固执，于是意见日左，而伤寒温热之争起。

吾谓读伤寒者，信能勤求古训；而读条辨经纬者，亦不失为博彩新知。然医之学问，不在古与新，而在能实用。患伤寒者，吾用麻黄、桂枝而愈，此固伤寒书之长，患温热者，吾用桑、菊、银翘而愈，亦未始非温热书之特长，换言之，伤寒温热诸书中，有是说，有是方，而用之不效，即是诸书之短。倘医家不能在此等处用功，但就伤寒温热字面上争执，是谓意气之争，虽再历数千百年，而中医永无进步之一日。

况《伤寒论》中有数方可治温热病，温热书中亦有数方可治伤寒病，何以故，以伤寒温热均有变化，如伤寒传经，可以变为热，即有清凉之剂，而合于温病之治。故杨栗山云，“温病与伤寒虽曰不同，而或清或攻，后一节治法，原无大异，惟初病散表，前一节治法，则有天渊之别”，可谓透彻之至。

然杨栗山知其然而不知其所以然，吾今明白道破之，则中医之学，素属混合，而不主张隔别，言生理然，言病理亦然，以至言治疗方剂，莫不皆然。故于寒证，不论伤寒杂病，在表则俱得用桂枝，在里俱得用附子、干姜；于热证，不论温热杂病，在上俱得用栀、翘，在下俱得用知母、黄柏；若为肠胃实证，则论伤寒温热杂病，俱得用承气下之。此为一定法则，药可变而法不可变者也；是故有是病，用是药，苟认病准确，以温病方用治伤寒证亦可，以伤寒方用治温热病亦佳。进言之，读《伤寒论》一书而化裁之，确可统治百病，然再从温热书以引申之，何尝不可羽翼《伤寒论》耶！不知此义而互相标榜，吾敢断其于伤寒温热两无深刻之研究，即于中医之基本学说尚未彻底领略耳。

（《现代中医》一卷二期）

46. 评伤寒温热之争（续）

何谓基本学说？曰：凡习中医而欲求其深造者，必令先读《内经》、《难经》、《伤寒》、《金匮》等，以中医学说，顺流而下，由浅入深，能读古书，则如登泰岱，冈峦起伏，历历可指；然此数种，只能名为基本书籍，而不能名曰基本学说。我所称基本学说者，当明了此项学说时，可以解决一切问题，如科学之可以归纳演绎而教人者也。大抵中医之学说，素属混合，而不主张隔别，素属一片神行，而不主张支离破碎，言生理然，言病理亦然，以至言治疗方剂亦然；故于生理重精神、气血津液，于病理重风寒、暑湿、燥火、痰、虫、食，于治疗方剂重温凉补泻，而以五脏六腑为大前提，在此一二十字中错综变化，以奏其不可思议之神技。兹再列表而略加说明：

前提……五脏，六腑……（筋骨脑髓等均包括在内）

生理｛精，神，气，血，津，液……（属于内，演成虚证）

病理｛风，寒，暑，湿，燥，火，痰，食，虫……（属于外，演成实证）

治疗……温，凉，补，泻……（泻字包含汗吐下利小便等）

中医诊治之特长，在“先其所因而伏其所主。”此语出于《内经》，而历今不变，故议一病，必先求其原因，次求其部位，再出以治法；如识得为火，火在于肺，治不离乎凉泻肺火，从而推广之，肺火之发病，虽有咳嗽，消渴，肺痿，等等，而治法决不背驰，用药决不矛盾。

能明乎此，则伤寒温热之争，可以休止矣。何以故，寒与温在表面上截然不同，及其变化，在实际上确有相同，而伤寒温热自初起以至变化之用药，不越随症以求因，随因以施治，活泼泼的，绝无成见，是则伤寒之治可通杂病，而温热之治亦可通杂病，杂病既可相通，岂伤寒温热竟如水火之不可相容乎。吾为拘泥不化，俱不知中医基本学说所致也。

吾尝诫诸弟子曰：“读书时要有古人，要有信仰；临诊时要不得古人，万不可固执。”上月诊王姓妇，怀孕九月，患怔忡症，心悸则胸闷而肢麻，而昏不知人事，入海格路红十字会，验血，验大便，听心脏，照爱克司，而不明其何菌作祟，无药能治，余为处熟地、党参、阿胶、麦冬、桂枝、枣仁、龙齿、茯神、炙草大剂，一剂知，二剂已，盖认定心脏衰弱而用药也。知我者谓我用炙甘草汤遗法，然使有人而不读《伤寒论》，不知炙甘草汤，苟能识得心脏衰弱，其用方吾敢必其亦相类也。故读伤寒而泥于伤寒，读温热而泥于温热，终其身为张仲景、吴鞠通、王孟英之傀儡而止；傀儡之争，试问有何价值，有何贡献之足云。

（以上二篇见《现代中医》1934 年）

47. 金元四大家学说之研究

四大家有前后之别，前四大家为张仲景、刘河间、李东垣、朱丹溪，后四大家为薛立斋、张凤逵、吴又可、喻嘉言。陆九芝以仲景之圣不得居三子之列，以张子和易之，而前四大家之论定。吾今本兹，作金元四大家学说之研究。夫儒之门户分于宋，医之门户分于金元，明承金元之余风，诸家迭起，各挟所学以自鸣于世，若戴元礼之与丹溪，一派也；薛立斋之与东垣，一派也；缪仲淳之与河间一派也；吴又可之与子和，又一派也。其流衍至清至今而积不能合，可谓甚矣。然则居今日而研究各家之学说，不可不先研究金元四大家之学说。庶几如登泰岳，冈峦起伏，历历可指。会中国医学院诸生以此相询，爰述如左，俾资参改，不敢谓为识途老马也。二十一年二月伯未记。

刘完素学说之研究

金史本传，刘完素字守真，河间人，撰《运气要旨论》、《伤寒直格》、《医方精要宣明论》五卷。又虑庸医或出妄说，著《素问玄机原病式》一卷，特举二百八十八字，注二万余言，然好用凉剂，以降心火益肾水为主。

今按河间学说之宗旨，在亢则害，承乃制六字。能明其理，凡阳证似阴，阴证似阳，寒极反热，热极反寒，皆可于此推之，惟河间之精到处在是，而河间之偏颇处亦在是。盖俱言五行之盛，未言五行之衰，所以多用寒凉攻伐也。兹节录《原病式》自序云："阴阳变化之道，木极似金，金极似火，火极似水，水极似土，土极似木，故经曰，亢则害，承乃制，谓已亢过极，则反似胜己之化也。俗未之知，认似作是，以阳为阴，失其意也。"又鼻鼽条云："夫五行之理，微则当其本化，甚则兼其鬼贼。故经曰，亢则害，承乃制也。易曰，燥万物者莫熯乎火，以火炼金，热极而反化为水，及身热极而反汗出也。水体柔顺，而寒极则反冰如地也，皆所谓过极则反兼鬼贼之化，制其甚也，由是肝热极则出泣。心热甚则出汗，脾热甚则出涎，肺热甚则出涕，肾热甚则出唾也。"又瘕病云："水体柔顺而反坚硬如他者，亢则害，承乃制也。故病湿过极则为痉，反兼风化制之也。病风过极则反燥，筋脉劲急，反兼金化制之也。其为治者，但当泻其过甚之气，以为病本，不可反误治其兼化也。”可以见其微矣。

《素问·至真要大论》详言五运六气盛衰胜复之理，河间遂以病机十九条，采一百七十六字，演为二百八十八字，反复辨论，都二万余言。然大旨多主于火，故张介宾作《景岳全书》攻之最力。夫仲景以六经六气统百病，河间以五运六气统百病，其实六经可以统五运，而五运不足以赅六经。仲景六经各有提纲，如太阳之脉浮，头项强痛恶寒，阳明之胃家实，少阳之口苦，咽干目眩，是为百病立法，不仅为伤寒一证立法。凡六经之分，在寒水、燥金、相火、湿土、君火、风木之六气，不仅为足六经、手六经。六气之为病，又有在经、在腑、在脏之不同，若仅以五运分之，毋乃诸病只有脏而无经腑乎。然河间深明五运六气之化，又非后世诸家所能及，盖天之五气，暑分为火而为六，地之五行，火分君相而亦为六，人在气交之中，所受诸病，惟火独多。试观病机，明言火者，无论已，其言属于热者，亦火也。属于心者，亦火也。仲景伤寒论，除表寒用温散，里寒用温补外，其凉解吐下等剂，皆治火热，非治寒邪。河间熟稔经旨及仲景治法，而所值又为燥火大司天之时，温病热病实火之证尤多，故以寒凉之剂，攻其有余，皆能应手奏效。此其成名之始，亦著书立说之所自也。

遵此以钻研其病理，“论病痿”云：“痿者手足痿弱，不能收持，由肺金本燥。燥之为病，血液减少，不能荣养百骸故也。”“论喘”云：“火气甚为夏热，衰为冬寒，故病寒则气衰而息微，病热则气甚而息粗。又寒水为阴，主乎迟缓，热火为阳，主乎急数，故寒则息迟气微，热则气粗而为喘也。”“论呕”云：“胃膈者甚则为呕，火气炎上之象也。”“论吐酸”云：“酸者肝木之味也，由火盛制金，不能平木，则肝木自甚，故为酸，如饮食热则易于酸矣。或言吐酸为寒者误也。肝热则口酸，心热则口苦，脾热则口甘，肺热则口辛，肾热则口咸，或口淡者，胃热也。”“论吐下霍乱”云：“三焦为水谷传化之道路，热气则传化失常，而吐泻霍乱，火性躁动故也。”“论利下”云：“或言白痢为寒者误也。若果为寒，则不能消化，何由反化为脓也。食于腹中，感人湿热邪气，则自然溃发，化为脓血也。”举其一脔，加以细绎。痿症归于燥，与《内经》治痿独取阳明之旨同。陈修园以甘草干姜汤为治痿之正方，实误。喘症归于热，与《内经》壮火食气之旨同。张仲景以桂枝加厚朴杏子汤治寒喘，堪对照。呕属于热，故温病起于阳明。呕渴之症独多，以胃中伏火，郁而攻发也。吐酸属于火，故左金丸为吐酸妙剂。以用黄连之苦寒，而吴萸从治之也。霍乱为病，习俗俱以寒湿为主，河间独倡热霍乱。寒热之分始肇，而《巢氏病源》责之风冷，《千金方》责之因饮食眠席所得，为不尽实。利下为病，习俗俱以白为寒，赤为热。河间独倡白亦有热，赤白之拘始破。而尤在湿气闭于下，热复迫之。王孟英用芩连滑朴治白痢乃可征。观此，其学说或偏，而附翼先哲，开悟后人，功正无量。矧其辨喘症寒热之精细，则知河间未尝不知寒证，其遇寒证，亦治以苦寒，可以断定。乃学者仅观皮毛，而忘其伟大之发明，更多方加以訾议，何耶。（未完）

48. 金元四大家学说之研究（续）

李杲学说之研究

元史本传，李杲字明之，镇定人。时张元素以医名燕赵间，杲捐千金从之学，不数年，尽传其业。著《内外伤辨》、《脾胃论》、《兰室秘藏》三种。世称东垣十书，除此三种外，其他《崔真人脉诀》，称杲批评；《汤液本草》、《此事难知》，为王好古撰；朱丹溪《局方发挥》、《格致余论》，王履《医经溯洄集》、齐德之《外科精义》，皆与李氏渊源各别；末附《医垒元戎》、《斑疹萃英》不著撰人姓氏，均非李氏之书也。

东垣学说，大旨以脾胃为主，专事升阳。益其所值为六十六甲子寒湿用事之时，在人则脾最恶湿，而寒湿最易伤阳，是以脾阳下陷，胃阳不足之症居多，故用升柴及参苓芪术，脾胃合治，效如桴鼓也。夫胃体阳而用阴，脾体阴而用阳，脾阳宜升，胃阴宜降。若脾阳不升，则失其健用之职，而为卑监矣。胃阴不降，则失其传化之常，而为敦阜矣。叶天士云："太阴湿土，得阳始运，阳明阳土，得阴自安。以脾喜刚燥，胃喜柔润也。仲景急下存津，其治在胃。东垣大升阳气，其治在脾。"寥寥数语，深得内经秘旨。

脾胃虚实传变论，引经立说，为独重脾胃之提纲。首明脾胃为养生之本，盖土为万物之母，脾胃为生化之源，实有至理。中段以“饮食失节，寒温不适，脾胃乃伤”十二字作骨，申明脾胃之气既伤，则元气亦不能充而生诸病之理。末以食饮有节，起居有常，不妄作劳，数语作结，独得之见，足以惩动用寒凉攻伐，败人脾胃，绝人元气之失。然窃谓经言五脏六腑皆禀气于胃，未言诸病皆由脾胃所生。诚以五脏六腑，各有阴阳，各有虚实寒热之病，即各有补泻温凉之治。阳有时宜升，亦有时宜降，阴有时宜降，亦有时宜升。东垣所云，似乎升为生气，降为死气，恐经旨不尽如是也。其内外伤辨一文，辨阴证阳证，发明内伤之理，特制补中益气等方，重在温补升阳，以救刘张两家末流攻脾之弊。论饮食劳倦，论饮食伤脾，发明补益消导之理，特畅洁古枳术丸方意，先补其虚，后化所伤，不使峻厉攻下。其他如《兰室秘藏》之论中满腹胀，论大便结燥，对于脾胃损伤，可谓发挥无余蕴。盖皆由遭之时世与大运使然也。明孙一奎《医旨绪余》云，“东垣生当金元之交，中原扰攘，土失其所，人疲奔命，或以劳倦伤脾，或以忧思伤脾，或以饥饱伤脾，病有缓急，不得不以急者为先务。”此真知杲者也。

朱震亨学说之研究

九灵山房集本传，朱震亨字彦修，婺之义乌人。既负医名，复从罗知悌学。罗得刘完素之再传，而旁通张从正、李杲二家之说，尽得其学而归。春秋既高，著《格致余论》、

《局方发挥》、《伤寒辨疑》、《本草衍义补遗》、《外科精要》新论诸书。丹溪以刘张李三家之论，去其长而用其短，大要在刘张之学，论腑脏气化有六，而于湿热相火二气致病为最多，遂以推陈致新泻火之法疗之。此固高出前代，然有阴虚火动，或阴阳两虚，湿热自盛者，又当消息用之。李之论饮食劳倦，内伤脾胃，则以胃脘之阳不能升举，并及心肺之气，陷入中焦，而用补中益气之剂治之，此亦前人之所无。然而天不足西北，地不满东南，天阳也，地阴也，西北之人阳气易于降，东南之人阴火易于升，苟不知此而徒守其法，则气之降者固可愈，而于其升者亦从而用之，恐反增其病，遂折衷其说，而更创阳当有余，阴常不足之论。宗旨偏主滋阴降火，因有格致余论之作，并辟温补燥热之非，因有《局方发挥》之作，虽仍不免如刘李之或偏，而阐发内经奥旨之处，实较刘李为尤多。明张介宾主张益火，乃掊击之不遗余力，殊不知丹溪生于至元，卒于至正，所值乃六十七甲子风火大运，六十八甲子火燥大运之时，故宜于滋清之病独多，观其学案，岂真专事滋清者哉。

考其学说之产生，尽于《格致余论》阳有余阴不足及相火二论。论阳有余阴不足云："日实也，而运于月之外；月缺也，禀日之光以为明。人身之阴气，其消长视月之盈缺，故人之生也，男子十六而精通，女子十四而经行，是有形之后，犹有待乳哺水谷以为养，阴气始成，而可以阳气为配，以能成人。而为人之父母，古必近三十二而后嫁娶，可见阴气之难于成，而古之善于摄养也。况男子六十四而精绝，女子四十九而经断，以阴气之成，止供给三十年，之观听言动，已先亏矣。人之情欲无涯，此难成易亏之阴气，若之何而可以供给也。经曰，阳道实，阴道虚。又曰，至阴虚，天气绝，至阳盛，地气不足，观虚与盛之所在，非吾之过论。”论相火云：“相火易动。五性厥阳之火，又从而煽之，则妄动矣。火既妄动，则煎熬真阴，阴虚则病，阴绝则死，君火之气，经以暑与湿言之，而相火之气，则以火言，盖表其暴悍酷烈，有甚于君火也。故曰，相火元气之贼。”其次于养老、慈幼二论，对于养阴之主义，亦多发挥。吾今引《内经》“阴精所奉其人寿”，又“年四十而阴气自半也，起居衰矣”数语，可知丹溪之说似偏，而持贵阳贱阴之说者，亦未尽当也。况人当垂暮之年，阴精已断，血液不足，孤阳时有飞越之虞。岂可以其年老气弱下虚，以温补为事，助其元阳，而竭其阴气哉。

丹溪之主义，既如上述，其论杂病，亦多独到之处。兹先以疟疾言。子和治疟，喜用汗吐下三法，即弥年久疟亦用之，不知疟疾未久，在腑在阳者，三法原可用，但亦须审何经何腑，分别施治，一或孟浪，变症百出，而况病邪深入脏阴。若仍延用，必致偾事。丹溪主于补养，急救胃气，诚治三阴疟之要法也。再以胎堕言，病源谓冷伤于子脏而堕，丹溪独主血虚内热，阳旺阴亏，故养胎之方，主以黄芩，佐以白术也。再以鼓胀言，鼓胀水肿之症，寒热虚实，最难辨认。丹溪专主土败木贼，湿热相乘为病，而以补脾土，养肺金，滋肾水，却盐味，断妄想为治。盖仅为虚证而在脏阴者立一万全之法也。再以疝气言，世均以厥阴受寒收引所致，丹溪认为湿热壅遏，又因外感寒气。湿热被郁，故作痛，足备前人未畅之旨也。再以痿症言，局方将痿病混入中风条内，丹溪反复辩论，如犀分水，一目了然，不使惑于歧途，厥功尤伟也。仅据此数项，为衡觉丹溪之思想，殊有突过昔人之处，吾友陈无咎君极力阐扬其学，创丹溪学社，非阿好也。

49. 金元四大家学说之研究（续）

张从正学说之研究

金史本传，张从正字子和，自称戴人，睢州考诚人。精于医，贯穿素、难之学。其法宗刘守真，用药多寒凉，古医书有汗下吐法，亦有不当汗者，汗之则死。不当下者，下之则死。不当吐者，吐之则死。各有经络脉理，从正用之最精，号张子和汗吐下法。著有《儒门事亲》十五卷行世，子和以汗吐下三法为主。而大旨偏于用攻，在当时已多异议，故其《儒门事亲》中辨谤之处为多，丹溪亦讥之。后人遂并其书置之，然病情万状，各有所宜。宜攻不攻，与当补不补，厥弊惟均。偏执其法固非，竟斥其法亦非也。矧子和与守真同时，而稍后于守真，其医名显于金大定明昌间，正值六十五甲子燥火用事之时，故亦宜于寒凉，至金泰和四年，则换六十六甲子。太阳寒水，太阴湿土用事，其时子和尚在，寒凉之法，必有用之不效者，而东垣继起，力辟守真子和之非，专事温补，是则诸子皆应时杰出之才，自鸣一得，而不知皆司天大运使然。诸子之偏处信不可掩，而诸子之独到处亦可以风矣。

其论汗吐下三法云：夫病之一物非人身素有之也，或自外而人，或由内而生，皆邪气也。邪气加诸身，速攻之可也，速去之可也，揽而留之，虽愚夫愚妇皆知其不可也。及其闻攻则不悦，闻补则乐之，今之医者曰：当先固其元气，元气实，邪自去，世间如此妄人，何其多也。夫邪之中人，轻则传久而自尽，稍甚则传久而难已，更甚则暴死。若先论固其元气，以补剂补之，真气未胜，而邪气已交驰横骛而不可制矣。惟脉脱下虚，无邪无积之人，始可议补。其余有邪积之人议补者，是鲧湮洪水之徒也。今予论汗下吐三法，先论攻其邪，邪去而元气自复也。况予所论之法，识练日久，至精至熟，有得无失，所以敢为来者言也。天之六气，风暑火湿燥寒；地之六气，雾露雨雹冰泥；人之六味，酸苦甘辛咸淡。故天邪发病，多在乎上；地邪发病，多在乎下；人邪发病，多在乎中；此为发病之三也。人之在三，出之者亦三也。诸风寒之邪，结搏皮肤之间，藏于经络之内，留而不去，或发疼痛走注，麻痹不仁，及四肿痒拘挛，可汗而出之。风痰宿食，在膈或上脘，可涌出之。寒湿固冷，热客下焦，在下之病，可泄而出之。《内经》散论诸病，非一状也，流言治法，非一阶也。“至真要大论”等数篇，言运气所生诸病，各断以酸苦甘辛咸淡，以统括之。其言补时见一二，然其补非今之所谓补也。如辛补肝，咸补心，甘补肾，酸补脾，苦补肺。若此之补乃所以发腠理，致津液，通血气。至其统论诸药，辛甘淡三味为阳，酸苦咸三味为阴，辛甘发散，淡渗泄，发散者归于汗，涌者归于吐，泄者归于下。渗为解表，归于汗。泄于利小溲，归于下。殊不言补，乃知圣人只有三法，无第四法也。然则圣人不言补乎，曰盖汗下吐以草木治病者也。补者宜谷肉果菜养口体者也，夫谷肉果菜之属，犹君之刑罚也，故曰德教兴平之粱，肉刑罚治乱之药石，若人无病，粱肉而已，及其有病，当先诛伐有过，病之去也，粱肉补之，如世治则刑措而不用，岂可以药石为补哉。必欲去大病大瘵，非汗下吐末由也已。且予之三法，能兼众法，用药之时，有按、有跻、有揃、有道、有减、有增、有续、有止。今之医者，不得予之法，皆仰面傲笑曰：吐者瓜蒂而已矣，汗者麻黄、升麻而已矣，下者巴豆、牵牛、朴硝、大黄、甘遂、芫花而已矣，既不得其术，从而诬之。予固难与之苦辨，故作此诠。所谓三法可以兼总法者，如引涎嚏气追泪。凡上行者，皆吐法也，灸蒸熏洗熨烙针砭道引按摩，凡能表者，皆汗法也。催生下乳、磨积逐水、破经泄气，凡下行者，皆下法也。此予之法，所以该众法也。观子和此论，亦必视其人元气何如，方敢施用，非不察虚实，冒昧攻泻不顾元气者所可藉口。吕元膺曰："子和医如老将对敌，或陈兵背水，或济河焚舟，置之死地而后生。不善用之，非溃则北矣。"故必有子和之学，而手能用子和之法耳。又吐汗下之法，实长沙之诸余，非子和创论。徐洄溪曰："内外十三因试问何一因是当补者，病长则虚者亦生，病留则实者亦死。"此数语可作子和三法之总评。

刘完素方剂之三研究

仲景伤寒论，不独治伤寒一病。故河间伤寒诸书，所论皆温热之病，而所用皆伤寒论之方。较之后人之但见仲景麻桂姜附法，而不知芩连膏黄法者高出百倍。然于表证立双解散以治伤寒温病；表里实热，天水散以治热伤元气；内外俱热，于里证立三一承气汤以通治实热，于表里证立凉膈散以治心火上盛；中焦燥实，黄连解毒汤以治大热烦渴，干呕谵语。未能将正伤寒之方治，分别清晰，遂使温热与伤寒相混。所以然者，河间拘于《素问·热论》以说伤寒，欲辨明热病与伤寒异，乃卒至热病与伤寒混也。

头痛口干，用桂苓甘露饮。身疼无问风寒，用六神通解散。甘露饮即五苓散加寒水石、石膏、滑石、黄芩，皆以寒凉为主体，高揭其寒凉派之旗帜。然考宣明论中最精之方，如暗痱之用地黄饮子，多属温补之药。露风之用解风散，多属温散之药。腹胀之用吴茱萸汤，多属温化之药。疹筋之用柏子仁散，多属温运之药。其他伏梁之鳖甲汤，结阴之地榆汤，失音之诃子汤，首风之大川芎丸等，均不以寒凉是尚。然则后人每谓河间好用凉剂，不善用温剂，犹属门外之见，而未能升堂入室者也。

李杲方剂之研究

东垣之著名方剂，为补中益气汤，为清暑益气汤，为升阳散火汤。大致在脾胃不健，中气下陷，故补之益之升之，曲尽其用。然补中益气用以补脾，使地道卑而上行。亦可补心肺，损其肺者益其气，损其心者益其营卫。亦可补肝，木郁则达之，审属佳妙。若阴虚于下者不宜升，阳虚于下者更不宜升，服之动辄得咎。陆丽京曰：此为清阳下陷者言之，非为下虚而清阳不升者言之。真读东垣书而有得者也。若清暑益气当为暑微湿盛而气虚者之法，倘暑热盛而湿微者，决不可施。徐灵胎讥其用药杂出，斥为医道之一厄，未免过当。要亦有见，升阳散火，亦治阳之郁而非治阳之虚，故用辛温而不用寒药，取火郁发之之旨也。总之东垣长技，不外升柴及参芪苓术，以为甘温能除大热。但参芪所去之热，乃脾肺虚乏之热，非肝肾虚损之热，试以参芪投之于阴虚内热之人，其弊立见，此醉心东垣者之所应细辨者也。

其治脾胃实证，有枳实导滞丸。治伤暑热之物，不得施化，而作痞满闷乱不安，有葛花解酲汤。治饮酒太过，呕吐痰逆，心神烦乱，胸膈痞塞，小便不利，有平胃散。治湿淫于内，及积饮痞膈中满，有中满分消丸。治中满热胀、鼓胀、气胀、水胀所用之药，不外厚朴、二术、泽泻、枳实、神曲、茯苓、陈皮辈。观此，东垣于脾胃虚实证之治法，已可得其梗概矣。

朱震亨方剂之研究

丹溪以滋阴降火为主，力辟温补燥热之非，因有《格致余论》、《局方发挥》之作。遂其大补阴丸之用黄柏、知母、熟地、龟板。补天丸之用河车、黄柏、龟板、牛膝，咸寒坚阴，苦寒制火，演成阴虚火旺之正鹄。其他内燥之活血润燥生津方，血燥翻胃之韭汁牛乳饮，消渴之消渴方，均以养阴为能事。然推其原，不过为酗酒纵欲，精竭炎炽，不宜于刚剂者立一法门，此其所以有救时之说欤。

舍滋阴之剂外，越鞠丸之治六郁，痛风丸之治痛风，疝气方之治疝气，皆以清化擅长，则以湿热为主也。左金丸用黄连、吴萸，清火降逆，为治吞酸之主药。六一散用滑石、甘草，利水泻火，为治暑热之妙方。于此益见丹溪亦为寒凉派中人。故补则养阴，不补则清化。纵有辛温之法，以治痛风，补中行湿之法，以治鼓胀，皆非主体也。

张从正方剂之研究

仲景之下剂，至十枣汤而极。子和之下，于水肿用舟车神佑丸、浚川散，举甘遂、芫花、大戟、十枣汤之主药，益以牵牛、大黄、轻粉，助以青皮、木香之破气，其力量之大，实较仲景方而倍之，真不愧为攻下派之健将。然人于十枣汤则畏惧不敢用，舟车丸、浚川散则反习用而不顾忌，何耶？其他槟榔丸为消宿食之剂，亦用牵牛。通经散为治膈食之剂，亦用甘遂。柴胡饮子为疏外邪之剂，亦用大黄。又若牛黄通膈丸牵牛、大黄并用，泄水，芒硝、商陆并用，七宣丸桃仁、枳实并用，其用药之泼辣，与近代以平淡见长者，真如冰炭，然其识见之高，殊可推想矣。

吐剂之三圣散，方用瓜蒂、防风、藜芦，涌痰有特长，故于惊搐及风痰头痛常用之。汗剂之圣散子，驱麻黄、柴胡、防风、独活、藁本、附子、细辛等于一炉，辛温燥热，极宜于寒湿卒中之病。在此下吐汗三大法之外，求其平正之方，厥惟白术调中丸，人参调中汤。盖极吐极下，俱伤中气，不可不有善后之法，然则子和之法，邪去而正自复之法也。

（以上三篇见《中医世界》1932~1933年）

50. 皇汉医学之实际

或问，日本皇汉医学勃兴，于意去何。答之曰，今日之皇汉医学，过去之中国医学，未定之世界学也。又申之曰，凡事非经历不能深知其利弊，中西医之各恃其是，不足凭信，吾必择第三者之备尝其甘苦者，始能见其实际。

汤本求真曰，任何学术，理论与事实，常须一致契合，其间不生毫厘之差，如治数学等科。于理论之研究，若能致力不怠，非一一需要经验的知识。至于医之为学，属于灵妙不可思议之人体的学术，实非单纯之理论所能解决，必有待于经验之智识，故其理论而根据于人体的事实者，方为真正之理论，反是则否。是体验的事实居先，而后理论随之者也。惜乎洋医大半持科学万能主义，以为科学之力，无不可解决者。由此妄想，于是以人体与试验管同视，奉动物试验为金科玉律，欲以是等试验所得之结论，直试之于至妙不可解之人身，研究室里之理论，虽极精细微妙之大观，临床往往失其效验，亦固其所。至于与此相反之汉医方，乃由数千年以前，就几千万亿之人体，讨究病理药方，经百炼千磨而后完成者，其理论骤观之虽似空漠，其实秩序整齐，有始终一贯之条理，药方亦然。故实际上能奏赫赫之伟效，余尝证之于实验矣。余之乍发此论，揭洋方之短处而不举其长，说汉方之长处而不及其短，固当自承为偏断，然余非但知汉医方而不知洋医方者，又非专事尊重经验的知识，而漠视科学的智识者，实为洋汉医方之折衷主义者也。乃出此比较研究上之不得已，夫岂以痛骂为取快哉。

石原保秀曰，现代医学之进步，实足堪惊叹者，但退而细察其内容，外科方面，虽可满意，而内科治疗，较之五十年百年之前果曾有几何之进境欤。试取日本药局方检之，计药物七百六十余种，其中除去剧毒药外用药，所余五百余种中，对于各种疾病，堪称为特效药者。果有若干，是不能不使余为之怅然而悲，何况今之医学医术，大部分皆模仿泰西直译泰西乎，吾故以为我医学医术，有大改造之余地，有大省察之必要。换言之探长补短可也，改旧创新，固属紧要，但若汲汲于模仿直译，忘其风土，忘却气候体质食物及其他一切关系，则为余所不取。弃家鸡而爱野鹜，崇犀象而贼牛马，吾所不与也。言其极近之例，如长井博士之爱费笃林是也。长井博士之抽出此成分而发表之者，在去今四十年前，即明治十七年事也，但迩来人视此若何乎，除有二三用之者，谓其主治作用，在于散瞳而已，余皆耳无闻目无见也。但自昨年经泰西诸家之研究，发表其对于喘息，有决定的价值以来，立即引起我临床家之注意，而应用者亦骤增，成为逆输入之势焉。夫爱费笃林不待言，即汉药中麻黄之主成分。而麻黄早已为我汉医所用于中风、伤寒、头寒、温疟、咳逆、上气、痰哮、气喘、皮肉不仁、赤黑斑毒、风疹痹、目赤肿痛、水肿风肿等。明言之，即早经汉医实验而证实者也。当制定日本药局方时，有黄连而又输入哥伦母，有川芎、当归而又输入安杰利加，有远志而又输入摄涅瓦，大黄有适于国人之轻质者，亦弃不用。反输入欧洲之重质大黄，或有乌头、附子，亦弃不用，而乐用阿哥尼丁，此去年之日本医学会总会朝比奈博士所指摘者。近如排吗啡而常用般笃帮，即使我医界亦不免有流行变迁，但此究属何事何意，吾所不慊于模仿的直译的盲从的医学，盖即指此。更进而言之，在明治时代，尤其初年，为人所弃如敝屣，即在今日，一部分间，尚视之如古董之汉和医方中，如此种卓越药物实际甚多。我汉和医术，实有不许泰西医术追随之美点长处在，上下二千载，其间祖先经过多大牺牲所发明研究，而遗于吾人之汉和医术，能谓为绝无可学者乎。于医之心术诊视汤液，自有我东方独特境地，本不待鄙陋如吾者，为之大声宣布也。

上引二字立论，均根据实验，且俱曾操西医，不同门户之见，其反对西方之新奇，在视人体如机械，揄扬汉医之神秘，尤愿整理以科学。因引起桂田富士之郎之言曰，多数汉药，仰给于自然界，虽草根木皮，未必不奏其神效。盖至少积数千年悠久之实验，此根深蒂固所成立之汉医方，苟能从事科学而下观察，其俾益国际上之医学，属吾国医者所引足自豪也。然则日本所研究者汉医，欲攫汉医之长以创造新的医学炫耀于世界，其用心不难及。吾于四年前发表今后之中医一文（载上海国医公会月刊第一期中），尝谓世界各国将以中国医学为研究之中心，而日本将以中国医学执世界医学之牛耳。今果谈言微中矣，吾人对此，将引为中国医学之幸乎，抑将以此为泰山之靠乎，或竟有奋起而追随改进乎。

日本汉医之研究，奉仲景为宗师。议论之发挥，方药之增损，惟《伤寒》、《金匮》，亦趋亦步。汤本求真之皇汉医学即其一例，然而仲景以后，岂无大家，即无大家，亦岂无一得之贡献。远者吾不言，即如近今伤寒、温病之争。叶香岩之温热论，薛一瓢之湿温条辨，吴淮阴之温病条辨，吴又可之广温疫论，足供采择者殊多，即辅翼仲景者不少，苟能含英咀华，实足使中医学说益形灿烂。奈言古者薄今，喜新者弃旧，罔论中西医无从沟通，即新旧派亦日见分裂。吾发此论，非欲自跻于苏派，以桑菊、银翘为能。盖为医而不能穷窥今古，细辨得失，终不免一隅之见。况乎时有四季，地有五里，因事制宜，活泼在我，故日本汉医之勃兴，其最大原因，在风土人情之不适用西医，而吾之追踪，当视其已筑之途径而另辟新途径以使交通益便。譬之最近政府之努力建设公路然。噫嘻，国人之劣根性，为处处洋化，于是国医衰落之时，闻日本汉医勃兴，即趋奉而引以为荣。以为外人之言论举动必不谬，外人能采国医，国医之价值益显，不问外人所研究者，在何种功夫，用何种方法，及何种结果为彼之收获，此实国医之大耻也。

上海中医书局有皇汉医学编译社之组织，踵之者中国医学院有日本汉医勃兴展览会之筹备，说者谓中医之重振可待，余独谓国医界于此欢欣鼓舞之余，应有深刻之“刺激”，勤奋之“勉励”，庶于国医前途有光明之日。因草此以示同仁。以为何如何如。

（见《中医世界》1936 年）

51. 统一病名

中央国医馆前有统一的病名之举，诚盛事也。惜乎措置失当，致所订计划，引起全国反对，今者内科等已脱稿，有油印本分送各理事审定。而同道鲜有知其真相，爰录黄谦君之审查意见于后，读者可以想见内容之一斑。呜呼，中医竟出自杀之一途耶，吾虽知出于一二人之意旨，决不成为事实。然中医界竟有此自趋灭亡之徒，则深可痛耳。黄谦君之高见，益令吾心折矣。(以下原文)

（一）查病名草案。内科各病。佥以西医译名标题，而附列国医原名于下，与本馆整理国医药学术标准大纲第一甲乙丙丁戊各条，意旨显然不合。按西医来华译书者，始于清道光鸦片战争以后，迄今仅六七十年耳，而所译诸书，往往一病之名，更改辄至四五次，近时华人所著西医书病名，多依日人所译，命名分歧，莫能统一，安知数年后不更易以新名，是西医所译病名，尚在未定时期，今取以冠诸有数千年历史之国医原名上，喧宾夺主，似觉未安，此应讨论者一。

（二）查草案内科各门，只列病名，未叙症候。且每一病名之下，混列国医原名。多至五六，如流行性感冒，下列国医原名仲景太阳伤寒，又少阳病，又阳明病，又太阴病，又咳嗽上气，又呕吐下利诸病，症候不同，表里各殊，牵合为一，似有未妥，此应讨论者二。

（三）查草案内外妇儿各科，国医原名下所引医书，仅《灵枢》、仲景、《巢氏病源》、《准绳》、《金鉴》、《心法》、《竹林》、《青主》等八种。并羼有俗称而无审定之医书以为宗主。按《素问》、《千金》诸书为研究国医之要典，亦即病名之渊海，皆未见引用。是以国医病名，遗漏颇多。如《素问》之暑病、瘅热、偏风、心风、脾风、肺风、肾风、胃风、漏风、酒风、内风、泄风、劳风、首风、痱风、寒厥、热厥、阳厥、煎厥、风厥、薄厥、暴厥、尸厥、肾厥、骨厥、踝厥、消痹、消中、食亦、筋痿、肉痿、皮痿、脉痿、骨痿、行痹、痛痹、骨痹、脉痹、筋痹、肌痹、风痹、肝痹、心痹、脾痹、肺痹、肾痹、肠痹、周痹、食痹、偏枯、柔风痉、狂疾、癫疾、石瘕、肠覃、息积、臌胀、胆痹、脾痹、肠风、阴痿、阴缩、癃闭、溃癃等，病名百余，皆付阙如，即此一书，多已如此。其他遗漏，不遑枚举，此应讨论者三。

依上所述病名草案，似有整理之必要，窃意统一国医病名，应以《灵枢》、《素问》、《伤寒》、《金匮要略》四书为宗，分科别类，录其病名，编为纲目，谱为统系。参考《难经》、《甲乙经》、《脉经》、《巢氏病源》、《千金》、《外台秘要》、《圣济总录》、《六科准绳》、《医宗金鉴》及宋、金、元、明、清诸家并近世所译东西洋各科医书，校其异同，补其阙略，正其谬误，删其重复，各科以公共病名为纲，下列诸症专名为目，目下详注各候，及所引原书。俾古今中外医书病名，同条共贯，归于统一，则国医之发扬光大，或即以此为权舆也。

（见《中医世界》1934 年）

52. 中国医事年鉴

越俎代庖之事，时见于吾国。而国人对之，恬不为耻，反乐予以热烈之赞助。近来日本同仁会之编纂中国医事年鉴其一也。夫中国之医事，中国自能调查，即使中国而不能调查，亦不用外人为我调查。国外人而甘为调查，则其别具用心，不难想见，而国人惟恐其知之不详，尽心竭力以贡献之，吾恐今日引为宣传之机会，他日即为攻击之利器也。

三年前，余任全国医业团体总联合会常务，即有国医年鉴之提议，印就表格，分送各地医团。不一月而外埠之填缴者十居六七，其吾人认为著名之医团，绝不顾问。近在咫尺之本埠医团，更漠不关心，延迟不复，卒致失去时效，未克付印，仅在拙编国医公会、现代国医月刊略事发表。此未久之事，吾同仁中当有印象，然则对今日同仁会之征求，将作若何感想耶。

鸣呼，事事媚外，一至于此，夫复何言。

53. 医 说

医之说有三。

（一）《说文》——医，治病工也。

（二）《广雅释诂》——医，巫也。

（三）《后汉·书方术》郭玉传——医之为言意也。

吾今根据上述而约言以提其纲。

（一）言医之事。

（二）言医之属。

（三）言医之法。

更因此三者而申论之。

（一）医主事——医之范围至窄，即所谓治病工。盖于治病之外，医实毋用施其术也。纵卫生之事，医亦负其责，然虑其有病而设立，仍医之事也。故《内经》或言未病或言已病，皆为治病而制。《金匮》、《伤寒》则纯乎为病而制，医取用之，皆为工具也。又医字从殹从酉，王育说一曰殹病声。酒所以治病也，《周礼》有医酒。则医之一字，已含医之事，医于治病之外，复何求哉。

（二）医之属——医之属吾虽不能指定其归于何类，然谓之曰巫，则未敢从也。何谓巫？书伊训云，事鬼神曰巫。公羊隐四年传，于钟巫之祭焉注，巫者事鬼神祷解以治病请福者也。夫鬼神虚无缥缈，可信而不可信，祷鬼神以治病，尤虚无缥缈而不可信，以不可信之巫而拟于可信之医，可谓偷乎。此退扁鹊而召卫巫，齐侯之所以不久，而扁鹊有信巫不信医者不治。《素问》有拘于鬼神者，不可与言至巧之语也。或曰，此所谓巫，乃祝由之类。《素问》云，往古恬憺，邪不能深入，故可移精祝由而已。王太仆注，祝说病由，不劳针石，故曰祝由。然未能透剔其理，吾终不敢信，即不能谓为可与医并驾也。

（三）医之法——医之法多端，分之为攻补温凉吐利等等，总之为阴阳二途。然断其为阴为阳，其间非有不可解之点，一理字而已。有其病，必有理，有是理，必有法。日华子所谓医理而药瑜也。若夫意又泛而不实之名词，试以切脉言之。初临诊时，往往意其迟则果似迟，意其数则果似数。更试以用药言之，意是药有利气之力，则如见其气之利，意是药有壅气之力，则如见其气之壅，心中之意不可凭，事实之理乃可断。故因理而意会之则可，无理而亦意会之则不可。然则医者理也，而非意也，理之所不达而后以意会之。

非谓有意而即能无所不可也。故医者意也一语，可与明理者言之，断不可与任意者商之。试举一端为证，如伤寒发黄与黄瘅发黄病由不同，而皆用大黄者，以湿热壅阻阳明，如造酱面，如盐菜在瓮，其理正同也。湿热壅于内，则血脉张于外，脉之洪大坚实者，其理又同也。诸经之病，可类推矣。上所述者，仅述者，仅举大要，然可得下之三定理。

一、医即为治病工，则宜着力研究治病之道，不得随附敷衍。

二、医既非巫之属，则当着力实事求是，勿发空泛之言。

三、医既非意所能尽，则须着力发挥真理，莫自夸为玄妙。

（见《现代国医》1931 年）

54. 张仲景之伟大贡献

继《内》、《难》之后，而以切实之经验，贡献于世人者，则为仲景之《伤寒论》、《金匮要略》二书。伤寒为时病之金科，金匮为杂病之玉律。日本医学，窃中土之绪余，以为三岛文明，弈世赞研，颇有青蓝之胜。如吉益氏父子之精当，丹波氏父子之渊雅，其他若尾如榕堂、山田正珍、中西惟忠等，皆风发踔厉，卓然成家。要其归俱取法于仲景，故日本之认为东方古医学者，即仲景之学，而日本之汉医，直可称为仲景之医学。盖其书不尚空浮之议论，以凭证用药为主，不啻临床之导师。即在吾国，仲景之书，亦在必读，历代各家诠注之可考者，达一百二十种以上，可谓盛矣。

伤寒全书，以太阳、阳明、少阳、太阴、少阴、厥阴六经为提纲，后世多主经络脏腑，殊觉穿凿，今特详述以明真义。考方有执云，六经之经，与经络之经不同，六经犹儒家六经之经，犹言部也。程应旄云，六经犹言界也，亦犹言常也。又云，《素问》之六经，是一病共具之六经；仲景之六经，是异病分布之六经。《素问》是因热病而原及六经，仲景设六经以该尽众病。柯韵伯云，仲景之六经，是经略之经，而非经络之经。中西惟忠云，六经之名出于《素问》，本是经络之义，而仲景假以分表里之部位，配其脉证，以为之统名也。山田正珍云，《伤寒论》六经之目，虽取诸《素问》，非以经络言也，假以表里脉证而已，故观全论，无一及经络者。藤本廉云，三阴三阳之目，何为而设焉？凡疾病有六等之差，而地位脉证不相同也。概观诸说，皆以六经为病位之假称，而不取于经络之义。盖阴阳者，天地造化之本，四象判焉，万物生焉，圣人所以立为天之道，而医之言阴阳亦既尚矣。庄子言病为阴阳之患，医和论六气为阴淫寒疾，阳淫热疾，晏子解景公病，曰：所病者阴，日者阳，一阴不胜二阳，故病将已。班固之原医经云，血脉经络骨髓阴阳表里，以起百病之本，死生之分。是阴阳者不出寒热表里之义，寒有紧慢，热有微剧，表有浅深，里有闭说，其间不能无始中终上中下之区别，于是立三阴三阳之目，以该尽病机。犹天之阴阳无不统万物也。学者苟领会斯旨，庶几许窥作者之微意乎。

述仲景书者，以《医宗金鉴》本较为平正，其他柯韵伯之《伤寒论注》，程云来之《金匮直解》，尤在泾之《伤寒贯珠集》、《金匮心典》等，俱有独到之处，可资参考。兼收各家之说以便检查者，则王考磐之《伤寒论百家注》，尚可采置。至于近人中有不能深求古学，袭取中西之皮毛，强以仲景学说附会于新名词之上，且倡种种不经之邪说，以迷惑青年者，一概屏弃毋阅。盖中医果应研究改进，惟研究云者，当以中医为主体，何以西医为标准，则无异舍己耘人。亦当处处发挥真义，以期晓畅。倘见古奥而迟尔改斥，则更无异弃宗灭祖，此辈捣乱有余，建设不足，非特仲景之罪人，亦为中医之败类，与其美其名曰融会中西，毋宁恶其名曰盗名欺世。吾友张山雷君曰，天地之大，何事不可为，而乃借此救人之仁心，逞彼索隐行怪之伎俩，以惑世俗而博微利，充其流弊所极，淆惑后学之心思，变乱古人之成法，行世愈广，势必误人愈多，洵有感而发也。愿学者各以精锐之目光辟之。

（见《国医文献》1936 年）

55. 女医志

近今女界，多有习医者，戏就史册所载，而记忆所及者摭为女医志。俾知女子习医，往昔已有，并资诊余谈助。云。

汉　义姁

酷吏列传　义纵者，河东人也，为少年时，尝与张次公俱攻剽为看盗，纵有姊以医幸王太后，王太后问有子兄弟为官者乎。姊曰，有弟无行，不可，太后乃告上。拜义姁纵为中郎将，补上党郡中令。

汉　淳于衍

汉书许皇后传　霍光夫人显欲贵其小女，道无从，明年许皇后当娠病，女医淳于衍者，霍氏所爱，尝入宫侍皇后疾，衍夫赏为掖庭户卫，谓衍可过辞霍夫人，行为我求安池监。衍如言报显，显因生心，辟左右，谓衍：少夫幸报我以事，我亦欲报少夫可乎。衍曰：夫人所言，何等不可者。显曰：将军素爱小女成君，欲奇贵之，愿以累少夫。衍曰：何谓邪？显曰：妇人免乳大故，十死一生，今皇后当免身，可因投毒药去也，成后即得为皇后矣。如蒙力事成，富贵与少夫共之。衍曰：药难治，当先尝，可安。显曰：在少夫为之耳，将军领天下，谁敢言者，缓急相护，但恐少夫无意耳。衍良久曰：愿尽力，即捣附子赍入长定宫，皇后免身后，衍取附子并合大医大丸以饮皇后。有顷曰，我头岑岑也，药中得无有毒？对曰。无有，遂加烦懑，崩。衍出见过显，相劳问。

唐　蔡寻真　李腾空

浔阳蹠醢　蔡寻真者，侍郎蔡某女也。李腾空者，宰相李林甫女也。幼年并超异，生富贵而不染，贞元中，同入庐山，蔡居咏真洞天，九叠屏南。李居九叠屏北凌云峰下并以丹药符箓救人疾苦。三元八节，会于咏真洞以相师资。

南唐　杨保宗

真仙通鉴　杨保宗不知何许人，及笄许聘矣。忽有悟，去为道士，入庐山崇善观，却粒炼形，南唐元宗闻之，诏赴阙，引入禁中，见诸嫔御，赐紫衣金钱，诸嫔御竞施，服玩珍珠彩绣逾千万，诏新其宇。尚书郎韩熙载撰记，赐额曰真风观。又诏臣下作诗送之，保宗慕职寻真李腾空之为人，亦能以丹药符箓救人疾苦，暇则至屏风叠南北瞻礼二祠。

清　冯衢女

丹徒县志　冯衢字樽宜，有奇技，凡痈疽发背，视近疮左右上下，以针挑去一物，如米粒，色绿，其患自消。毒重者数日亦愈。其次女得其传，女适鲍之镛，常有妇人就之医。惜早亡失传。

清　朱玉

嘉兴府志　朱玉字懿安，吴江人，读书通经史，归生员载彬为继室，事姑尽孝，家贫，以针黹佐薪水，持家具有条约。彬远馆于外，授二子尧垣光曾句读，督课甚严。玉能诗古文，与采山人汪亮相倡和，著有悦心斋集，晚精于医。夫妇鸿案相庄五十，人以梁孟比之。

（见《中医世界》1931年）

56. 肝为先天之新研究

——包含女子全部生殖问题——

世人以肝为女子之先矣，其所持之理由，不外女子以血为主，肝为藏血之脏，此肤浅之见，殊无意味。愚谓女子之先天，包含全部生殖问题，而以肝为之纲要耳。

女子生殖方面之最要者，为子宫，为卵巢，而输卵管系卵巢与子宫相通之途径，尤为重要。女子居成熟时期，青春腺发育完全，卵细胞于卵巢中分泌含蛋白质之黄色液体，经输卵管达子宫，与子宫黏膜内静脉郁血之停滞，同时并下，是为月经。其卵巢之分泌液，中医指为天一所生之水，子宫静脉郁血破裂外出之液持同，中医指为冲所化之血。实则冲为血海，即大动脉，任主胞胎，即输卵管。凡幼女之输卵管，紧相盘绕，渐长则不甚纡曲，曾经生产则风作直形，因其逐次伸直，卵巢分泌得以输入，即《内经》所云任脉通，太冲脉盛，月事以时下也。先贤沈尧封曰，天癸是女精，由任脉而来，月事是经血，由冲脉而来，颇见亲切。惜后世认冲任为特别部分，积为奇经，下与全体并谈。安知输卵管即任脉，卵巢之分泌液即天癸，子宫黏膜内毛细血管破裂所出之血皆由大动脉来，即属冲脉乎。故有“种子以调经为先”之语，此女子生殖部分之概要也。经积为肝脏血，使血不经肝脏藏之，则回血管之收缩，与发血管之注射，其障碍于心脏功能者甚大。《医学大辞典》谓“肝为人体内部分泌之大腺，内含多数肝细胞，从血液中酿出胆汁，内输胆管而入胆囊，又能造一种糖料，以补养身体，其性宜条达，则五脏自顺”。由此，见肝之藏血，又见女子经行而能有子，遂将肝血与经水，并为一谈。试稽中医书对于月经之生理，《内经·经脉别论》曰：“食气入胃，其清纯津液之气，归于心，入于脉，变赤而为血，血有余则注于冲任而为经水”。薛立斋曰：“血者水谷之精气也，和调五脏，洒陈六腑，在男子则化精，在妇人则上化为乳汁，下为月水。”无异月经即血，血即月经，遂以为欲女子之健全，当注意及血，即当注意其肝，此肝为先天说之所由来也。

故以病症言，月经先期，责之肝火，乃卵巢内分泌机能亢进也；经前腹痛，责之肝气，乃子宫静脉郁血也。以药物言，当归、川芎，俱能调经，而本草归入肝经，实则赖其活泼局部神经，调整血行也。日医木下正中暨清水由隆曰："肝与生殖器之关系最著明者，为月经时之肝脏充血，月经之际，肝与脾脏、甲状腺等相同，亦复充血，而于素有卵巢之内分泌异常者，于植物性神经兴奋性亢进之妇人，尤为显著，以卵巢或胎盘之越几斯，注射于动物体中，使其生殖器起交尾期状之充血时，肝脾等亦复充血。"又曰："妊娠期中一般新陈代谢有重大关系之肝脏机能，其有变化，毫无新意，故妊娠内肝脏中，多充血及脂肪或类脂质之增加，或肝糖增加等。"观此，尤足证明中医之所谓肝为先天，实包含全部生殖器官而言也。

女子之以肝为先天，即如上述，则男子之以肾为先天，亦是包含生殖全部而言，不难想见，容俟他日阐之。

（见《光华医药杂志》1935 年）

57. 论中医处方之讹字答伍君师谦

花朝日得手书，痛击中医之弊，并谋改进之策，雷电手眼霹雳舌，惊醒瞌睡几许。仆亦哀斯道而期昌明者，往复环诵，抚然久之，至处方讹字，欲为文以表白之。卒卒未得间，今承下询信笔书答，忆前清江良庭先生，生平不作楷书，虽草草涉笔，非篆即隶，尝书片纸，付书奴至药肆，字皆小篆，市人不能辨，更以隶书，亦不识。先生笔曰，隶书本便徒隶，若辈并徒隶不若耶，此言可谓骂尽当世。然而药业中人，固无足责，独怪以医家自豪者，亦积习相沿，率尔下笔，破体错杂，别字盈幅。盖说文不讲，字义不明，医界之程度，窳败至此，良可浩叹。其最著者，若叶字每书作叶，按叶即协字，社子春云，协叶也，说文谓古文协从口十，见周礼太史协事注。故书协作叶。又藤字每书作芚。按凡蔓生植物之卷须，统称藤，若瓜藤之类。芚则为木始生貌。杨子法言曰：春木之芚兮，此讹字之辨也。有一字之讹，致乖命名之本者义。若郁金之郁字，每书作玉。按郁金为解郁之良品。朱丹溪曰：郁金性轻扬，古人用治郁遏不能升者，命名因此。又旋覆花之旋覆二字，每书作全福，按旋者转旋也，覆者下覆也，以其能旋降大气，故称。若云玉金，云全福，则其意云何，此意义之辨也。此外有一笔之讹，而夫却一药之性味者。若龙牙草之牙字，及龙芽草之芽字，不一草首。马鞭草之别名，多一草首，为石打穿之一种。苟不明辨，贻祸奚堪设想。诸如此类，骤难枚举，然须知下笔之时，一毫苟且不得，足下有志斯道，愿精心细释，毋蹈时下之习，而遭皂隶之讥。一得之愚，聊舒愦懑。菘叟曰，世之大觉，旦暮遇之，仆于足下亦云。

（见《中医杂志》1923年）

临床性论文

58. 儿科类症鉴别及治疗法

引

小儿之病，夙称难治。一由于诊断之不能精密，则方药难期熨帖。一由于体质之未臻充实，则传变速于焚燎。近人以为儿病至简，不感于寒，即伤于食，安知即此感寒、伤食二门，已能成惊痟之重证乎。是故儿病之初，首重鉴别。鉴别之法，微异大人：如心实则叫哭发热，饮水而搐，虚则卧而悸动不安；肝实则目直大叫，烦闷项急，虚则咬牙多欠；脾实则困睡身热饮水，虚则吐泻；肺实则闷乱喘促，虚则气短哽气；肾实则湿溲不利，虚则体重目无精光。此可因证而识其病之在脏及虚实也。又如目赤兼青者，欲发搐，目直而青，身反折强直者，生惊，咬牙甚者，发惊。昏睡善嚏悸者，将发疮疹。吐泻昏睡露睛者，胃虚热；吐沫及痰或白绿水者，胃虚冷。口噤不止者，则失音。呼痛吐水者，虫积。颅肿及陷者不治。病重面现五色不常，不泽者死。此可因证而辨其病之所自及吉凶也。兹就儿科类证，详述鉴别治法，倘能临床之时，从容拨度，比类参伍，保赤多矣。

麻　疹

麻疹者，疹出如麻或朵，俗称痧子，皆像其形而名之。小儿所不能避免，大人时亦有之。历来归于胎毒，要亦时气传染之类也。与发斑丹毒，类似而实异，最宜鉴别。凡初发热时，头温足冷，眼泡浮肿，目泪鼻涕，面赤咳嗽，恶心呕吐，脉浮洪数者，必发麻也。如壮热不解，头温足冷，眼涩鼻干，烦闷咳嗽，脉紧洪数或有歇者，必发斑也。若赤白二丹，发于皮肤，无头无粒，无根快窠，遍体成片，色赤如云霞掀起者，曰赤丹。发时色白，似风疙瘩者，曰白丹。痒不可言，搔之成块而高起者，俗谓风斑。又有隐疹，隐于肤内，肤疮收后成疮，则系脾受风湿热邪而发，得微汗自退矣。张路玉云，麻为手足太阴、阳明二经蕴热所发，发热时，多咳嗽，多嚏，多呕，眼中多泪，面浮腮赤，多泻多痰，多渴多热，多烦闷，甚则躁乱咽痛，唇焦神昏，通身红赤，起而成粒，匀净而小，斜目视之，隐隐皮肤之下，以手摸之，磊磊肌肉之间，其形若芥，其色如丹。可谓麻疹之状，尽情泻出。

是以麻疹发热之初，多似伤寒，惟麻则咳嗽喷嚏，鼻流清涕，眼胞俱肿，含泪汪汪，面浮腮赤，恶心干呕为异。但见此候，既宜谨避风寒，戒荤腥厚味，并用药物疏表，使皮肤通畅，腠理开豁。惟发散之药，须与岁气相参，如时令温暖，以辛凉之药发之；暄热，以辛寒之药发之；大寒，以辛温之药发之；时寒时暖，以辛平之药发之。此因时用药之法，世多忽略，或执此证以疏表为主，不知尚有他法。如察其虚实，见大便秘结，烦热甚而不出者，可以黑丑利之；吐泻不止者，可以参苓补之。又察其形色，见火化而红者，可以白虎汤佐之；血不足而白者，可以养荣汤佐之。又察其兼证，如衄血不止，火盛逼迫，血液妄行，可以茆花汤止之。咽喉肿痛，毒火拂爵，上熏肺系，可以柑桔汤清之。此随证用药之法，世亦多忽略，而实至须研究者也。（未完）

59. 儿科类证鉴别及治疗法（二）

麻瘄发于肌肤，而其实内脏亦发现，发于肺膜则为气喘，发于肠壁则为泄泻，所以发于内脏之因，不外热郁而不能宣泄，故平常治瘄，以能透为吉，内陷为凶，透则热洩，陷则热郁也，明乎此，可言轻重不治诸症。书称“或热或凉，五六日而后出者轻，发透三日而渐靥者轻，淡红滋润，头面匀净而多者轻，头面不出者重，咽喉肿痛不食者重，冒风没早者重，移热大肠变痢者重。黑暗干枯，一出即没者不治。气喘心前吸者不治。头冷如冰，足冷过膝者不治。目睛上吊者不治。遍身无汗，天庭一片出如水者不治”。其症虽殊，蹶理一致，世有但知瘄之属热，而不知转移其趋势。起手即用清凉，清凉不减，复用滋阴。滋阴而邪恶不得越，变于痰喘，则用泻肺重剂。使本有向外之机，着着拗其向内，于是利下鼻煽，面青神萎，至死而不悟。吾闻之，吾亲见之，吾友之子女死于是，吾族中之子女亦有死于是，真为拊膺太息，而为不能不大声疾呼，以唤醒儿辈瞌睡者也。

金氏瘖说云："瘖症发热，其初多半日壮热，半日或退或稍轻，面红颊赤，以后发热，则日甚一日，不分昼夜，兼之咳嗽涕唾，必是出瘖之兆，至三四日后，两颊即见细细红点，从早至午遍及周身，到手足弯为初潮。次日热转甚，咳嗽亦转增，出至手足背为二潮。再次日，至手足尖出齐为三潮。三潮将齐，其颜色似觉较淡，再次日，周身尽淡，然必身热减，咳嗽等方肯减，否则须隔二三日才尽。若轻者，发热五六日而出，点亦较稀，色亦较淡，两日便有三潮，三四日即便回尽。尤轻者，发热二三日即见点。一日间三潮亦齐，点亦稀少，兼症亦甚较，此其常也。至其变，变有二三日而出，再一二日而回尽者，亦有发热六七日而出，必又五六日而回尽者。虽曰三潮出齐，然亦有一潮或二潮，即一齐涌出，只要部位好，出得透，亦属无害。若三潮既足，点仍不透，仍有后患"。今按出瘖之常，发热自阳分时起者，至阴分时热渐衰，自阴分时起者，至阳分渐衰，必如此一二日或三四日，方发常热，与伤寒及出痘热象，迥然有别。又瘖子热时，坐卧明畅处，稍为松快，值黑暗处，则转烦闷。又发热时，有微汗滋润，并眼泪鼻涕唾溺，此为五液俱全，又瘖点形色，细密耸绽，摸去糙手，其出先肤红，其回肤渐淡，凡此皆属顺境，日期虽似可凭，而有时不可凭，最宜察其鼻准掌心，有无发出，是否稠密，以断其齐与不齐，更宜察其瘖点。初期是否尖耸肤表，末期是否脱皮代谢，以断其透与不透。若其点虽密，而不见于鼻掌，或见于鼻掌，而不能耸起，此均尚未齐透之象。早进寒凉，仍防内闭生变，即不误设药饵。亦有淹缠不清之虑，所以然者，虽有向外之机，而不能尽宣其余蕴也，此处世人最多忽略，及其热不得退，辗转而成瘖痨，形瘦肉削，口干烦躁，咳嗽纳呆，均以为邪恶热伤阴，阴虚而内热炽盛，惟养阴以敷衍塞责，安知其源流所自，仅在些微之间乎。

至此，余得提出三症：曰身热，曰气喘，曰下利。略为诠释，以明其理，并为病家解其惑与。出瘖身热必壮，壮斯能透，乃从肺胃郁蒸而出，既非发汗所能解，又非清滋所宜遏，必待瘖透而毒自散热自减，故非红紫干滞，黑色焦枯之热而实，或便闭溲涩，鼻干煤炱之里热而实，均无顾忌。凡热蕴于肺，清肃失司，气必喘急，初发正出之候，厥宜宣泄，助其外越。顺气降痰之品，切不可用。用之则抑郁而促益甚矣。下利为大肠病，病家一见，率惧瘖不易出，医者亦盲而和之，不知下利有寒热两类，热利黄赤稠黏，正可分解其热，万不可止。惟寒泻之清稀者，则不可任其久延而致正秃下陷。大抵麻疹之来，三症必见，亦以三症之来势最可畏，倘能明了其病理之所必然，则一意致力于瘖出之齐透可耳。凡一病之来，必有一定之见症，除此之外，则为太过及逆症，如发热之时，遍身汗出，亦有鼻出血者。此毒从血解，譬之红汗，不可遏止。若汗出太多，血流不止，此为火盛逼迫太过，必须止汗止血，迟则汗出多而元气伤，血出多而精神散。成为逆症矣，其一例也。故余谓研究一病，必当分析合并，两两讨论，方有把握，亦方有办法。倘专顾一隅，有似以蠡测天，定多偾事，然非病家之所知也。（未完）

（以上二篇见《昌明医刊》1935 年）

60. 火症之种种及其疗法

世俗于数种病症，每言火气，不知火症之中，大有区别，不可不察，而况非火而贸认为火证乎？因作本文以明之。

火为热之体，热为火之用。人身之火，析为君相，君火属于心脏，相火寄于肝肾，潜养则溢养百骸，固人寿命，发动则火起于肾。此五脏所动之火也。牙痛龈宣，腮颊颐肿，为胃火动；目黄口苦，坐卧不宁，为胆火动；舌垢喉痛，便秘不通，为大肠火动；癃闭淋沥，赤白带浊，为小肠火动；小腹作痛，小便不利，为膀胱火动；头眩体倦，手足心热，为三焦火动。此六腑所动之火也。又有火郁中焦，恶寒战栗，六脉匿小者，此为火气郁伏灰尽，不得发火舒焰，反见寒胜之化也。热结胃口，咳吐黏痰，寸口滑实者，或热遗下焦，淋浊溺痛，尺内洪滑者，皆胃中湿浊上逆下渗之候，与火无预也。

治疗大法，实火泻之，虚火补之，郁火发之，阳火宜直折，阴火宜温引，我今酌定五方，以资准则。

（一）凡心火亢盛，烦躁舌绛等症，宜用宁静法。

生地三钱　连翘三钱　川连三分　山栀钱半

竹叶钱半　丹皮钱半　绛通八分

（二）凡肝胆火旺，耳聋梦遗等症，宜用苦泄法。

龙胆草五分　黄芩钱半　芦荟五分　黄柏钱半

知母三钱　木通钱半

（三）凡肠胃实火，腹痛便闭壮热等症，宜用承制法。

大黄钱半　枳实钱半　玄明粉钱半　生草八分

瓜蒌三钱

（四）凡风火内结，牙痛头胀等症宜用宣发法，

柴胡三分　薄荷五分　桑叶钱半　菊花钱半

黄芩钱半　山栀钱半　丹皮钱半

（五）凡阴分不足，火浮上越等症，宜用潜养法。

白芍钱半　龟板五钱　牡蛎五钱　石决四钱

生地三钱　穞豆三钱

（见《家庭医药杂志》1933年）

61. 厥逆症之治疗分析

《内经》所谓厥逆之病症也，厥之为义，逆也。凡一切失常悖逆之候，《内经》均谓之厥，近今都以厥字作厥冷解，遂于《内经》文字，每每格不相入，此不明训诂之弊也。今以后世所论厥症述之，有寒热、气血、食痰、尸蛔、煎薄、痿痹、风、痫、痞、郁、骨痛、肾、色、暴、疟诸厥之分，寒厥初病即肢冷，腹痛脉微，附子理中汤。或表热里寒，下利清谷，厥逆，干呕咽痛，脉沉细而微，四逆汤。独指尖冷，名清厥，理中汤。热厥，初病身热，烦臻脉滑，数日后忽肢冷，乍温，乃热深发厥，火郁汤，便秘，大柴胡汤。烦渴臻妄，失下而手足冷，乃阳极似阴，热极似寒，不

可疑作阴证，轻用热药，热微厥亦微，四逆汤。热深厥亦深，承气汤。如阴衰于下，足下热而厥者，六味汤。凡伤寒之厥，辨邪气，寒厥宜温，热厥可散可攻。若由阴阳之衰，则元气为重，寒厥宜补阳，热厥宜补阴。气厥，症有二：气虚气实，皆能致厥。气虚而厥者，必形色消索，身微冷，脉微弱为气脱，参、芪、归、术、地黄、枸杞之属。甚者回阳饮、独参汤。气实而厥者，形色郁勃，脉沉弦而滑，胸膈喘满为气逆，先理其气，四七汤、排气饮。再随症调之。血厥症有二：血脱血逆皆能致，吐衄暴崩及产后，血大脱，则气随之，故猝仆。宜先掐人中，或烧醋炭以收其气。急煎人参汤灌之。但气不尽脱，必渐醒。血逆者，暴怒伤阴，血逆于上，先理其气，则血自行，通瘀煎、化肝煎。俟血行气舒，随症调之。食厥由醉饱过度，偶感风寒恼怒，食气填中，脾阳不运，忽仆不省，误作中风中气治则死，煎姜盐汤探吐，食出则愈。如感风寒，藿香正气散。伤气滞，八味顺气散。纵饮痰升，猝仆者，名酒厥，二陈汤加青皮、葛根、砂仁。痰厥由痰热阻蔽心胞，肢冷猝仆，先探吐其痰，瓜蒂散。痰开再治本病，火痰宜清降，寒痰宜温散，湿痰宜燥利，因脾虚者健脾，因肾虚者补肾。尸厥即中恶之候，因犯不正之气，忽手足厥冷，牙紧口噤，昏不知人，或由登冢吊死，飞尸鬼击，语妄面青，苏合香汤灌之，候醒服调气平胃散。仲景云：尸厥脉动无气，气闭不通者，还魂丹。蛔厥，多因胃寒，蛔虫攻胃，心腹痛，不可忍。或吐涎沫，或吐蛔虫，发有休止，不宜用寒药，理中汤加炒川椒、槟榔，水煎下，乌梅丸或安蛔散、芜荑散，蛔虫得苦则安，得酸则止，得辛则伏。吐蛔亦有阳证，口疮咽定吐蛔，竟以冷剂取效者，不可专以胃冷概论也。煎厥者，烦劳则阳气暴张，劳火亢炎而精绝，迁延至夏，内外皆热，孤阳厥逆，如煎如熬，宜清心益肾，或咸寒降逆，人参固本丸，加淡菜、阿胶、方诸水。薄厥者，肝本藏血，怒则大起于肝，迫血上行而厥，蒲黄酒降之。痿厥亦热厥症，厥从肝起，致四末不用，因水亏则阳风，灼筋终热沸腾，须血肉咸润之品，熬膏服，以填其隙。鳖甲、龟板、阿胶、淡菜、生地、猪羊脊髓。痹厥，脚气顽麻，初发必身痛，肢筋肿，当归拈痛散。其自踝以下痛极者，五兽三匮丸、滋肾丸。风厥，手足搐搦，身体强直，名痉厥，小续命汤。痫厥，肝风发痉，肢掣液涸，固本丸加阿胶、鸡子黄、龙骨。瘖厥乃类中风，症暴瘖不语，轻所谓内夺而厥，则为瘖痱。地黄饮子加减。郁厥，亦血厥症。平居无疾，忽默默无知，目闭口噤，恶闻人声，移时方寤，由热升风动，郁冒而厥，妇人多有之，羚羊角散。虚则填补奇经，杞子、当归、鹿角霜、茯苓、肉苁蓉。骨厥，骨枯爪痛，六味丸。痛厥，由胃阳久衰，肝木来乘，浊气攻胃，吴萸、半夏、茯苓、姜汁、广皮之属。肾厥火由背脊上升，肢逆吐沫，椒阴汤。其有肾厥气逆至颠，头脑大痛，玉真丸。色厥，乃纵欲竭精，精脱于下，气脱于上，独参汤。暴厥，脉至如喘，气闭肢冷，若鼻及心腹微温，目中神采不变，口无涎，卵不缩，皆可救，备急丸。疟厥，由疟邪陷阴，发厥不省，当和正以托邪，人参、半夏、知母、草果、乌梅、生姜之属。凡诸厥，脉大浮洪有力易醒，脉细沉浮数急不连贯凶。厥仆大指陷拳轻，面青环口青唇白轻，鼻孔黑人中吊危也。

（见《国医杂志》1934 年）

62. 温病之症治及其变化

石庵先生出其余暇，为中药职业工会编辑月刊，审慎周详，无任钦佩。日前顾舍，以本刊读者均属药业职工，对于药物方面，自有相当认识，而于医学方面，多数未加研究。医之于药，含有密切关系，因拟另辟地位，专载实用医学文字，嘱为撰稿。余浪得浮名，自惭谫陋，以前虽为医校努力，早已皋比勇撤，今复重上讲座，实觉不堪胜任，顾重于情面，且鉴于实际之需要，未便固拒。在我不敢以老马自居，在读者不必认我是一位名角，双方面在实事求是上互相切磋，或者不无裨益，现在所谈者，决定为温病。温病有春温、暑温、秋温、冬温。暑乃代表夏令，因四季中随时可以发生，实较任何病为广泛，况更有风温、湿温，情形尤见复杂。

讨论开始，不必分春、暑、秋、冬，因其为温则一，不过随时令而加以区别，挟风邪者谓之风温，挟湿邪者谓之湿温，其以温为主体亦同，不过以兼症而异其名称。至于究竟何为温，温为热之渐，乃热病之一种，故亦称温热病，如吴鞠通著《温病条辨》，王孟英纂《温热经纬》，均为研究此病之专书也。凡研究一病症，必先认明其性质与界限，倘入手含糊，势必愈弄愈乱，终至茫然无所适从，此系底层基础，特为郑重声明。至此余更将补充一节，即中医于病之原因，每用邪字，如风邪湿邪，温病又称温邪，以邪字之来历及其意义，或许有人知之不能言，言之而不能详，及待有一切实之解答。兹按《内经》上说：“气者有真气，有正气，有邪气，真气者所受于天，与谷气并而充身者也，正气者正风也，从一方来，非实风，又非虚风也，邪气者虚风之贼，伤人者也”。据此，真气乃人身之元气，正气乃天地之正气，邪气乃天地不正之气，因其不正，故名曰邪。今人误以正气为人身之元气，不知正气与邪气互相对待，遂于邪字，往往知其然而不知其所以然，于是知古书之不可不读。

吾侪知肺病分三期，伤寒分六经，经是界限，期是阶段。实在每一种病均有阶段与界限，特不明言而已，温病亦不能例外。叶天士谓：“温邪上受，首先犯肺。”肺脏外主皮毛，内司清肃，凡见微恶风寒，身热午后较炽，头痛，咳嗽，自汗或未汗出，口渴或未渴饮，舌苔薄白，脉象浮滑动数者，即为温病之前驱，治宜银翘散（银花、连翘、豆豉、荆芥、薄荷、桔梗、牛蒡、竹叶、甘草），取豆豉、荆芥、薄荷以祛风，银花、连翘、竹叶以清热，牛蒡、桔梗宜泄肺气以助其发汗而止咳，具宣肺疏表清温退热之功，而无大汗伤阳辛温助火之弊，所谓辛凉平剂。凡伤寒与温病，初起均宜汗解，汗解则有赖于辛味之药，以辛能散也，惟寒则宜温以散之，温则宜凉以散之，故辛温解表与辛凉解表，为治伤寒与温病之两大纲领，不可因其同属发汗而随便使用，是为至要。若前症而见胸膈满闷者，可加郁金、枳壳以理气，兼痰湿阻滞者，可加藿香、贝母以芳化，咳甚者加杏仁以润肺，渴甚者加蒌皮以清热，有一剂而即解者，亦有数剂而始解者，只要症情不变，不必朝暮易方。盖此时须认定恶寒一症，有一分恶寒，即有一分表证，治以轻清宣散为要。

若恶寒已罢，身热仍不解，症见头痛、咳嗽、自汗、口渴、脉象滑数，舌苔化黄，或小泄短赤，或大便闭结，是郁于肺脏之温邪，已露化热之机，实为本病之一大转变，疏表之药，即当减少，而宣透之法，仍在必用。以仍在上焦气分，还宜《内经》所谓"因其轻而扬之"也，桑菊饮主之，"桑叶、菊花、薄荷、连翘、杏仁、桔梗、甘草、芦根"。翘荷汤亦主之，"连翘、薄荷、山栀、桔梗、甘草、苄豆衣"。二方同为辛凉清剂，与银翘散比较，一方面减去发汗之药，一方面增加清热之品，可以知其用意之所在。服后邪不解，热势反盛者，酌加黄芩、花粉、山栀、青蒿之属以清之。若挟湿者，兼呈胸闷、泛呕等症，可加藿香、朴花之芳化，郁金、橘红之舒散，兼入赤苓、通草之淡渗佐之。凡温病至此，大都在六七日之间，谓之一候。一候凡七日，轻者即解，不解者热必增无减，以后变化亦最多，或入血分，或传阳明，但仍望其从表透达，故沉寒滋阴之品，切忌浪投。不晓此理者，见其热不休止，热必口渴引饮，于是生地、石斛、玄参、寒水石等，相率施与，尤其在挟湿之湿温病中，如油入面，无从解救，实属大误特误。吾述至此，暂拟为读者划一界限，告一阶段，以清眉目，名之曰温病第一期。

63. 温病之症治及其变化（二）

经过第一期而不解，即为变化开始之时，寻求变化之迹，可分两途，一为邪传中焦而成胃热、胃实之症，一为邪传心包而成神昏肢厥之症。盖第一期邪在于肺，肺属上焦，上焦不解，顺传中焦，中焦者胃，即伤寒之阳明病也。所以然者，伤寒分六经，自太阳、阳明、少阳、太阴、少阴、厥阴，依次相传。温病分三焦，自上而中而下，亦依次相传。故倘无门户之见，不分伤寒、温病之派别，从学理上探求真义，可得其异同而收互相辅翼之效。探求之法，即将二病相加，伤寒自表入里，假定为横，温病自上而下，假定为纵，一横一纵，其相交之点，在伤寒为阳明，在温病即中焦，故曰犹伤寒之阳明病也。既称曰犹，必多相同之处，一同属胃，二同属热，三同属实证。是以伤寒于阳明之恶热面赤，口渴汗出，脉洪大者，用白虎汤（石膏、知母、甘草、粳米）。潮热谵语，腹坚便闭，舌苔黄糙，甚则焦黑芒刺者，用大承气汤（大黄、芒硝、枳实、厚朴）。温病亦然。惟伤寒初传阳明，有葛根汤法，以自表而里，仍拟从表而解。温病直传胃腑，另立减味竹叶石膏汤（竹叶、石膏、麦冬、甘草）及三石汤（滑石、石膏、寒水石，竹茹、银花、金汁、通草）法，以自上而下，注意清上为要。至于伤寒津涸者，有蜜煎导法，温病于阴虚者，出增液汤（玄参、麦冬、生地）法。增液汤以补药之体，做泻药之用，既可攻实，又可攻虚，为后人开辟一大法门，殊多价值。其他如下后数日，热不退或退不尽，口燥咽干，脉沉有力者，可与护胃承气汤（玄参、生地、麦冬、知母、丹皮、大黄）。应下失下，正虚不能运药可与新加黄龙汤（玄参、生麦冬、人参、当归、海参、姜汁、大黄、芒硝、甘草）。喘促不宁，痰黏壅滞，右寸实大，肺气不降，可与宣白承气汤（石膏、杏仁、姜皮、大黄）。左尺坚牢，小便赤痛，时烦渴甚，可与导赤承气汤（生地、赤芍、黄连、黄柏、大黄、芒硝）。津液不足，无水舟停，间服增液，仍不下泻，可与增液承气汤（玄参、生地、冬麦、大黄、芒硝）。随其变化，适终不离乎清下二字。盖温邪之传中焦，一团火气，热成燎原，清涤攻下，所以去湿，即所以存阴。特必有可下之症而下之，有可下之症而必无可下之禁而下之，庶不愤事，昔人谓温病下不嫌早，未许固执耳。

温邪蕴肺，传于中焦，是为顺传，已如上述。若不传胃而窜心包，乃由气入营，名曰逆传。叶天士尝谓：“卫之后，方言气，营之后，方言血”，指温邪之浅深，有卫气营血四层。实则气血为体，营卫为气血之用，四者原属两种，不便强分。特同样在气在血，自有轻重，因以卫营别其微，气血言其甚耳。就气血而言，在气轻而易治，在血剧而难疗。心主血，心包为心之宫城，故邪入之则初见寸脉大，舌绛而干，法当渴今反不渴，即宜清营汤（犀角、生地、玄参，麦冬、丹参、黄连、银花、连翘、竹心），藉咸寒苦甘以制之。失治则神昏谵语，甚则舌謇肢厥，急举牛黄丸（牛黄、犀角、冰片、麝香、真珠、雄黄、朱黄、郁金、黄连、山栀、黄芩、金箔）、紫血丹（羚羊角、犀角、滑石、石膏、寒水石、磁石、玄参、沉香、木香、丁香、升麻、甘草）。当此时期，心脑受热，凶危可畏，与伤寒之因胃热燔灼者不同。故彼用攻下以釜底抽薪，此必有赖开窍清神以拨乱反正。即有胃实见症，亦宜牛黄承气汤（牛黄丸、大黄末）治之也。

至若湿温之在中焦，蟠踞不解，每见午后热加，胸闷不饥，耳聋面晦，小泄短赤，大便或溏或结，宜苍术白虎汤

（白虎汤加苍术）、三仁汤（杏仁、蔻仁、苡仁、厚朴、半夏、滑石、竹叶、通草）、甘露消毒丹（藿香、黄芩、滑石、菖蒲、茵陈、川贝、薄荷、豆蔻、射干、连翘、木通）选用之。若神识时明时昧，乃浊邪熏蒸，使清旷之乡，成云雾之地，就清化方中参入菖蒲、郁金之属，热重者酌用至宝丹（犀角、朱砂、琥珀、玳瑁、牛黄、麝香、安息香）、神犀丹（犀角、菖蒲、黄芩、生地、银花、连翘、板蓝、玄参、花粉、香鼓、紫草），无取乎温邪逆传之沉寒镇静。类此相差极微之处，最宜着意。良由胃为温热之护，脾为湿浊之乡，湿温巢穴，多在中焦，纠缠胶结，最难清解，务须斟酌湿热二气之孰轻孰重而善调之。又湿热内蕴，最易发黄，目黄肌黄，色明如橙，可入栀子柏皮汤（山栀、黄柏、甘草）或茵陈蒿汤（茵陈、大黄、山栀），二方伤寒亦用之，以伤寒亦有发黄，前谓温病之中焦犹伤寒之阳明，益可征信。

64. 温病之症治及其变化（三）

邪在中焦，除高热燔灼之外，尚有一特殊之症候，即发现白痦红疹及斑毒是也。何谓痦，先在颈项发现水泡状之细粒，无根脚亦不尖顶，渐布渐稠，蔓延胸腹，甚则及于四肢，色白晶莹，故曰白痦，亦称晶痦。若不晶莹而枯燥者，于气阴内耗，称为枯痦。何谓疹？发现红点，有如蚊啮，色鲜而不高凸，亦不若痧子之细小琐碎。何谓斑毒，成斑成片，若云头，色泽殷红，热毒最重。此三者或所为温病必有之症，而不知实为坏病二字。见于伤寒论，意指治不如法而发现之症状，亦即横生枝节之谓。盖温病之来，倘能审症用药，逐步清透，在过程中绝少变化，何况险恶。惟其邪郁不解，则星星之火，终致燎原而不可收拾。大抵疹斑之发热，郁营分，疹初起，清心汤（黄连、连翘、生地、山栀、黄芩、归尾、黄柏、丹皮、甘草、赤芍、菊花、川芎、灯芯），重则清宫汤（玄参心、莲子心、竹卷心、连翘心、连心、麦冬、犀角）。斑初起，化斑汤（石膏、知母、犀角、玄参、甘草、粳米），重则犀角地黄汤（犀角、生地、赤芍、丹皮）。若至神昏谵语，则牛黄丸、紫血丹均可酌用。所应变者，斑为肌肉之病，疹系心络中疾，其在肌肉，则宜清阳明之胜热，佐咸寒以救肾水而济心火，其在血络，则宜清营分之伏热，佐辛凉以透络而解肌。所应戒者，忌用升散，升散则火焰飞扬而为细咳痉厥。亦忌滋补，滋补则火势壅结而为昏烦瞀乱也。白痞每见于湿温症中，胸膈心闷，呕恶频作，剧者亦神糊烦躁，如见鬼神，但宜辛凉淡渗，薏苡竹叶散（苡米、竹叶、滑石、通草、茯苓、连翘、豆蔻）主之，惟力量嫌薄，且少宣透之品，余因制氤氲汤（豆卷、藿香、佩兰、山栀、连翘、滑石、通草、郁金、青蒿、菖蒲）以补前人之阙。若遇枯痞，及佐生津扶元，助其透泄，洋参、石斛，参须、花粉之属，势在必用。又有红疹白痞同时并发者，简称红白疹，乃气营两燔，须入丹皮、赤芍、银花等清血泄毒。凡见痞疹之后，邪已有宣泄之机会，热当随之而低降，其在一发再发，至七八次而始热退身凉者，乃邪蕴极深，一时不能毕宣，恰如剥蚕抽蕉，层出不穷，但察正气未衰，不足虑也。温病至此，又可划一段落，是为第二期。

然尚有补充者，以上所述之症状方剂，均属主要之点，治疗之时，必须随机应变，即随时用断然手段以处置，否则在病人则焦头烂额，在医家亦捉襟见肘。就余经验，试言一斑。有湿温病起仅五六日，即布白痦，痦大如珠，持续至三四候而不解者；有神情极疲，身热不炽，而痦自续出淹缠不清者；有痦密布，续发红疹，神昏谵语；有若燎原者，有六七日之间，陡然神糊痉厥，邪陷心包不可救拔者；有身热痦布，二十余日不大便而腹无所苦，不见燥实之症者；有热势方张，骤起泄泻，随见呃逆，遽呈胃气败坏者；有体温忽降，汗出肢冷，倏转亡阳虚脱者。发无定型，变无常情，倘执成法以治，必然胜算可操。乃知于伤寒温病，根本无药，徒恃牛乳、橘子水以待期疗为得计者，真如夏虫井蛙，不足于语道也。其次白痦中易有痦一种，形如白痦，根脚色红，含有脓浆，或小如黍，或大似豆，满布于颈项胸胁腹背，亦有胸前一片红肿，粟起如麻疹，延及腹部肢臂，与浆痦同时发现者，乃属瘟疫之一种。不同于普通之湿温，故其来势猛，传变速，今分为四期述之，以资参考。初期恶寒发热，咳嗽，胸闷泛恶，口干舌腻，脉浮滑数，急予清透，用香豉、荆芥、银花、连翘、牛蒡、杏仁、大贝、枳壳、蒌仁、竹茹、甘草、荷瓣。二期身热日炽，头痛口干，胸闷泛恶，胸前红气初露，或浆痦乍现，大便闭结，舌腻尖红，急予清解，用石膏、黄连、黄芩、知母、青蒿、银花、连翘、赤芍、山栀、丹皮、蒌仁、大黄、甘中黄、绿豆衣。三期邪势鸱张，气血两燔，身热浆痦红肿并陈，胸烦懊侬，入夜呓语，口渴便闭，舌苔焦黄干糙，质绛尖刺，急宜凉营，用生地、元参、石斛、大青、赤芍、丹皮、银花、连翘、黄芩、竹叶、芦根、甘中黄、寒水石。四期身热不解，红肿浆瘖不退，神昏呓语，唇焦齿燥，舌光红绛，或中后有苔或焦黄，急宜清心涤热，用犀角、牛黄、西洋参、生地、玄参、银花、连翘、赤芍、滑石、金汁、竹叶、竹茹、芦根、茅根、甘中黄，病而至是，实为最严重之阶段，出生入死之关头也。去本症之治，虽与温病不同，但方药仍从温病化裁而来，故温病为一切热病之根本，知其常，不可不知变通，欲求变通，不可不知常道，观此可以司已。（待续）

65. 温病之症治及其变化（四）

温病经过第二期，邪势应渐消退，而正气遭受长时期之蹂躏，体力亦有不支之势，其最显著者，厥为津液之损伤，故叶香岩谓“留得一分津液，便有一分生机”，实治温病之真言也。但温热之邪，有伤津伤阴之分，决不容混，伤津者主重在胃，症见口干舌燥，频欲引饮，方用五汁饮（梨汁、荸荠汁、麦冬汁、藕汁、鲜芦根汁）或益胃汤（沙参、麦冬、玉竹、冰糖）。若肺胃俱燥，则用沙参麦冬汤（沙参、麦冬、玉竹、花粉、扁豆、甘草），味取甘寒，其正治也。伤阴者主重在肾，症见咽干齿黑，唇裂舌光，方用复脉汤（生地、白芍、麦冬、阿胶、麻仁、甘草）。若心肾同困，则用连梅汤（黄连、乌梅、麦冬、生地、阿胶），杂取甘润酸苦，亦正治也。倘不识此，一遇温病口渴，即与生地、元参、麦冬、石斛辈，即未辨其所伤之部位，更不察其所伤之程度，因此而遏邪，缠绵不解，因此而助虐，变化百出，湿温症之神糊发疹，往往由此酿成，弥足戒也。要之口渴而须生津养阴，必在热之后，症见舌干。其渴不欲饮者，渴欲热饮者，决非津伤阴涸之候，多有痰饮湿浊相杂。惟审属损耗，不与清养，在胃即有燥实之患，在肾即有痉厥之险。治疗之际，其细辨之。盖同一厚腻黄糙之舌苔，有生津而化者，有芳燥而化者，有生津与芳燥并用而化者。此时辨别，全在识见与经验，殊难细述。至于误用生津，其弊尚小，误用养阴，挽救极难，津伤阴涸，为温病当见之症，而用药之不易类此。

前谓阴伤有痉厥之险，故温病至动风，肾脏之真阴必伤，水亏则木强，浸假而类及厥阴也。所谓风者，乃指内风，阴涸而筋从脉失养，手臂抽搐瘛疭，有如风性动摇之象，固以名之。故热邪深入下焦，切脉沉数舌干齿黑，手指但见蠕动，急防痉厥，二甲复脉汤（复脉汤加生牡蛎、生鳖甲）主之。若热深厥甚，脉来细促，心中憺憺大动，三甲复脉汤（二甲中再加生龟板）主之。若既厥且哕，脉细而动，小定珠（鸡子黄、阿胶、龟板、淡菜、童便）主之。若神倦瘛疭，脉气虚弱，舌绛苔少，时时欲脱者，大定风珠（白芍、阿胶、龟板、地黄、麻仁、五味、牡蛎、麦冬、甘草、鳖甲、鸡子黄）主之。大法以滋润育阴，介类潜阳。与伤寒厥逆之用干姜、附子回阳，大相径庭也。温病至此，是为第三期。

虽然，痉厥神昏，舌短烦躁，若见寸脉大，口气重，颧赤目睛赤，壮热等，手少阴证未罢者，先宜牛黄、紫雪等开窍搜邪，再与复脉三甲存阴潜阳。盖厥阴证有手经、足经之分，在上焦以清邪为主，在下焦以存阴为先也。而一切热厥之治，更可约之为三，邪犯心包而阳明症少者，当芳香开窍，邪在阳明而上冲心包者，当攻下泻实，邪传下焦而肝肾阴涸者，始用育阴潜阳。常须识此，勿令倒乱。

或问温病至第三期，危殆已极，何以知其不治，则曰《内经》记载极详，人多忽略之耳。如云："热病七八日，脉微小，乃中干溲血，一日半而死。"又云："热病已得汗出，而脉尚躁喘且复热，喘其者死。"又云："热病汗不出，大颧发赤，哕者死。"又云："热病泄而腹满甚者死。"又云："热病目不明，热不已者死。"又云："热病汗大出，呕下血者死。"又云："热病舌本烂，热不已者死。"又云："热病咳而衄，汗不出，出不至足者死。"略引数则，此属温病之死亡期，固不待必至第三期而始不治也，兹为明了起见，试提纲领，大抵死状百端，不越四条：一曰肺之化源绝者死；二曰心神内闭，内闭外脱者死；三曰阳明大实，肾水不济者死；四曰肝肾阴涸，厥阳升逆者死。故温病之治，亦不越四法，一曰清热，二曰泻实，三曰养阴，四曰潜阳。（完）

（以上四篇见《中药职工月刊》1947 年）

66. 温热病之八大时期

恶寒期　化热期　顺传期　逆传期　伤阴期　发疹期　痉厥期　死亡期

世人之病温热者，多矣。症情之变化，治疗之复杂，不亚于伤寒。就吾所学，积吾之经验颇思有以整理之者，亦久矣。昔叶香岩谓卫之后方言气，营之后方言血。吴鞠通仿仲景书演为三焦篇，渐具眉目，未尽惬意，盖不能融会贯通，殊觉支离无杂也。夫温病之原因，有外感、伏气，温病之种类，有风温、暑温、湿温、冬温。要知外感而起，固属新邪。伏气之发，率由新邪引动。外感之传变缓，伏气之传变捷，其治非尽异也。温病之来，无不暑热，挟风挟湿者，称风温湿温，发于夏发于冬者，称暑温冬温，风而化火，湿而化燥，夏而不涉暑，冬而不涉寒，其治亦非尽异也。故吾以为可以分，分之则词多复，可以合，合之则理易明。明于条辨缕析，而昧于提纲挈领，此昔人之失而后学之障也。今就大处着眼，亦从大处着笔，划为八大时期。曰恶寒期，曰化热期，曰顺传期，曰逆传期，曰伤阴期，曰发疹期，曰痉厥期，曰死亡期。

一、恶寒期　凡初起恶寒者均属之

温邪上受，首先犯肺。外主皮毛，内司清肃。凡见微恶风寒，身热午后较炽，头痛咳嗽，自汗或未汗出，口干或未渴饮，舌苔薄白，脉浮滑动数者，即属温病初期，宜辛凉平剂，银翘散主之，具宣肺疏表清温退热之功。而大汗伤阳辛温助火之弊，胸膈满闷者，加郁金、枳壳；痰湿阻滞者，加贝母、藿香；咳甚者加杏仁；渴甚者，加蒌皮。有一剂而解者，有数剂而始解者，此时须认定恶寒一症，有一分恶寒，即有一分表证，治以轻清宣散为要。暑温初起，恶寒发热，右脉洪大，左脉反小，面赤口渴，不汗出者，新加香薷饮主之。亦以疏解为先。

【附方】翘银散：银花　连翘　豆豉　荆芥　薄荷　桔梗　牛蒡　竹叶　甘草

新加香薷饮：香薷　银花　厚朴　连翘　鲜扁豆花

二、化热期　凡恶寒罢而热不退者均属之

恶寒已罢，身热不解，头痛咳嗽，自汗口渴，脉象滑数，苔色转黄，或小溲短赤，或大便闭结，温邪郁肺，已露化热之机，疏表之药，即宜减少，而宣透之法，仍在必用。盖仍在上焦气分，惟有轻而扬之也，桑菊饮主之也，翘荷汤亦主之。二方同为辛凉轻剂，服后邪不解，热势反增者，酌加黄芩、花粉、山栀、青蒿之属以清之。凡温病至此，率在六七日之间，变化最多，或入营分，或传阳明，但仍望其从表透达，故沉寒滋阴之品，切忌浪施。其挟湿者，兼呈胸闷泛恶等症，则加藿香、朴花之芳化，郁金、橘红之舒散，兼入赤苓、通草之淡渗佐之。暑温化热而但咳无痰者，清络饮加桔梗、杏仁、麦冬、知母。口渴汗多者，银翘散去牛蒡、元参、荆芥，加杏仁、石膏、黄芩。

【附方】桑菊饮：桑叶　菊花　薄荷　连翘　杏仁　桔梗　甘草　苇根

翘荷汤：连翘　薄荷　山栀　绿豆皮　桔梗　甘草

清络饮：鲜荷叶边　鲜银花　西瓜翠衣　鲜扁豆花　丝瓜皮　鲜竹叶心

三、顺传期　凡邪传中焦而成胃热实者均属之

恶寒化热二期，俱为上焦不解，顺传中焦，中焦者胃，即伤寒之阳明病也。伤寒于阳明病之恶热面赤，口渴汗出，脉洪大，热而不实者，用白虎汤。潮热谵语，腹坚便闭，舌苔老黄，甚则黑，有芒刺，热而实满者，用大承气汤。温病亦然。惟伤寒初传阳明之经，由葛根汤法，以自表而里，仍拟从表而解。温病直传阳明之腑，另立减味竹叶石膏汤及三石汤法，以自上而下，注意清上为要。伤寒于津涸者，有蜜煎导法。温病于阴虚者，出增液汤法，增液汤以补药之体，作泻药之用，既可攻实，又可防虚，为后人开辟一大法门，殊多价值。其他如下后数日，热不退，或退不尽，口燥咽干，舌苔焦黑，脉沉有力者，可与护胃承气汤。应下失下，正虚不能运药，可与新加黄龙汤。喘促不宁，痰黏壅滞，右寸实大，肺气不降，可与宣白承气汤。左尺牢坚，小便赤痛，时烦渴甚，可与导赤承气汤。津液不足，无水舟停，间服增液，仍不下泻，可与增液承气汤。随其变化适应而用之可也。夫温邪之传中焦，一团火气，势成燎原，清涤攻下，所以去实，即所以存阴，特必有可下之症而下之，又可下之症而必无可下之禁而下之，庶不偾事。昔人谓温病下不嫌早，未许深信耳。至若湿温之盘踞，午后热加，胸闷不饥，耳聋面晦，小溲短赤，大便或溏或结，苍术白虎汤、三仁汤、甘露消毒丹选用之。发黄者，栀子百皮汤、茵陈蒿汤选用之。胃为温热之薮，脾属湿浊之乡，故湿温巢穴多在中焦，纠缠胶结，最难清解。务须斟酌湿热二气之孰轻孰重而善调之。

【附方】白虎汤：石膏　知母　粳米　甘草

大承气汤：大黄　芒硝　枳实　厚朴

减味竹叶石膏汤：竹叶　石膏　麦冬　甘草

三石汤：滑石　石膏　寒水石　竹茹　银花　金汁　通草

增液汤：元参　麦冬　生地

护胃承气汤：元参　生地　麦冬　知母　丹皮　大黄

新知黄龙汤：生地　麦冬　元参　人参　当归　海参　姜汁　大黄　芒硝　甘草

宣白承气汤：石膏　杏仁　蒌皮　大黄

导赤承气汤：生地　赤芍　黄连　黄柏　大黄　芒硝

增液承气汤：增液汤加大黄　芒硝

苍术白虎汤：白虎汤加苍术

三仁汤：杏仁　蔻仁　苡仁　厚朴　半夏　滑石　竹叶　通草

甘露消毒丹：藿香　黄芩　滑石　菖蒲　茵陈　川贝　薄荷　豆蔻　射干　连翘　木通

栀子柏皮汤：山栀　黄柏　甘草

茵陈蒿汤：茵陈　山栀　大黄

四、逆传期　凡邪传心包而神昏谵语者均属之

邪热蕴肺，不传阳明，而窜心包，乃由气入营也，命曰逆传。初见寸脉大，舌绛而干，法当渴，今反不渴，即宜清营汤之咸寒苦甘。失治则神昏谵语，甚则舌謇肢厥，急与牛黄丸、紫雪丹之芳香清泄。当此时期，心脑受热，凶危可畏。与伤寒之因胃热燔灼者不同，故彼用攻下以釜底抽薪，此必有赖开窍清神以拨乱反正。即有胃实见症，亦宜牛黄承气汤治之也。若湿温具此，必时明时昧，乃湿热浊邪熏蒸，使清旷之乡，成云雾之地。就清化方中，参入菖蒲、郁金之属。热重者酌用至宝丹、神犀丹。无取乎沉寒镇静。

【附方】清营汤：犀角　生地　元参　麦冬　丹参　黄连　银花　连翘　竹心

牛黄丸：牛黄　犀角　冰片　麝香　真珠　雄黄　朱砂　郁金　黄连　山栀　黄芩　金箔

紫雪丹：羚羊角　犀角　滑石　石膏　寒水石　磁石　元参　沉香　木香　丁香　升麻　炙草

牛黄承气汤：牛黄丸　大黄末

至宝丹：犀角　朱砂　琥珀　玳瑁　牛黄　麝香　安息香

神犀丹：犀角　菖蒲　黄芩　生地　银花　连翘　板蓝根　玄参　花粉　香豉　紫草

五、伤阴期　凡津伤阴涸者均属之

留得一分津液，便有一分生机，此治温病者之真言也。但温热之邪，有伤津伤阴之分，绝不容混。伤津者主重在胃，伤阴者主重在肾。在胃则口干舌燥，五汁饮、益胃汤。或肺胃俱燥，沙参麦冬汤味取甘寒，其正治也。在肾则咽干齿黑，唇裂舌光，复脉汤。或心肾同困，连梅汤。杂取干润酸苦，亦正治也。倘不识此，一遇温病口干，即与生地、元参、麦冬、石斛辈。既未辨其所伤之部分，更不辨其所伤之程度，因此而遏邪，缠绵不解，因此而助疟，变化百出。湿温症之神糊发痧，更往往由此酿成，弥足戒也。要知口渴而须生津养阴，必在化热之后，症见引饮舌干，其渴不欲饮者。可欲热饮者，绝非津伤阴涸之候，多有痰饮湿秽相杂。未审属损耗，不与清养。在胃即有燥实之患，在肾即有痉厥之险，治疗之际，其细辨之。

【附方】五汁饮：梨汁　荸荠汁　麦冬汁　藕汁　鲜苇根汁

益胃汤：沙参　麦冬　生地　玉竹　冰糖

沙参麦冬汤：沙参　麦冬　玉竹　花粉　扁豆　甘草

复脉汤：炙草　地黄　白芍　麦冬　阿胶　麻仁

连梅汤：黄连　乌梅　麦冬　生地　阿胶

六、发疹期　凡见痦疹发斑者均属之

痦疹斑毒，每见于温病，或以为温病必有之阶段，而不知其为坏病也。邪郁于营，发汗而汗不出者多见之。点点如珠者为疹，片片如云者为斑，初起清心汤，甚则清宫汤。斑初起，化斑汤，甚则犀角地黄汤。若至神昏谵语，牛黄紫雪之属，均可酌用。所应辨者，斑为肌肉之病，疹系血络中病。其在肌肉，则宜清阳明之胜热，佐咸寒以救肾水而济心火。其在血络则宜清营分之郁热，佐辛凉以透络而解肌，所应戒者即用升散。升散则衄咳痉厥。亦忌壅补，壅补则昏烦瞀乱也。更有白痦，多见于湿温症中，晶莹饱绽，先布两颈，渐及胸腹，再遍四肢，胸膈必闷，呕恶频作。剧者亦神糊烦躁，但宜辛凉淡法，薏苡竹叶散、自制氤氲汤主之。若见枯燥不泽，即属气阴耗甚，亟佐生津扶元，助其透泻，洋参、石斛、参须、天粉之属，势在必用，十中可救七八。又有红疹白痦同时并发者，乃气营两燔，须入丹皮、赤芍、银花等清血泄毒，亦有一发再发，至七八次而始热退身凉者，乃邪郁极深，一时不能毕宣，正如剥茧抽蕉，层出不穷。审查正气未衰，不足畏也。

【附方】清心汤：黄连　连翘　生地　山栀　黄芩　归尾　黄柏　丹皮　甘草　赤芍　菊花　川芎　灯芯

清宫汤：元参心　莲子心　竹卷心　连翘心　犀角　连心麦冬

化斑汤：石膏　知母　犀角　元参　甘草　粳米

犀角地黄汤：犀角　生地　赤芍　丹皮

薏苡竹叶汤：薏苡　竹叶　滑石　通草　茯苓　连翘

豆蔻

自制氤氲汤：豆卷　藿香　佩兰　山栀　连翘　滑石　通草　郁金　青蒿　菖蒲

七、痉厥期　凡动风痉厥者均属之

温病至动风，肾脏之真阴必伤，水亏则木强，浸假而累及厥阴也。故热邪深入下焦，脉沉数，舌干齿黑，手指但觉蠕动，急防痉厥，二甲复脉汤主之。若热深厥甚，脉细促，心中憺憺大动，三甲复脉汤主之。若既厥且哕，脉细而劲，小定风珠主之。若神倦瘛疭，脉气虚弱，舌绛苔少，时时欲脱者，大定风珠主之。大法以滋润育阴，介类潜阳。与伤寒厥逆之用姜附回阳，大相径庭。虽然痉厥神昏，舌短烦躁，若见寸脉大，口气重，颧赤，目睛赤，壮热等，手少阴证未罢者，先宜牛黄紫雪等，开窍搜邪，再与复脉三甲，存阴潜阳。盖厥阴证有手经足经之分，在上焦以清邪为主，在下焦以存阴为先也。而一切热厥之治，更可约之为三，邪犯心包而阳明症少者，当芳香开窍；邪在阳明而上冲心包者，当攻下泻实；邪传下焦而肝肾阴涸者，始用育阴潜阳。常须识此，勿令倒乱。

【附方】二甲复脉汤：复脉汤加生牡蛎　生鳖甲

三甲复脉汤：前方再加生龟板

小定风珠：鸡子黄　阿胶　龟板　淡菜　童便

大定风珠：白芍　阿胶　龟板　地黄　麻仁　五味　牡蛎　麦冬　甘草　鳖甲　鸡子黄

八、死亡期　凡温热病至绝望时者均属之

《内经》曰：热病七八日，脉微小，溲血，口中干，一日死。脉代者一日死。又热病以得汗出而脉尚躁，喘且复热，喘甚者死。又热病不知所痛，耳聋不能自收，口干，阳热甚，阴颇有寒者，热在骨髓，死不可治。又热病已得汗而脉尚躁盛，此阴脉之极也死。又热病脉盛而不得汗者，此阳脉之极也死。又热病汗不出，大颧发赤，哕者死。又热病泄而腹满甚者死。又热病目不明，热不已者死。又老人婴儿，热而腹满者死。又热病汗大出，呕下血者死。又热病舌体烂，热不已者死。又热病咳而衄，汗不出，出不至足者死。又热而痉，腰折瘛疭，齿噤龂者死。又病温者，汗出辄复热而脉躁疾，不为汗衰，狂言不能食，病名阴阳交，交者死也。此节温热病之死亡期也。夫温病死状百端，大纲不越四条。一曰肺之化源绝者死；二曰心神内闭外脱者死；三曰阳明大实，肾水不济者死；四曰肝肾阴涸，厥阳升逆者死。故温病之治，亦不越四法。一曰清热，二曰泻实，三曰养阴，四曰潜阳。危矣哉。微矣哉，神明运用，存乎其人。

（见《中医疗养专刊》1939 年）

67. 最近之温毒症

根据最近中医疗养院住院病人之统计，温毒一症，占有百分之三十强。考昔人之论温毒，一主秽浊，地气之秽，多因少阳之气上升，春夏地气发生，病此特多。一主伏热，冬时温暖，热毒内伏，至春气候骤热，伏毒与时热并发。然按诸最近流行之例，当是天时人事，互为其因。盖去冬亢燥，已卜今春病温，入春以来益复燥热，兼以孤岛卑湿，人口激增，居处湫隘，空气混浊，饮食失调，起居不节，湿热郁蒸，热盛于湿，蕴结胃肠，燔灼气血，未可与往年习见者视同一辙。故症象之起，疯狂雨骤，传变之速，兔起鹘落，或称其含有疫性，亦有见地，但非延户阖家，不能称为瘟疫耳。因草最近之温毒症，俾供一般之参考。

本症之过程，约为四星期，症状如下。

恶寒：初起率恶风寒，但为时极暂，一二日辄罢。

发热：热度甚高，辄在摄氏三十九度以上，或起伏于三十八度半左右，汗出不解。

头痛：头痛颇剧，或兼项强骨节酸疼。

咳嗽：或无痰，或有痰，痰多薄白，间有不咳而时吐黏沫者。

胸闷：胸膈痞闷，频欲太息，或现泛恶。

烦躁：心烦懊侬，夜不宁寐。

口渴：口干引饮，初起时饮量较少。

鼻衄：有鼻衄甚多，或竟如注不止，与伤寒之红汗，迥然不同，往往因此而酿成神昏痉厥。

浆痦：形如白痦，根脚色红，含有脓浆，或小如黍，或大如珠，满布于颈项胸腹，甚则达于手臂。

红肿：胸前一片红肿，粟起如麻疹，亦有延及腹部肢臂，与浆痦同时发现。

二便：大便多闭结，或有便溏，亦属腥秽黏滞，小溲短赤不利。

神昏：神志时明时昧，入夜谵语，甚则循衣摸床撮空引线。

舌苔：初起薄白或白滑，转黄腻，则干糙焦黄，四日辄见尖红，至光泽，干燥无液，有作猪肝色，裂有血痕。

脉搏：初起浮大滑数，衰则濡小细软，盛时脉搏每分钟辄达一百四十次。

症状：既明请述疗法，主要之点，厥为随机应变，随时用断然手段以处置。否则在病人则焦头烂额，在医家亦捉襟见肘，此非特本症然，即迩来流行之湿温症亦然。就吾经历，有湿温病起仅五六日，即布晶痦。痦大如珠，持续至三四候而不解，身热辄在三十九度以上者。有神情极疲，身热不炽，而痦自续出，淹缠不清者。有痦以密布，续发红疹，或红白疹一齐涌出，神昏谵语，有若燎原者。有六七日之间陡然神糊痉厥，邪陷心包，不可救拔者。有身热痦布，二十余日不更衣而腹无所苦，不见燥实之症者。有热势方张，骤起泄泻，随见呃忒，遽呈胃气败坏者。有体温忽降，汗出肢冷，本属实热，倏转亡阳虚脱者。发无定型，变出常情。倘执成法以治，必无胜算可操，而况本症之猖獗，更甚于彼乎。大凡风寒初伤肌表，温热直走中道，本症兼而有之。正如吴又可论瘟疫之九传，或但表而不里，或但里而不表，或表而再表，或里而再里，或表里分传，或分传而再分传，或表胜于里，或先表而后里，或先里而后表，故或汗或下，或疏或利，或清气，或凉营，虽有步骤之可寻，实无时日之可绳。以前方剂，不外普济消毒饮、黄连解毒汤、犀角黑参汤等，兹就症情之进退，实验之结果，划为四期，聊示矩矱。药味之增损，分量之轻重，有非笔墨所能尽者，不敢以此印定阅者眼目，惟心领而神会之可耳。

初期通用方：适应于温毒初起，恶寒发热，头痛咳嗽，胸闷泛恶，口干舌腻，脉浮滑数，急予清透，使从外解。盖汗法亦为治温症之大要也。但风寒发汗，治表不犯里，温症发汗，治表必通里，而切戒大汗，蹈劫液助火之弊。

香豉　荆芥　银花　连翘　牛蒡　杏仁　大贝　枳壳　蒌仁　竹茹　甘草　白荷花瓣

二期通用方：适应于身热日炽，头痛口干，胸闷泛恶，胸前红气初露，或浆瘖乍现，大便闭结，舌腻尖红，急予清解。戴北山云，温病为热证，未有不当清者，其在表宜汗，使热从汗泄，汗法亦清也，在里宜下，使热从下泄，下法亦清也。若在表已汗而热不退，在里已下而热不解，或本来有热无结，则惟恃寒凉直折以清其热。故清法可济汗下水之不逮。三者之中，可合而亦可分，但清热之要，当视热邪之深浅，本方专指邪盛阳明，有由气入营之势而言。

石膏　黄连　黄芩　知母　青蒿　银花　连翘　赤芍　山栀　丹皮　蒌仁　甘中黄　大黄　绿豆皮

三期通用方：适应于邪势鸱张，气血两燔，身热浆瘖红肿，并呈胸烦懊侬，入夜谵语，口渴便闭，舌苔焦黄干腻，质绛尖刺，脉弦滑数，急宜凉营，热陷已深，不容观望，否则痉厥随之矣。

生地　玄参　石斛　大青　赤芍　丹皮　银花　连翘　黄芩　滑石　寒水石　竹叶　甘中黄　芦茅根

四期通用方：适应于身热不解，红肿浆瘖不退，神昏谵语，唇焦齿燥，舌光红绛，或中后有苔而焦黄，热郁营分，传入心包，阴液耗伤，急予清心涤热，此为最严重之阶段，出死入生之关头。

犀角　牛黄　洋参　生地　玄参　银花　连翘　赤芍　滑石　金汁　甘中黄　竹叶　芦茅根

按本症之主治，不越清瘟败毒，温如何使清，毒如何使败，则不外汗下寒凉诸端，不难于四方中寻之。吾今所欲重言以伸引者，即药效是也。一药有一药之特效，药性皆偏，但求中病，下列诸品，俱属必要。

香豉　黑豆所盦，得湿热之气，酿成败秽之质，能宣通结塞，引内邪从太阳蒸汗而解，并能吐去痰涎及黏液，最宜于温毒发汗之用。与麻、桂、羌、独大相径庭。

黄连　气味俱厚，可升可降，具泻火除湿之能。凡湿热交加，赖此苦燥清降，温毒多起于胃，兼挟秽浊，用之最宜。至若血热、血毒而湿邪已化者，自有清血解毒之品，无须此矣。

大青　性寒而降，功善解热散毒，瘟疫热狂，本属专药，泻肝胆之实火，祛心胃之邪热。朱肱犀角大青汤、大青四物汤，皆治温热毒盛之病，可征也。

大黄　能下有形之积滞，亦能泻血分之实热，温毒之症，大便多闭，营分蓄热，必待肠胃廓清，方许平静，惟此最当，世人畏其峻利猛烈，不知在胃亦能助胃液之不足，以促进其消化作用，在肠虽能激肠之蠕动，使积粪泻下，然亦具敛肠之功，故复使便秘，不得以大承气汤用之而并为一谈也。

甘中黄　取甘草制以人尿，专解脏腑恶毒，从下而泄，用于温毒症有同气相求之妙。本草求真，谓其治瘟疫诸毒斑狂，能以毒攻毒，即此意也。

牛黄　为解热镇惊药，亦为解毒药。治天行时疾而热在血分者，具有特效。《广温热论》谓热入心包，惟用牛黄，犹可十中救一。但须用至钱许，少则无济，可信也。当与冯端生君言之，谓当用牛黄清心丸时，再加牛黄二分和服，其效益著。

上所举者，皆温毒症之主药。发汗清下，随症施行，不可拘以日数。《石室秘录》于瘟疫之治，以去其火热之气为主，少加祛邪逐秽之品，方用元参、大黄、麦冬、芍药、滑石、花粉、石膏、柴胡、荆芥，盛称其出入加减，无不神效。要其妙用，不越汗下寒凉四字，温毒之治，可以悟矣。

（见《中医疗养专刊》1939年）

68. 惊风管见（续）

虽然惊风以来，确有受惊而致者，其风亦由从内而生者，从外感风寒而发现如受惊吓之状态，名之曰惊风。因内脏疾患而发现如受风寒之状态，亦名曰惊风。

此为中医引用之惯例，故如惊与真受惊吓不同，内风与真受风邪不同，仆于释名之后，爰自为之续曰。

其由因惊而抽搐，发现如感风邪之身热者，亦名惊风。

惟此受惊，乃属小惊。非《内经》所谓大惊猝恐，气血分离，阴阳破散之重笃急症，所以然者，惊则神浮，而小儿又易于生热，热盛生风，心肝之火交织，在心为昏沉，在肝为掣引，发于外则灼热也。总之，惊自是惊，风自是风，虽有因风而发惊搐者，亦有因风而动肝风者，病因各不同，首要辨别明白，今再分析述之。惊者，闻非常之声，见异类之物，或因争斗，或因跌仆，致令惊则气上，气上则痰升，痰升风动，遂成搐搦。口眼㖞邪，口吐涎沫，有一时即醒者，有多时不醒者，有一日一发，或一日再发，或三五日一发者，若不治愈，往往变成重症。或半年一发，或一年一发，为终身之痼疾。风者，或外感风热，或内伤乳食，因热生痰，因痰发搐，其状口眼㖞斜，手足牵动，气急喘息，口吐涎沫，发过略醒，潮热不退，而有急慢之分，是故即明惊风之病理。尤须识得惊与风之症状。

兹叙急慢惊风之症状如下。钱仲阳曰：急惊者，身热，面赤，引饮，口中气热，大小便黄赤，剧则搐，此无阴也。慢惊者，遍身冷，口鼻气出亦冷，手足时瘛疭，昏睡露睛，此无阳也。聂久吾曰：急惊之候，身热面赤，搐搦上视，牙关紧硬，口鼻中气热，痰涎潮涌，忽然而发，发过容色如故，此阳证也。慢惊之候，身冷，而或黄或白，或黄不甚，搐搦，目微上视，口鼻中气，大小便清白，昏睡露睛，筋脉拘挛，此阴证也。余书大致相类，不赘。惟王肯堂作一总括曰，凡眨眼摇头，张口，出舌，耳红，脸赤，面眼唇青及泻皆青，发际印堂青筋，三关虎口纹红紫或青者，皆惊风候也。

据此则惊风之急慢，即寒热两途，急属于热，慢属于寒而已，亦即虚实两途，急属于实，慢属于虚也。所称身热面赤，气热溲黄等症，凡外感实热证俱有之。不限于急惊如是，身冷面白，气寒溲清等症，凡内伤虚寒证俱有之，不限于慢惊如是，夫明属寻常实热虚寒之症，而必称急慢惊风者，惟搐搦等特异耳，是故直截了当以言之。

凡外感实证而兼见搐搦掣颤，反引窜视者，即是急惊。内伤虚寒证而兼见搐搦掣颤，反引窜视者，即是慢惊。

搐搦掣颤反引窜视，为惊风所必见，故成为惊候。搐者肘臂伸缩，搦者十指开合，掣者肩头相扑，颤者手足动摇，反者身仰向后，引者手若开弓，窜者目直似怒，视者睛露不活也。惟据仆所言，岂非急慢惊风之名，可以废乎，则直斥之曰不可。何以故？以一种学术，必愈研究而愈精，愈精而分析愈细，温热之症，曾见于伤寒之一部分，但后世论温热者，平心而论，确较伤寒所述为精细，则温热诸书，不妨在《伤寒论》之外留一位置，若以有伤寒而必欲排斥温热，执伤寒阳旦汤、葛根芩连汤、白虎汤、承气汤诸方，而诩诩然以为温热之治，尽在于是，适以自暴其粗陋。今急慢惊亦然。虽其见症类于外感内伤，而其因其治，自有出入，则寻其源可耳，断其流不可也。

知急惊之源出外感，于是热甚生风之说可通。知慢惊之源出内伤，于是吐泻而得之说亦可通。嘉言以惊风即伤寒，痛僻方书小儿八岁以前无伤之误，力持小儿伤寒三日不解，即不耐热之议。盖本《难经》伤寒有五，即外感也。然不如直揭外感二字之为爽快通俗也。（未完）

69. 惊风管见（续）

惊风之源流症状既明，乃可言治疗。治疗之方剂虽繁，治疗之大法惟二：一泻热以治急惊，一扶阳以治慢惊而已。活幼法之清热镇惊汤，用连翘、柴胡、地骨皮、龙胆草、钩藤、黄连、山栀仁、黄芩、麦冬、木通、赤苓、车前子、枳实、甘草、薄荷、滑石、灯芯、竹叶。温中补脾汤用白术、半夏、黄芪、人参、茯苓、豆蔻仁、干姜、砂仁、官桂、陈皮、甘草、白芍，其最显明者也。《六科准绳》载大黑龙丸之用胆星、礞石、天竺黄、青黛、芦荟、辰砂、蜈蚣、僵蚕。固真汤之用人参、附子、白茯苓、白术、山药、黄芩、肉桂、甘草，同其理而厚其力耳。他如钱氏之凉惊丸，《全婴方》之睡红散，罗氏之镇肝丸，郑氏之比金丸，汤氏之金星丸，以治急惊。海藏之返魂丹，陈氏之补脾益真汤，尊氏之六柱散，薛氏之生附四君子汤，王氏惺惺散以治慢惊。亦惟依法出入，随证消息，非另具途径也。更有可为扼要言者，观诸氏用药并不治惊治风，而惟清热涤热、温中是务，则此证之原委，又无形中独一强有力之证据焉。虽然，小儿脏腑娇弱，易虚易实，往往凉泻过度，变为中寒，温补猛施，转为内热，吾见已多，不可不细审之。

因此连累忆及惊风之余症，世人多忽视，而实有记载之价值。一为变成痫，由心主惊，惊平之后，失于调理，使结痰停聚，迷裹心包。一为变成瘫痪，由肝之风，惊平之后，血虚不能养筋。周慎斋医案云，一子三岁，病惊风，未服豁痰安神之药，自后成痫，每发之时，面色青黑，两目连札，口如嚼物，涎出于口，昏睡扑地，当欲发之状，即以指探其口中，吐其痰涎，调理至七岁而愈。又一女十四岁，惊风之后，右手大指、次指屈而不伸，医用羌活、防风、天麻、全蝎、僵蚕诸风药，病益甚。子曰：手足不遂，血重也，伸而不屈，筋弛长也，屈而不伸，筋短偏也，皆血处不能养筋之症也。方用人参、黄芪、天麦冬、生熟地、当归等分，官桂减半作经药，横行手指之端。又以人参固本调服，可以为证。

惊风更有类症，世人亦多忽视，一就为天钓似痫。天钓者，壮热惊悸，眼目翻腾，手足搐掣，或啼或笑，喜怒不常，甚者爪甲皆青，头面向后，仰身反折，浑如角弓。一为痉似天钓。痉病者，项背强直，腰身反张，摇头瘛疭，口不语，发热腹痛，镇目不醒。但天钓有抽搐，而痉病无之。一为盘肠似内钓。盘肠者，腹痛腰屈，啼无泪，头上有汗，惟内钓有瘛疭，而此则无有。所以然者，数者皆足厥阴肝经病也。足厥阴之脉，起于足大指而上环阴器，入小腹，下会督脉，外与督脉同行，循脊而上入于巅顶，故病则上为目上翻，背系仰，下足少腹急痛，凡诸风掉眩，皆属于肝，故二钓复俱搐掣似惊也。

（以上二篇见《光华医药杂志》1934 年）

70. 章太炎先生霍乱论（上）

此篇乃太炎先生旧作，曾载于前年某大报中，引起多人之讨论，传诵一时。伯未先生又收入古医学讲义中教授生徒，最近某报曾转载之，惜其残缺不完，今本报霍乱专号出版，特再录之。

霍乱之症，世人亦不识久矣，其过在不能确实指出霍乱之见症，究竟怎样。而吐利交作，便曰霍乱。民国十五年八月十二日起，早报上载了不少的霍乱，或者说霍乱当温，或者说当凉，或者折衷之，其实主凉主折衷者皆非，其原因便在不识真霍乱，且录中国医学院院长章太炎先生之霍乱论于下。

太炎先生说，霍乱吐利四逆之症，多起于夏秋间，依大论热多欲饮水者，用五苓散；寒多不用水者，用理中丸；四肢拘急，手足厥逆者，用四逆汤；脉不出者，用通脉四逆汤；兼烦欲死者，用吴茱萸汤。并见霍乱少阴二篇。余十六岁时，尝见一方数百里中，病者吐利厥冷，四肢挛急，脉微欲绝，老医以四逆汤与之，十活八九。三十岁后，又见是证，老医举四逆汤、吴茱萸汤与之，亦十活八九。此皆目击，非虚言也，而五苓证则绝少见，理中证亦其不及者耳。

夏时得此，何也？大凡心脏搏动，藉酸素输致之力，夏时空气稀薄，酸素寡而心脏弱——《千金》以五味酸药为生脉之剂，即此义——冬即反是，是故冬日气寒，则血脉之行疾，夏日气热，则血脉之行迟，加以汗出阳虚，心转无力鼓舞，血脉备且懈矣。观夫伤寒脉紧，而暑病则多弦细芤迟之脉。所谓脉盛身寒，得之伤寒，脉虚身热，得之伤暑，非独病时为然，血脉流行，冬夏亦自有张弛也。

夫知此，则可以知霍乱之原矣。岁暮严寒，冰雪凛凛，而人之处其中者，脉劲血驶，戒严亦严，是以乍得伤寒，多得阳证，其得少阴证者，必平时心脏特弱之人也。夏秋间气或稍凉，较之冬时，不逮远甚也。然以久处炎熇，心力弛懈，脉行甚迟，猝遇寒邪中之，营卫虽欲抵拒，而素不设备，遇敌退挠，则惟任其真人，寒入而厥，血脉不能收摄水分，上下出于肠胃而为吐利，旁出于肤而为魄汗，水分尽泄，则血如枯衄，脉欲停止，于是死矣。冬时寒虽盛而易制，夏时寒虽微而莫当，守备有殊，而勇怯之势异也。徐灵胎不解此义，以为大论所霍乱者，因于伤寒，而今吐利出于夏时，则非霍乱，四逆汤服之必死，不悟大论所说者属伤寒，而今之发于夏秋间者为寒疫。叔和序例云，从春分以后，至秋分节前，大有暴寒者，皆为时行寒疫。夫以阳盛气柔，脉素惰缓，为寒所薄，则病更亟于伤寒，是以头痛发热之霍乱，夏秋间不可得见，而死期卒至，亦无有过经者，则以伤寒尚缓，寒疫弥暴也。徐氏所谓服四逆汤必死者，此乃夏时偶伤饮食使然，本非霍乱。夫呕吐而利，其病众多，非独霍乱一候，尝见霍乱起时，竟与四逆致毙，其识者或与半夏泻心汤，病即良已，则前者为真霍乱，后者为寻常之吐利耳。霍乱无有不吐利，而吐利不必皆霍乱，大论太阳篇伤寒发热，汗出不解，心中痞硬，呕吐而下利者，且以大柴胡汤主之。此与霍乱乃有冰炭之殊矣，然其辨之亦易明也。大柴胡证为太阳伤寒久未罢者，与夏秋间霍乱暴至者固殊。诸泻心证初无手足厥冷，脉微欲绝之状。且霍乱所泄者，如清米汁，而溶便甚少，非若惊溏肠垢之殽杂者——今西人以腹中不痛者为霍乱，痛则非是。盖痛则不通，通则不痛，其理易明，太阴之为病，吐利腹痛，治虽用理中，然非霍乱，——自非粗工，安有目眯黑白者也。

71. 章太炎先生霍乱论（下）

若真霍乱证，发于冬时，与伤寒相属者，头痛发热，容有之矣。发于夏秋，与寒疫相属者，则热象不可得见，是以经文，长夏善病洞泄寒中。徐灵胎、王孟英乃云，绝未见有寒霍乱者，岂当时适未遇之，抑过为矫诬之论也。——近人陆九芝善治温热，悉归本于伤寒论，痛斥叶天士、吴鞠通辈生地、麦冬、犀角、牛黄之非，议论快绝。至治霍乱，则鞠通取用四逆理中，而九芝独为异论，其所谓霍乱者，实无吐利形证，不知何以混称也。——按灵胎治迮耕石暑热证，脉微欲绝，遗尿谵语，循衣摸床，以为阳越之候，急以人参、附子与之，三服得生。然则暑热阳越，尚为虚寒欲绝之状，岂暴寒所却，而无寒疫耶，斯实一间未达矣。

西人治霍乱，有以鸦片制止者，此即《斗门方》中御米止利法也。民间无医，亦有以矾石、石榴皮涩止者，其用与鸦片同，轻者得止，剧者仍无以愈之。独以盐水注射脉中，虽危及亦有起者。按盐水探吐，本《千金》治干霍乱法，而今施于吐利，世多不解其故。余以盐水能收摄血脉，周官疡医，称以咸敕脉。少俞曰，咸入胃也，其气走中焦，注于血脉，脉者血之走也，与咸相得则务凝，亦能收摄水分，令不外泄。许叔微以禹余粮丸治水胀，称食盐则水胀再作，是其证也。是以咸凝血，亦能调血。"阴阳大论"称心欲软，急食咸以之软。霍乱血结如块，用盐水者，非取其刚，而取其柔。夫治有异法而同愈者，盐水与四逆、茱萸二汤近之矣，非温凉相反之谓也。

问曰，《别录》香薷主霍乱腹痛吐利。《唐本草》，薄荷主霍乱宿食不消。陶隐居云，霍乱煮饮香薷，无不差。《千金翼方》治霍乱，有一味香薷方，有一味鸡苏方，恐心脏垂绝，不应更用辛散。答曰，言腹痛则非无阻拒，言宿食不消，则不关血脉，此非真霍乱，特以相似名之耳。

（伯未按）太炎先生之论霍乱终于此，其反复申述之苦心，在纠正现在一般医者之误认霍乱证，有“霍乱无有不吐利，而吐利不必皆霍乱”之语，大抵常之吐利，自肠胃涌泄而出，是以利必有溏粪，吐必有饮食，霍乱之吐利，自血液抽汲而出，是以溲如米汁，而溏粪饮食鲜见，且肠胃亦不与相格拒，无腹痛状，心合于脉，脉为血府，故血被抽汲则脉脱，脉脱而心绝矣。夫以血脉循环，内摄水汐，其凝聚之力甚固，曷为不能相保，使如悬雷奔瀑以去哉。在中医则以为寒邪直中少阴（心脏），西医则以为血中有霍乱菌，二说虽殊，要之邪并血分，心阳挠败，力不能抗，则无异正可参考同观也。

（以上二篇见《上海医报》1929 年）

72. 阴虚病之治疗律

余今运简约之笔，写实验之果。将阴虚之治法，作整个之报告，所以为治阴虚者树发矢之的也。

荀有能破余之的者，当细聆其教。余树之的凡二：一为可以对准发矢，一为万不可对准发矢。何谓不可发矢之的？

一引火归元之的。命门之龙火，谓之真阳。如肾中阴盛，龙火不安其位，浮越于上，而为上焦假热面赤，烦躁口干，甚则灰苔，但口虽渴而不欲饮水，苔虽灰而质必滑润，小便清长，足冷过膝，其右尺必沉小而迟，或浮大无根，此阴盛于下，逼阳于上，正宜人参之属，引之归元。苦阴虚病则肾脏真阴虚热，水不摄火，火因上炎而致面赤唇红，口鼻出血，齿痛齿浮齿衄，种种上焦虚热之症，虽亦龙火上炎，与浮阳上泛不同，纵有下部恶寒足冷，因虚火上升所致，非真阳衰而然，故小便必黄赤，脉必带数，有内热的症之可据。误用桂附引火归元，无异抱薪救火，上焦愈热，而咳嗽燥渴，咽痛喉烂诸症至矣。

一理中温补之的。虚寒腹痛，绵绵无增减，喜热手按，热饮食，虚寒泄泻，水谷不化，澄澈清冷，必有虚寒之脉症可凭，然后用之有效。今人一见胀满腹痛，食不消化，肠鸣泄泻等症，便认为虚寒，投以白术之香燥，济以干姜之辛热，不知阴虚之病，患在伤阴，再补其阳，则阳益亢而阴益竭矣。更有见其胀满泄泻，遂引经文清气在下，浊气在上，而用补中益气以升清降浊，误施升柴，反促阴火上逆，以致咳嗽增，吐衄至而危亡见。

一参芪助火之的。肺脉按之虚而不数，肺中无热，参芪可受，故有土旺生金，不拘保肺之说。今阴虚证，火已烁金而咳，火蒸津液而化为浓痰，君相亢甚而血随上逆，犹执无阳则阴何以生，及虚火可补，投以大剂参芪，势必阳火愈亢，肺金益伤。

一苦寒泻火之的。实火为病，可以苦寒直折之。然须热去则止，不可过用。设阴虚火炎，岂知柏苦寒所能清，非惟不能清火热，抑且损害真阴，败坏胃气，食少泄多，将何疗治。甚者见其大便燥结，浪用硝黄以通之，不知肾主二便，更主精液，精液既竭，乌能濡润，滋其阴，润其燥，而便自通。士材之论，人徒从其温补，孰审其亦深戒苦寒乎。

一二陈消痰之的。湿痰滑而易出，或稀如水饮，湿者燥之。半夏为正治之药，若阴水不足，阴火上升，肺受火侮，不得清肃下行，由是津液凝浊，不生血而生痰，当以润剂滋其阴，使上逆之火，得返其宅而痰自清。谬进二陈，津液益耗矣。

一辛剂发散之的。阴虚而发热者，十有六七，且与外感类似。火逆冲上则头胀微痛，火升壅肺则鼻塞，阴虚阳陷入里则洒淅恶寒，阳无所附则浮越身热。但其发时，必在午后，先洒淅恶寒，少顷发热，热至鸡鸣寅卯时。盗汗出而身凉，或不寒而但午后发热，必现肾虚诸症，或兼唇红颧赤，口渴烦躁，六脉弦数，或虚数无力，宜大剂补阴。若认为外感而用风药表散，则魄汗淋漓，诸虚蜂起。何谓可以对准发矢之的？

一补肾水之的。阴虚火炎，惟有甘寒滋水添精之品，如保阴六味左归之属，补阴以配阳，王太濮所谓壮水之主，以制阳光也。滋其阴则火自降，譬之残灯火焰添油则焰光自小。惟补阴之药，必无旦夕之效，以阴无速补之法，须制大剂久长服之。若因于酒者，清金润荣为主，保阴之属，仍不可少，何则？好饮之人，有不患阴虚者，以肾水不虚也。虚则心寡于畏，而复灼久伤之肺，焉得不病？补北方所以泻南方也。因于思虑者，清心养血为主，保阴之属，亦不可废，水壮而火熄，弗急急于泻心是也。因于劳倦者，培补脾阴为主，佐以保阴之剂。经云：有所远行劳倦，逢大热而泻，泻则阳气内伐，内伐则热舍于肾，故知劳倦伤脾内热者，必及于肾也。若忿怒伤肝动血，保阴六味为正治之品，水旺则龙火不炎，而雷火亦不炎，乃肝肾同治之法也。

一培脾土之的。脾胃为后天之本，饮食多自能化精生血，故越人归重脾胃，仲景用甘药建立中气也。《内经》云：精不足者补之以味，味非独药也，五谷之味，皆味也，补以味而节其劳，则渐有余矣。又云：阴阳形气俱不足者，调以甘药，以脾胃之强弱，动关五脏，况土强则金旺，金旺则水充矣。夫男子以脾胃为生身之本，女子以心脾为立命之根，故治阴虚者，无论何脏致损，皆当以调脾胃为主。

夫余树之的，皆昔人所树之的也，特为之重行建置耳，于是后之治阴虚者，倘得矢无乱发，病无夭折，吾弟又安见而笑曰：此亦犹刑家之律也，因名之曰阴虚病之治疗律。

至于阴虚病所宜之方剂，就余习用者，选殿于末，一保阴煎，二六味地黄丸，三左归丸，四左归饮，五清金散，六加味清宁膏，七噙化丸，八天王补心丹，九归脾汤，十逍遥散，十一仲醇验方，十二乳金丹，十三坤髓膏，十四白凤膏，十五四圣丸，十六资生丸，而治阴虚之矢穷矣。

（见《现代国医》1931 年）

73. 内经正反治疗之发挥

《内经》中有正治、反治方法，所谓正治者，用与病气相反之药治之，使病因而扑灭，虽病气与药相反，而实合治疗之原则，即逆者正治是也。徐子才十剂之蓝本云，十剂者：一、补可扶弱，如先天不足宜补肾，后天不足宜补脾，气弱宜补肺，血弱宜补肝，神弱宜补心等是。二、重可镇怯，如怯则气浮，重以镇之是。三、轻可去寒，如风邪中于人身，痈疮疥痤发于肢体，宜轻扬使从外解是。四、宣可去壅，如头目鼻病，牙禁喉塞，实痰在肠，水火交结，气逆壅满，法当宣达，或嚏或吐以令布散是。五、通可行滞，如火气菀滞，宜用通剂利其小便是。六、泄可去闭，如邪盛则闭塞，必以泄剂从大便夺之是。七、滑可去着，如痰黏溺淋大肠痢等症，宜滑泽以涤之是。八、涩可固脱，以开肺洞泻溺遗、精滑大汗、亡阳等症，宜收涩以敛之是。九、湿可润燥，如风热怫郁，则血液枯竭而为燥病，上燥则结，均宜清润是。十、燥可去湿，如外感之湿，汗而去之，湿泛为痰，化而降之，湿停不溺，利而行之是。十剂为药之大体，详之可无遗失，惟缺寒热一端耳，寒热者证治之大端也。寒能制热证。如伤寒温疟虚劳，何一不有当以寒药治之，甘寒药治之，甘寒之剂，白虎汤之类，苦寒之剂，龙胆泻肝汤之类。大抵肺胃肌热，宜银翘石膏。心腹热宜芩连，肝肾热宜黄柏知母胆草。热可制寒，当用辛温之品，附子汤、附子细辛汤治太阳少阴之寒，四逆、理中汤治脾肾之寒，吴萸汤、乌梅丸治肝寒，青龙汤治肺寒，薤白治心胸之寒，回阳救急汤统治里寒，桂枝汤治表寒之类。所谓反治者乃用与病气相同之性味治之，而收效与正治法仍相同。夫病有反治，以证有真假，真者可正治，而假者不得不用反治，以伪诱伪也。譬之真寒则脉沉而细，或弱而迟，为厥逆、为呕吐，为腹痛，为飧泄下利，为小便清频，即有发热必欲得衣，此浮热在外，而沉寒在内也。真热则脉数有力，滑大而实为烦躁，喘满为声音壮厉，或大便秘结，或小水赤涩，或发热掀衣，或胀痛热渴，皆可正治。假寒者外虽寒而内则热，脉数有加或沉而鼓击。或身寒恶衣，或便热秘结，或烦渴引饮，或肠垢臭秽，此则恶寒非寒，明是热证，所谓热极反兼寒化，阳盛隔阴也。假热者外虽热而内则寒，脉微而弱，或数而虚浮大无根，或弦芤断续。身虽炽热而神则静，语言谵妄而声则微，或虚狂起倒，而禁之则止，或蚊迹假斑而浅红细碎，或喜冷饮，而所用不多，或舌苔虽赤，而衣被不撤，或小水多利，或大便不结，此则恶热非热，明是寒证，所谓寒极反兼热化，阴盛隔阳也，皆当反治。至如虚火之治，至虚有盛候，则有假实矣，大实有羸状，则有假虚矣。虚者精气虚也。如色惨形瘦，如神衰气怯，或自法不收，或二便失禁，或梦遗精滑，或呕吐隔塞，或病久攻多，或气短似喘，或劳伤过度，虽外证似实，而脉弱无神者，皆虚证之当补也。实者邪气实也。或外闭经络，或内结于脏腑，或气壅而不行，或血流而凝滞，虽外证似虚而脉来盛实者，皆实证当攻也。然则虚实之间最多疑，似有不可不辨其真耳。若真气既虚，则邪气虽盛，亦不可攻，盖恐邪未去而真先脱，故治虚邪者，当先顾真气，真气存则不至于害。盖未有真气复而邪气不退者，亦未有真气竭而命不倾者。如逼不得已亦当酌量缓急，权衡多少，寓战于守斯可美。总之，假虚之证不多见，假实之证最多，假寒之证不难治，而假热之证治多误。真假能辨，逆从正反，自可明矣。

（见《光华医药杂志》1934 年）

74. 妇科讲座

月经病（第一段）

［讲述提要］期之先后　量之多少　色之浓淡

女子之月经，为生理上之一种现象。其时期分量颜色，均有一定，故诊月经之病，当先注意其“期”、“量”、“色”三项。而吾之讲述，遂以此为第一阶段。欲知期、量、色三项之所以一定应先明了月经之生理，凡月经之来，为女子已届发育成熟之特征。一如草木之开花结实，所以表示其长成。当其来潮之时，卵巢及子宫均发生变化。起于卵巢之变化，为卵巢少少充血，格拉夫氏胞破裂，而排出其中之卵子，因格拉夫氏胞含有胞液之内壁，具有细胞之颗粒膜，其细胞之一侧，包有卵子而为丘状，名卵阜。胞液之量，随时期之进而渐次增加，其胞始为椭圆形，至后变为圆形，渐渐向卵巢之表面而进，终乃其一部突出于表面，其突出之一部，抵抗较少，故内容逐次增大。遂至由此破裂，及既破裂，遂排出胞液及卵子，而当胞欲破裂之时，输卵管之伞部近接于卵巢而为拥抱之状，承受其排出之胞液、卵子等，悉纳于输卵管内。输卵管内之细毛，更为自动的运动，而送于子宫中，卵子如得妊娠即留于子宫内而渐次发育，否则即排出体外，其起于子宫之变化，为子宫少少柔软，子宫黏膜肿胀而粗松，其上皮剥脱，子宫黏膜所有之黏液腺起脂肪变化，黏膜充血，小血管破裂，或即不破裂，其血管壁亦不必发生变化，而血液微微溢出，此月经出血之原因。故月经之血液，常为涓滴之泌出，不至迸射而下也。据此以观，月经之起，其目的在于欲使卵子易附着于子宫之黏膜面，而格拉夫氏胞将破裂时，子宫黏膜正在充血，及胞既破裂，而卵子将来子宫之顷，子宫黏膜之表层，剥离而成为创面，俾卵子易于附着其上，故妇女受孕，多以月经方净后为易。换言之，月经为生殖期之一种表现，亦无不可。故其时期一月一行，每次三日至七日，其量四两至六两，其色暗红而浓，不能离乎常轨，一有悖逆，即为疾病。何谓悖逆：1. 先期而至。2. 及期不行。3. 来时涩少。4. 淋沥不断。5. 色淡不浓。6. 紫黑挟块。及其变化，复演多种：1. 先期而多。2. 先期而少。3. 或先或后。4. 忽来忽断。经行先后，谓之愆期，愆差错也，与《诗经》匪我愆期之愆义同。经者常候，例应按月一至，若先期而至，后时而临，均属病症。王子亭以先期责之阳太过，后时责之阴不及。丹溪曰：经水不期而来者，血热也。肥人不及日数而多者，痰多血虚有热也。经行过期者血少也，退期色淡者痰多也。薛立斋曰：先期而至，有因脾经血燥者，有因脾经郁结者，有因肝经怒火者，有因血分有热者，有因劳役火动者。过期而至，有因脾经血虚者，有因肝经血少者，有因体虚而弱者，议论纷繁莫衷一是。余按经行先后，务须看其经行之多少，大要先期而多，由于血热，以清热为主。先期而少，由于血虚，以养血为主。后期而多，属血寒而有余，后期而少，属血寒而不足，均以补中温散为主。然后视其他副因斟酌调治。余历经试用，俱能应付裕如者也。昔薛立斋治一妇人经水不调，两月一至，或三月一至，四肢微肿，饮食少思，日晡发热，此脾土气血皆虚也。须先用壮脾胃，养气血之剂。饮食进则浮肿自消，气血充则经自调矣。彼以为缓，乃用峻剂。先通月经，果腹痛泻不止，至遍体浮肿，饮食愈少，殁于木旺之月。褚氏云：月水不通，久则血结于内生块，变为血瘕，亦作血症。血水相并，壅塞不通，脾胃虚弱，变为水肿。所以然者，脾候身之肌肉，象于土，土克于水，水血既并，脾气衰弱，不能克消，致水气溢流，浸渍肌肉，故肿满也。观此岂宜用克伐之药。蒋仲芳治姚生妇，年二十五，其月事或半年三月方得一至，温补调治。二载转剧，诊之脉来微涩，外症口干唇燥，手足心热。曰：后期古法主寒，然其兼症热也，因热耗血，血少故后期耳。遂用大剂生地、当归为主，佐以条芩、山栀、丹皮、泽兰、知母、鳖甲，六剂后而经准，一月后而孕矣。伯未始姚心斋室人，结褵三载，不生育，求诊于余，询其经行，每赶月前，平均约三星期一至，而经行期恒十日方断。前医曾投芩连四物汤无效，余细按其脉，数而带软。因曰：此血海有热，投血分套方，原无悖谬，惟脉象见软，气有内耗之机。热蕴则忧血而无期，气弱则失统而延日，若加补气药则效矣。立方用人参须、炙甘草、柴胡、二地、白芍、黄芩、栀子、丹皮、女贞，嘱以参须煎另冲，每月经行前服五剂，三月而经调。

经行多少，乃月经量之为病，然月经持续日数长者必量多。又月经中激烈运动时，恒变为多量，亦不能一例。王肯堂曰：妇人月经乍多乍少，当分阳胜阴，阴胜阳，盖阴气乘阳，则包藏寒气血不运行。经所谓天寒地冻，水凝成冰，故令乍少。若阳气乘阴，则血流散溢，经所谓天暑地热，经水沸溢，故令乍多也。此外又有经行不断，淋沥无时者，乃劳损气血，而伤冲任，多属气虚不摄血。傅青主谓经水过多，行后复行，面色萎黄，身体倦怠而困乏愈甚者，为血虚而不归经，即指此候。惟若时止时行，腹痛，脉沉细，则为寒热邪气客于胞中，非虚弱可比矣。

朱丹溪曰：经水者阴血也，阴必从阳，故其色红。今按月经血与普通出血之血液不同，多呈暗赤色，时或近于棕色，在生理上从无鲜红者也。至其变化，色紫者风也，淡白者虚也，或挟痰停水以混之也。如米泔水，如屋漏水，如豆汁，或滞黄混浊模糊者，湿痰也。成块作片血不变者，气滞也。或风冷乘之也，色变紫黑者血热也，此其大效。惟经色黑者，最宜明辨。丹溪、肯堂均指热甚，以为热甚水化之候，然余于风寒外乘，时有所见，殊难拘泥。大概寒主引涩，小腹内必时常冷痛，经行之际，或手足厥冷，唇青面白，尺脉或迟或微或虚，或虽大而无力。热则尺脉或洪或数或实，或虽小而必有力，与脉证相参，庶得真情耳。吴茭山治一妇行经，色淡若黄浆，心腹嘈杂，此脾胃湿痰故也。以二陈汤合四物，入细辛、苍术数服即止。又治一女子经水下如黑豆汁，此络中风热也。以四物汤加黄芩、川连、荆芥、蔓荆，数服经清色转。汪石山治一妇瘦小，年二十余，经水紫色，或前或后，临行腹痛，恶寒喜热，或时感寒。腹亦作痛，脉皆细濡近滑，两尺重按略洪而滑。汪曰血热也，或谓恶寒如此，何谓为热。曰：热极似寒也。遂用酒煮黄连四两，香附、归身尾各二两，五灵脂一两为末，粥丸空腹吞之而愈。伯未治一妇，经行色淡，腰酸头晕，询其患白带否，曰有。曰是则脾虚下陷也，用苍白术、茯苓、半夏、陈皮、豆蔻、升麻、当归、川芎，数剂而带少经浓。

（见《中医世界》1932 年）

75. 妇人月经病讲义

妇人科之不纳于内、外科中者，因妇人生殖器之解剖及生理，不与男子同，而生殖器之疾病，又极繁复故也。本篇为伯未承乏上海中医专门学校妇科教授时，所编妇人科学讲义中月经病之一部，月经者，女子生殖器成熟期间周期之子宫出血也。故月经之来潮，可觇女子生殖机能成熟。《内经》云，女子二七天癸至，任脉通，太冲脉盛，月事以时下。其任通冲盛，即发育成熟之谓也。至月经之来，以排卵机能为必要条件，因卵巢滤胞之增大，刺激其周围之神经由反射性使骨盆内全体充血，而子宫为之血泄，故无排卵机能，即无月经，亦即不能生育，女子之于月经，盖有莫大关系，故妇科有种子以调经为先之语也。

经闭第一

经闭即无月经，西医以局部原因，责之生殖器发育不全或闭锁，及子宫黏膜萎缩。以一般原因责之荣养障碍，及贫血萎黄病，急性传染病。以机能原因，责之精神激动，惊恐悲哀等。核与中医言传，殊多暗合，以经验所得，则以血枯及思虑最多。李东垣曰，妇人经闭，由脾胃久虚，形体羸弱，血俱衰。陈良甫曰，妇人月水不通，或因醉饱入房，或因劳役过度，或因吐血失血，伤损肝脾。朱丹溪曰，经不通，或因堕胎，及多产伤血，或因久患潮热消血，或因久发盗汗耗血。王节斋曰，妇人母子经脉不行，多属脾胃损伤而致，不可认作经闭死血，轻用通经破血之药，可以佐症。考之《内经》，二阳之病发心脾，女子为不月。《脉经》：肾脉微涩为不月，亦以血枯为闭经之原，故经闭之候，但滋其化源，其经自致，万不可误施攻克，药伤中气。又寇宗奭曰，室女童男，积思在心，思虑过度，多致劳损，男子则神色消散，女子则月水先闭，盖心伤而神散血竭也，则属于机能原因之一种。

方剂

五补丸：熟地　人参　牛膝　茯苓　地骨皮

柏子仁丸：柏子仁　卷柏　泽兰　续断　熟地

十全大补汤：人参　白术　茯苓　炙草　当归　川芎　芍药　熟地　黄芪　肉桂

卫生汤：当归　白芍　黄芪　甘草

滋营养液膏：女贞子　陈皮　桑叶　熟地　旱莲草　白芍　黑芝麻　枸杞子　甘菊花　归身　稆豆　玉竹　南烛叶　茯苓　沙苑　炙草　阿胶

验案

滑伯仁治龙君泽室人，暑月中病经事沉滞，寒热自汗，咳嗽有痰，体瘦痒，脐腹刺痛，脉弦数六至有余。曰，此二阳病也。《素问》云，二阳之病发心脾，女子不月，二阳阳明也，阳明为金为燥，其所以不月者，因其所以遭也。阳明本为燥金，适遭于暑，暑火也，以火烁金则愈燥矣，血者水类，金为化源，宜月事沉滞不来也。他医方制归茸桂附丸，以温经而未进。滑曰，夫血得寒则止，得温则行，热则搏，搏则燥，复加燥药，血益干则病益甚，亟令却之。更以当归柴胡饮子为清金泻火流湿燥，三五进而经事通，余病悉除。龙君曰，微生几为人所误也。

莫强中治一侍人，久病经阻，发热咳嗽，倦怠不食，憔悴骨立，医往往作瘵疾治之，势甚危。莫曰，妇人以血为本，血荣自然有生理，因谢众医，专服四物汤。其法㕮咀，每慢火煎取清汁，带热以啜之，空腹日三四服，两月余，经通疾如失。

伯未治奚蕴春令媛，年二十一岁，因婚姻不称意，抑郁成疾。初则饮食少思，继则月经停闭，医用通经不效，将半载，发热咳嗽，肝火升浮，始延余治。按脉细数无力，因谓之曰，此辛温通下太过，血虚之候也。血虚当补，不当通下以绝其生化。惟补亦良难，归脾助火，六味碍脾，仅滋阴养营汤，最为合度。即书原方与之，服二十剂而诸恙均退，精神渐旺，后就原方加减，再服十数剂而经亦行，其不变为干血劳症者，盖险矣。

经滞第二

经闭多属于虚，经滞则多属于实，或由寒凝，张仲景所谓妇人之病，因虚积冷结气，经水断绝是也。或由痰阻，张子和所谓月事不为痰湿所隔，自能依期而至是也。或由气滞，李中梓所谓女科要法，血为气配，气行则行，气滞则滞是也。亦有因火旺而经滞者，李东垣上中下分治之法是也。惟通常以寒气二者为多，以寒易使血凝，气易使血滞。若热甚经闭，又迹近乎虚象矣，随症治之。

方剂

温经汤：当归　芍药　川芎　官桂　丹皮　蓬莪　人参　牛膝　甘草

行经红花汤：归尾　赤白芍　紫葳　刘寄奴　牛膝　玄胡　红花　苏木　桃仁　青皮　香附　桂心

加味导痰汤：半夏　陈皮　茯苓　甘草　枳实　黄连　川芎　生姜

玉烛散：当归　白芍　大黄　熟地　芒硝　川芎　甘草

验案

孙文垣治从孙妇程氏，年甫三旬，产五次，今则经闭不行者八年，肌肉则丰肥于昔，饮食又倍于昔，精彩则艳美于昔，腹柔不坚，略无所谓病者，或用四物汤，元胡、丹皮之剂，千余服矣。至三棱、莪术、干漆、桃仁、苏木之类，遍尝不应，诊之六脉缓大有力，曰此脾湿生痰，脂满子宫，徒行血活血破血无益也，以平胃散加滑石、桃仁、黄连、姜黄、丹参、南星、半夏作丸服之，半年而经行，次年生子后，又连生一子一女。

张子和曰，一妇人年二十余岁，病经闭不行，寒热往来，咳嗽潮热，庸医禁切，无物可食。一日当暑出门，忽见卖凉粉者，冰水和饮，大为一食，顿觉神清骨健，数月经水自下。盖世人但知血寒则凝，而不知血热则结也。

伯未治陈文治室人经阻三月，以为孕也。一日腹痛，乃邀余往诊，绝无胎孕象征，而脉更沉迟带涩，深异之。但据云腹部日觉膨胀，因忆《内经》有石瘕之症。谓之曰，此恐寒客于子宫，瘀血凝聚，瘀积渐多，腹乃渐大，未可必其喜也。遂书归尾、川芎、红花、桃仁、莪术、乌药、枳实、赤芍、姜黄与之。初服腹中大动，二服下瘀血甚多，均黑色成块，腹亦平。按石瘕一症，世人每多失察，而一年之后，不易为力，以正气大虚，不耐攻克，瘀血愈厚，更难泻下，不可不慎。

经行先后第三

经行先后，谓之愆期，愆差错也，与《诗经》匪我愆期之愆义同。经者常候，例应按月一至，若先期而至，后时而临，均属病征。王子亭以先期责之阳太过，后时责之阴不及。丹溪曰，经水不及期而来者，血热也。肥人不及日数而多者，痰多血虚有热也，经行过期者血少也，退期色淡者痰多也。薛立斋曰，先期而至，有因脾经血燥者，有因脾经郁滞者，有因肝经怒火者，有因血分有热者，有因劳役火动者。过期而至，有因脾经血虚者，有因肝经血少者，有因体虚而弱者。议论纷繁，莫能一是。余按经行先后，务须视其经行之多少。大要先期而多，则于血热，以清热为主。先期而少，由于血虚，以养血为主。后期而多，属血寒而有余。后期而少，属血寒而不足，均以补中温散为主。然后视其他副因，斟酌调治，余历经试用，俱能应付裕如者也。

方剂

四物汤：川芎　芍药　熟地　当归

先期汤：当归　白芍　生地　黄柏　知母　条芩　黄连

川芎　阿胶　艾叶　香附　甘草

过期饮：当归　白芍　熟地　香附　川芎　红花　桃仁　莪术　木通　甘草　肉桂

清经散：丹皮　地骨皮　白芍　熟地　青蒿　茯苓　黄柏

两地汤：生地　玄参　白芍　麦冬　地骨皮　阿胶

温经摄血汤：熟地　白芍　川芎　白术　五味子　柴胡　肉桂　续断

验案

薛立斋治一妇人经水不调，两月一至，或三月一至，四肢微肿，饮食少思，日哺发热，此脾土气血皆虚也，有须先用壮脾胃，养气血之剂，饮食进则浮肿自消，气血充则经自调矣。彼缓，乃用峻剂，先通月经，果腹痛泻不止，至遍体浮肿，饮食愈少，殁于木旺之月。褚氏云，月水不通，久则血结于内生块，变为血瘕，亦作血癥。血水相并，壅塞不通，脾胃虚弱，变为水肿。所以然者，脾候身之肌肉，象于土，土主克于水，水血既并，脾气衰弱，不能克消，致水气溢流，浸渍肌肉，故肿满也。观此岂用克伐之药。

蒋仲芳治姚生妇，年二十五，其月事或半年三月方得一至，温补调治，二载转剧。诊之脉来微涩，外症口干唇燥，手足心热。曰，后期古法主寒，然其兼症热也。因热耗血，血少故后期耳，遂用大剂生地、当归为主，佐以条芩、山栀、丹皮、泽兰、知母、鳖甲，六剂后则经准，一月后而孕矣。

伯未治姚心斋室人，结褵三载，不生育，求诊于余。询其经行，每趋月前，平均约三星期一至，而经行其恒十日方断。前医曾投芩连四物汤无效，余细按其脉，数而带软。因曰，此血海有热，投血分套方，原无悖谬，惟脉象见软。气有内耗之机，热蕴则扰血而先期，气弱则失统而延日。若加补气药则效矣，立方用人参须、炙甘草、柴胡、二地、白芍、黄芩、栀子、丹皮、女贞，嘱以参须另煎冲，每月经行前服五剂，三月而经调。

76. 妇女月经病讲义（续）

经行多少第四

经行多少，乃月经量之为病，每月经时出血之全量，约九十克至二百克，一克合库平二分六厘八毫。若太过不及，均非下调，然月经持续日数长者必量多，又月经中激烈运动时，恒变为多量，不能一例。王肯堂曰，妇人月经乍多乍少，当分阳胜阴胜，阴胜阳盖阴气乘阳，则包藏寒气，血不运行。经所谓天寒地冻，水凝成冰，故令乍少。若阳气乘阴则血流散溢，经所谓天暑地热，经水沸溢，故令乍多也。此外又有经行不断，淋沥无时者，乃劳损气血，而伤冲任，多属气虚不能摄血。傅青主谓经水过多，行后复行，面色萎黄，身体倦怠而困乏愈甚者，为血虚而不归经，即指此候。惟若时止时行，脉痛，脉沉细，则为寒热邪气客于胞中，非虚弱可拟矣。

方剂

当归饮：当归　白芍　川芎　熟地　白术　黄芩

四物葵花汤：当归　川芎　白芍　熟地　葵花　红花　血见愁

加减四物汤：熟地　白芍　当归　川芎　白术　黑芥穗　山萸　续断　甘草

蒲黄散：黄芩　当归　柏叶　蒲黄　生姜　艾叶　生地　伏龙肝

固经丸：黄柏　白芍　黄芩　龟板　樗根皮　香附

验案

汪石山治一妇产后经行不止，或红或白或淡，病逾八月，面色黄白，性躁头眩脚软。医用参芪补药病益加，用止涩药不效。汪诊之右脉濡弱无力，左脉略洪而驰。曰，右脉弱者，非病也。左脉偏盛，遂觉右脉弱耳，宜主左脉。治以凉血之剂。遂以生地、白芍、白术各一钱，黄芩、阿胶、归身各八分，陈皮、香附、川芎、椿根、茯苓各六分，柴胡、甘草各五分，煎服二十剂而愈。

立斋治一妇人，因经水多，服涩药止之，致腹作痛，以失笑散二服而瘳。五灵脂、蒲黄俱炒等分，分服二三钱，醋一合熬成膏，入水一盏，食前热服。又用加味逍遥散数剂而经调。

伯未治虹口万生号主妇饮食少思，内热作渴，经行稀少，肢体瘦懒，入晚时有疟状，脉来洪数而虚。盖此妇孀居数载，肝脾郁结所致，不治将为痨矣。令人早进归脾丸三钱，午进六味丸三钱，晚进逍遥丸三钱，勿间断，约二月每丸各进斤许，登门来谢，诸恙霍然矣。

经行异色第五

朱丹溪曰，经水者阴血也，阴必从阳，故其色红。今按月经血与普通出血之血液不同，多呈暗赤色，时或近于棕色，在生理上从无鲜红者也。至其变化，色紫者风也，淡白者虚也，或挟痰停水以混之也，如米泔水，如屋漏水，如豆汁，或滞黄混浊模糊者，湿痰也。成块作片血不变者，气滞也，或风冷乘之也。色变紫黑者血热也，此其大较。惟经色黑者，最宜明辨，丹溪、肯堂均指热甚，以为热甚水化之候，然余于风寒外乘，时有所见，殊难拘泥。大概寒主引涩，小腹内必时常冷痛，经行之际，或手足厥冷，唇青面白，尺脉或迟或微或虚，或虽大而无力。热则尺脉或洪或数或实，或虽小而必有力，与脉症相参，庶得真情耳。

方剂

荆防四物汤：当归　川芎　地黄　芍药　荆芥　防风　白芷

加味芎归汤：人参　黄芪　白芍　香附　川芎　当归

加味二陈汤：陈皮　秦艽　防风　半夏　甘草　苍术

验案

吴茭山治一妇行经，色淡若黄浆，心腹嘈杂，此脾胃湿痰故也。以二陈汤合四物，入细辛、苍术数服即止。又治一女子经水下如黑豆汁，此络中风热也，以四物汤加黄芩、川连、荆芥，数服色清色转。

汪石山治一妇瘦小，年二十余，经水紫色，或前或后，临行腹痛，恶寒喜热，或时感寒，腹亦作痛，脉皆细濡近滑，两尺重按略洪而滑，汪曰血热也。或谓恶寒如此，何谓为热？曰，热极似寒也，遂用酒煮黄连四两，香附、归身尾各二两，五灵脂一两为末，粥丸空腹吞之而愈。

伯未治一妇，经行色淡，腰酸头晕，询其患白带否？曰有，曰是则脾虚下陷也。用苍术、茯苓、半夏、陈皮、豆蔻、升麻、当归、川芎，数剂而带少经浓。

经行过期第六

月经初潮，普通以十四岁为率，其停止期，则以四十九岁为准。经行过期者，即逾停止期而经犹通行之病也。《产宝》云，女子七七经水绝，冲任脉虚衰，天癸绝，地道不通而无子，或劳伤过度，喜怒不节，经脉衰微之际，又为邪气攻冲，则当止不止。此语诚确。然余谓月水当止不止，实为血崩之渐，非水内耗而动命门之火，即气郁甚而发龙雷之炎，二火交发，血乃奔下，有似行经，非实经比，故往往用补益肝脾之气血而愈。但亦有未及期而经先断者，则当察其是否心肝脾之气郁，而补以通之，散以开之，自能再至，兼可受孕。

方剂

芩心丸：黄芩心

安老汤：人参　黄芪　熟地　白术　当归　山萸　阿胶　黑荆穗　甘草　香附　木耳炭

益经汤：熟地　白术　山药　当归　白芍　枣仁　丹皮　沙参　柴胡　杜仲　人参

验案

陆养愚治王笠云母，年四十九，一日经来不止，昏晕厥逆，脉之两手沉微如丝，此属崩候，急以八物汤加附子、姜炭灌之，半时方醒，连进二大剂，乃止十之七八，至十剂方能止。后数月复崩亦昏晕，或以犀角地黄汤，加藕节、阿胶之属不止，脉仍沉弱，以附子、干姜、鹿茸俱烧存性，同釜底黑酒调服之即止。后以六味加四物料服之约二斤，而不作。

伯未治召楼奚姑母，逾期而月事仍行，行且量倍于昔，就邻医治，服药数十剂不效。余按两手脉俱沉细，而尺部独滑数，腰酸脊痛，纳减少，且夏不衣葛，寒先人知。余曰，此崩漏之渐也。夫脉沉细，血虚于内也，尺滑数，火动于下也。胃纳减，中气下陷也。寒先知，阳气不振也。而腰酸脊痛，尤为肝肾衰弱之征，终属热扰血动，而中气失其包举。故前医专与止血而血不能止，弊在不求本也。处方用吉林参炒松、生熟地、清炙芪、炒归身、炒白芍、醋柴胡、黄芩炭、莲房炭、侧柏炭、炒丹皮，胡桃隔、棕榈炭，三剂而经止，改用参芪术草以补中，蔻陈以和胃，精神渐复。

经行崩漏第七

薛立斋曰，经云，阴虚阳搏谓之崩。又云，阴络伤，血内溢。又云，脾统血，肝藏血，血崩为病。盖因脾胃虚损，不能摄血归源，或因肝经有热，血得热而下行，或因肝经有风，血得风而妄行，或因怒动肝火，血热而沸腾，或因脾经郁热，血伤而不归经，或因悲哀太过，胞络伤而下崩，其论崩中之由，可谓掩尽诸家。而约之，可分四大纲：一为虚热，一为气陷，一为虚寒，一为气脱。寒热之中又以因热者多，因寒者少，但其热既为虚热，则清热之品只有地榆、柏叶、柏皮、栀子、丹皮之类，择用一二，绝无纯用寒凉之理。盖失血之后，阳气亦馁，万无频进寒凉之法，此意惟立斋知之。再崩中之症，通常患于年老体弱者，然亦有见于少女者，一则由于郁结，一则由于妊娠行房。盖肝之性急，气结则其急更甚而血不能藏，妊娠而泄精太过则气不能摄，而血自暴崩也。

方剂

生地黄散：生地　熟地　白芍　黄芪　杞子　天冬　地骨皮　柴胡

柴胡调经汤：羌活　独活　藁本　升麻　苍术　柴胡　葛根　归身　甘草　红花

芎䓖汤：川芎　黄芪　芍药　地黄　吴萸　甘草　当归　干姜

柏黄散：黄芩　侧柏叶　蒲黄　伏龙肝

平肝开郁止血汤：白芍　白术　当归　丹皮　生地　甘草　三七　黑芥　柴胡

固气汤：人参　白术　熟地　当归　茯苓　甘草　杜仲　山萸　远志　五味子

验案

吴孚先治一妇人半月前小产，继以血崩舌硬，心摇汗出发润，日夜俱热，耳闭不闻，目视不见，身浮浮如在舟车，六脉细数欲脱，用人参二两，黄芪二两，白术一两，熟地二两，当归五钱，炮姜、制附、枣仁各三钱，龙骨一钱五分，一剂顿减，二剂精神爽惠。

汪石山治一妇，年逾四十，形色苍紫，忽病血崩，医者或用凉药，或用止涩，俱罔效。诊其六脉皆沉濡而缓，按之无力，以脉论之，乃气病非血病也。当用甘温之剂，健脾理胃，庶几胃气上腾，血循经络，无复崩矣。遂用补中益气汤，多加参芪，兼服参苓白术散，崩果愈。

裴兆期治一富室妇，崩晕交作，已逾三日。诸医治法，不外阿胶、地黄、当归、白术、山药、人参，及止崩止晕之药益剧。裴诊之六脉小而坚，右关细滑有力，且多呃，呃欲吐之状，心下按之，硬满而痛，饮食不进，大便不通，此正与王节斋夫人崩晕症相类，受病在肠胃无疑，法当先行肠胃中积滞，使真气流行，脾得健运而统血，则崩自止，晕自宁矣。遂屏去诸药，先用导滞丸一服不动，再服大便终通。神少而清，崩亦可止。改服开胃醒脾药，崩晕顿减。继服大补脾丸，甫半月，饮啖起居如故。若泥血病而专用血药，其与刻舟求剑者何以异。

张飞畴治郭孝闻室，暑月经行时，凉卧风中，先下淋漓，加以怒恼跌哭，遂崩脱不止。小腹中如线下垂，贯心掣痛，常发热头痛，遍体烦疼，服止血药不应，而进参芪，忽昏聩不省，崩脱愈甚，深夜忽遽邀往。脉得弦大而芤，独左寸尤滑，知冲任二脉受病，明是风入胞门所致，久之风从木化，血愈伤而火愈炽，非旋覆花汤、金铃子散兼进，不能清其风热，降其逆气也。况此症多有火淫血室，湿结子户，及郁结伤脾，怒动肝火，及惊恐失跌，种种不同，若用通套升发补救之药，乌能获效哉，遂如法治之而愈。

（以上二篇见《中医世界》1931 年）

77. 慈禧请脉记（续）

初七日癸卯，黎明进内，至内务府直庐坐，辰初传进，是日未请脉，与仲昴庭至东配殿，俟薛抚屏、马培之、赵德舆请脉出，公议立方进御，内务府大臣恩传慈禧皇太后懿旨，浙江巡抚谭所荐医生，看脉立方均尚，闻命之下，愈滋悚惧，赐饭。饭毕趋出，回寓所小憩，过赵德舆处闲话。

初八日甲辰，黎明进内，辰初传进，余与薛抚屏、汪子常、马培之请脉出，公议立方进御。皇太后命去续断改当归，遵旨更换，赐饭。饭毕趋出回寓，出城谒见梅小岩丞。深谈时许，盖中丞前抚浙时，无三日不见诊病而外纵谈经史，略分言情，未尝以下吏相待也。复拜堂郎中崇星阶太医院李卓轩，日入始归寓。

初九日乙巳黎明进内，辰正传进仲昴庭、薛抚屏、赵德舆、马培之，请脉出。公议方进御赐饭毕趋出回寓，孙燮臣侍郎、锐小舫、司马钊来拜未晤。司马为前浙藩增苓舫嗣君，申刻，姚子祺中翰景夔来畅谈良久，子祺乃季眉司马之子，浙中故人也，赵德舆来闲话，更余始散去。

初十日，丙午黎明进内，余与马培之、汪子常请脉出，公议立方。仍以归脾汤为主加香附，因圣躬左胁微痛，时吉林将军进人参二枝，皇太后命各医看，连根须长许，其色金黄，其纹多横，其质坚硬，尝其须味微苦，渐回甘，噙之津液满，须臾融化，真上品也。午刻赐饭，饭毕趋出回寓。马培之过谈，道及乃郎中十年前，曾在浙为赐都转诊中风病，余恍然，因往拜，薛抚屏、汪子常来拜，姚子祺送菜四篕颇佳，内有鲟花鱼，绝似浙中风味。

十一日丁未，黎明进内，薛抚屏、仲昴庭、马培之请脉出，公议立方，去香附加枣仁，因圣躬气痛愈，夜间少寐也。赐饭，饭毕趋出回寓。方坤吾、孙伯元两比部在寓等候，邀至凤阳会馆诊病，留吃面，酉刻归，文西园馈酒席，分其半送赵德舆，宫中过节，自十一日起至十六日止，每日皆赏新鲜果四盒，马乳葡萄、白梨、苹果、橘子、沙果、白桃各种，自内务府堂官及各人，皆许携回。

十二日戊申，黎明进内，余与薛抚屏、汪子学、马培子请脉，脉气甚平，昨用人参一钱，精神顿健。皇太后命内监擎出苹婆果八十枚，并传皇太后懿旨云，系长春宫院内树上结的，因食之甘，特命分给众人，乃各谢赏携归，趋出回寓，恭纪以诗。

温纶宣圣母，嘉果赐苹婆，树荫恒春茂，恩波上苑多，名从棠辨（按郑康成诗甘棠注，北人谓之杜梨，南人谓之常棠梨，樊光曰，赤者为棠，疑今之苹果，即诗所云甘棠）。香胜橘橙搓，珍重分携出，归鞍缓缓过。

梅小岩中丞来答拜，谈一时许，去后送菜四篕点二盘，晚与昴庭闲谈，王赓虞侍郎崇阶郎中来拜。

十三日己酉，黎明进内，马培之、赵德舆、薛抚屏请脉出，公议立方，去酸枣仁加益智仁、佩兰叶，因皇太后喉中间有酸水也。赐饭，饭毕，趋出回寓。晚间马培之招饮，与昴庭偕往更余归，怀太仆馈酒席，分送端石如太守。

十四日庚戌，黎明进内，大雨路滑，油靴雨盖，颇觉难行，进内石门，换去油靴，是日汪子常、马培之、仲昴庭请脉出，公议立方进御。赐饭，饭毕，趋出回寓。未刻至方坤吾比部寓诊病，留吃点心，酉刻归。

十五日辛亥，黎明进内，余与薛抚屏、马培之、汪子常请脉，将出宫门，适皇上来请皇太后安，内务府大臣帅行一跪三叩礼，余与众人侍立两旁，恭候驾过，天威咫尺，仰见皇上龙凤之姿天日之表，实一时幸事也。出与诸人公议立方进御，赐饭常馔，又加点心烧烤各四，因中秋节也，饭毕趋出回寓恭纪以诗：

佳节中秋庆，承恩列绮筵，果甘风味信隽，饼样月华圆，宝碗仙盘露，琼楼玉宇天，小臣叨德惠，既醉颂诗篇。

二首

暮年犹自走幽燕，往事重提觉黯然，天上姮娥应笑我，今宵相见七回圆（幼侍先君银槎公及应京兆试，计在京六度中秋）。

不用晨钟暮鼓催，功名心已早成灰，九霄得傍今何幸，也算高寒顶上来。

十六日壬子，微雨，黎明进内，仲昴庭、薛抚屏、赵德舆请脉出，公议立方，去益智仁加山石斛，因皇太后喉中发干也，进御后赐饭。饭毕，午正趋出回寓。梅子允光署长元来拜畅谈，申刻至煤渣胡同拜孚伯兰农部馨相见甚欢。子允为小岩中丞之子，伯兰为灵蔚生廉访之子，皆浙中旧识，日久甫归。

十七日癸丑，早起甚凉，着薄棉袍挂，黎明进内，余与马培之、汪子常请脉出，公议立方，去霍香、石斛加苍术、木香，因皇太后外薄新凉，便微溏也。进御后赐饭，饭毕趋出回寓。孚伯兰来寓答拜，谈刻许，随馈酒席，午下大风，坐车答拜锐小舫，未晤归。是日接家信，由黄子中农部处送来，即发家信，得诗一首。寄示儿辈。

家书一纸到家乡，问我平安我说详，辨色入朝腰脚健，自公退食酒杯香，佛前偶尔吟诗句，客至都因索禁方，寄语儿孙休盼望，雪花飞候返泉唐。

十八日甲寅，黎明进内，薛抚屏、赵德舆、仲昴庭请脉出，公议立方进御，去木香加茯神、远志，因皇太后昨日召见诸王公大臣，六部九卿，翰詹科道，论中外交涉事劳神，夜寐不安也。是日湖南新宁县知县连自华号书樵到京，召见请脉，赐饭，饭毕趋出回寓。未正，出城至姚子祺寓，为其夫人诊病，留吃酒面，傍晚归，是夜昴庭患霍乱吐泻。

十九日乙卯，黎明进内，为昴庭具呈，禀内务府大臣，代奏请假五天，余与马培之、薛抚屏、连书樵请脉出，公议立方，仍照原方进御，赐饭，饭毕。趋回寓，未刻，至孚伯兰家，为其妹多夫人诊病。夫人守贞二十余年，病由不得隐曲，五志化火，用归脾汤、加味逍遥散间服，黄子中农部来拜未晤，连书樵来谈近事甚快，是日发家信。

二十日丙辰，黎明进内，汪子常、赵德舆、连书樵请脉出，公议立方，原方加牡蛎进御，赐饭，饭毕，趋出回寓。梅小岩中丞来茶话良久，赵德舆来问昴庭病。

二十一日丁巳，黎明进内，余与薛抚屏、马培之请脉出，公议立方，原方进御，赐饭，饭毕，趋出回寓。端石如太守过话，锐小舫来邀诊病，顺道至孚伯兰家闲话，是日适接其尊人廉舫山东家信，信内极赞余医道，伯兰属为诊脉立方。

二十二日戊午，黎明进内，薛抚屏、马培之、汪子常请脉出，公议立方，原方去牡蛎加谷芽、佩兰叶进御。因皇太后胃口不旺也。赐饭，饭毕，趋出回寓。未刻至姚子祺寓，为其夫人换方，并回拜梅小岩中丞，归已薄暮。（未完）

薛宝田著　秦伯未录

（见《中医世界》1937年）

78. 二十四种退热法

中医有特长，究竟长在何处，必须切实之解答，方能取信于世人，吾为此文，即本斯旨。所恨谦庐既毁于炮火，图书悉化为灰烬，绝无参考，难以引征，仅就忆及，拉杂述之。正如贫儿炫富，讥诮不免耳。

发热为一般病所常见。而以外感内伤为一大关键，虚实真假为疗治准绳。何以辨外感？寒热齐作而无间，手背热，手心不热。何以辨内伤？寒热交作而不齐，手心热，手背不热。何以辨真实？脉数有力，按之更盛，兼见烦躁口渴，发言壮厉，不欲近衣，大便燥结，小溲赤涩。何以辨虚假？脉大而虚，按之微弱，或见虚狂躁渴，不欲引饮，移时即止，其大较也（详见拙著《秦氏内经学》——中医书局出版）。但外感之中，有中风者，有伤寒者，有冒暑者，有挟湿者，风寒暑湿之性质各殊，经络脏腑之部位有异，于是同一发热，治各有别，世俗以为发热得汗可解，大误大误。吾文分二十四法，或宜于病之初起，或宜于病之末期，或用于单纯之症，或用于混合之症，亦不能胶柱鼓瑟，刻舟求剑。

辛温发表法：辛以散其邪，温以祛其寒，故辛温之治，适应于寒邪袭表，亦即伤寒初期之惟一疗法。张仲景之麻黄汤，用麻黄、桂枝、杏仁、甘草，治恶寒发热，头痛身疼，无汗项强，脉浮紧数，其一例也。后世局方香苏散用香附、紫苏、陈皮、姜、枣治四时感冒。海藏神术散用苍术、防风、甘草治外感寒邪内伤冷饮。以及十神汤、九味羌活汤，均属辛温发表之法。夫发表不离乎汗，但尺脉迟者不可汗，咽燥喉干者不可汗，淋家不可汗，疮家虽身疼痛不可汗，衄家亡血家不可汗，腹中上下左右有动气者不可汗，误汗之，有亡阳痉厥，或反增寒热之变。

辛凉解肌法：病有感冒风温者，其邪在表，其性则热，其治亦应汗，而非辛温所宜者，则辛凉是尚。吴鞠通桑叶、菊花、薄荷、杏仁、连翘、桔梗、甘草、芦根，银翘散之用银花、连翘、豆蔻、薄荷、荆芥、桔梗、牛蒡、竹叶、甘草，自多可取。盖症见身热头痛，微恶风寒，咳嗽口干，脉浮动数，邪袭于肺，最宜轻清宣扬，重则药过病所，温则邪必化火也。或以辛温之方，见于伤寒六论，辛凉之方，汇于《温病条辨》。一主六经，一主三焦，目为熏莸之不可同器，知太阳统表，司皮毛，有温凉之殊，味不离乎辛。辛能疏散，使汗解则一也。故大论有麻杏石甘之制，辨亦采桂枝之汤，通活度乎其人。（未完）

（见《中国医药》1939 年）

79. 养生小言

精、气、神为人身内三宝，养生之道：曰独宿、曰独居、曰独行。独宿则寡欲而神自固，独居则少言气自足，独行则无虑而精自旺。稽叔夜曰：服药求汗，或有弗获，愧情一发，涣然流漓，因知情动乎中，无不形外，喜怒哀乐，皆足损人。《内经》有言：暴喜伤阳，暴怒伤阴，知所戒矣。

六淫为病，不难治也。约言之：风用桂枝，寒用麻黄，暑用香薷，湿用五苓，燥用桑菊，火用白虎，一剂可知，二剂堪已。若狷急刚暴，贪淫嗜啖，则虽上工莫能加功焉。

80. 养生小言（二）

无挂无碍，无色无相，为佛家悟语，予谓亦养生至言。凡人萦于挂碍色相，则终日窘苦拘愁，丁无潇洒之趣，肝郁脾结，安在其能身泰寿延，此所以香山有静坐观空之训，孔明有淡泊宁静之戒也。

饥寒痛痒，此我独觉，虽父母不之知也。衰老病死，此我独当，虽妻子不能代也。痛哉斯言。今人不慎寒暑，不节饮食，不惜精神，不调气血，不远房帏，不务清静，固将谁赖耶。语云：自作孽，不可为，戒之戒之。

饮食宁少，衣服宁厚，此余摄身法也。盖脾胃犹冶炉，使以兽炭充塞其中，则大气不得流通而熄，肌肤犹居室，使无门户锔其间，则盗贼均得乘隙而入，夫火熄而燃之，盗入而逐之，晚矣。

（以上二篇见《幸福报》1929年）

81. 汤液治疗讲座

（一）

说者谓中医学说，自有特长之处，然于阴阳五行，则掉首以为穿凿，此盖未明中医学说之立足点何在，亦即未晓中国之地位何如。吾今就五方四时申明之，曰，地之南端曰南极，北端曰北极，中腰周围七万二千里之部分曰赤道，地球以两端为轴，每日向东自转一周，以分昼夜，每年绕日一周，以分四季，太阳直身地面，每年所逆行之轨道，名曰黄道。中国正居黄道之中，南为最热之赤道，北为最冷之寒带，东方低而湿，西方高而燥，日绕黄道而行，即绕中国而转，是以日光辐射于地面之正交点，所起之化学作用，皆与中国气象有关。中国之地位如此，中医学说之立足点，亦在于是。何以证之？中医论五方之关系，莫详于《内经·阴阳应象大论》，其言东方生风，南方生热，中央生湿，西方生燥，北方生寒，初以为不合于用者，至此而知其非空洞泛论，因五方气候之不同，其产生之动植物各异，其发生之疾病往往异途，有异途之疾病，即有异法方宜之治，有各异之动植物，即为吾侪汤液疗养之工具。此研究法疗之前，不可不先明了者也。泰西之地位，与中国不同，东西南北之气象，亦与中国不同。若以为同一人身，同一疾病，其治无不同者，非仅袭西医之皮毛，灭炎黄之绝学，抑且忘其为中国之人矣。

再言治疗之法，中医繁于西医者，宁止十倍。曰熨法，《内经》云，形苦志乐，病生于筋，治之以熨引是也。曰灌法，《玉函经》云，过经成壤病，针药所不能制，与水灌枯槁是也。曰渍法，《病源》云，邪气在表，洗浴发汗即愈是也。曰麻醉法，《后汉书·华佗传》云，先以酒服麻沸散，既无所觉，因刳破腹背，抽割积聚是也。曰起泡法，《医说》云，取猫迹草叶揉臂上成泡，谓之天灸是也。曰灌肠法，《金匮》云，猪胆汁导之是也。其他如敷法、嗅法、角法以及针砭醪醴，皆发明于极早，蔚为治疗之大观，吾于实用中医学治疗篇中论之甚详，可以参阅。今所论者，仅取汤液，以今医治病，多用汤液，而汤液之治法，最为繁复精深也。

（二）

汤液治疗，以汗、吐、下、和、消、补、清、温八法为大纲，然何以宜汗，何以宜吐，何以能汗，何以能吐，则其根据有二：一因病象而得其因，二因药效而得其性，兹先就八法研究。张仲景云，不须汗而强汗之者，出其津液，枯竭而死。须汗而不与汗之者，使诸毛孔闭塞，今人闷绝而死。不须下而强下之者，今人开肠洞泄不禁而死。须下而不与下之者，使人心内懊侬，胀满烦乱，浮肿而死。盖必先知之者也，汗者，散也，《内经》谓邪在皮者，汗而发之，又谓体若燔炭，汗出而散是。吐者，清上焦也，胸次之间，咽喉之地，或有痰食痈脓，吐出即快，经谓其高者因而越之是。下者，攻也，施于在里在下，经谓因其重而减之是。和者，邪在半表半里，既无可汗之表，亦无可下之里，仲景用小柴胡汤加减是。消者，去其壅也，脏腑、经络肌肉之间，本无此物而忽有之，必为消散，乃得其平，所谓坚者削之是。补者，益其虚也，气血津液，身所固有，一旦亏乏，必须滋养，所谓虚者补之是。清者清其热也，所谓热者寒之。温者温其中也，所谓寒者热之是已。然有当用不用误人者，有不当用而用误人者，有当用不可用而妄用误人者，有当用不可用，而又不可不用，用不得道以误人者，不可不审。此意惟程钟龄论辨最精，引之惟代吾言（汗法）。当汗不汗误人——风寒初客，头痛发热恶寒，鼻寒身重体疼，此皮毛受病，法当发汗。若失时不汗，或汗不如法，则腠理闭塞，营卫不通，病邪深入，流传经络者有之。

不当汗而汗误人——有头痛发热，与伤寒同，而其人倦怠无力，鼻不塞声不重，脉来虚弱，此内伤元气不足之症，又有劳心好色，真阴亏损，内热晡热，脉细数而无力者，又有伤食胸膈满闷，吞酸嗳腐，日晡潮热，气口脉紧者，又有寒痰厥逆，湿淫脚气，内痈外痈，瘀血凝结，以及风温、湿温、中暑诸症，皆有寒热，与外感风寒，似同而实异，误汗之受症百出。（未完）

82. 汤液治疗讲座（二）

当汗不可汗而妄汗误人——症属外感当汗，而其人脐之左右上下，或有动气，则不可以汗。经云，动气左右，不可发汗，汗则衄而渴，心烦饮水即吐，动气在左，不可发汗，汗则头眩，汗不止，饬惕肉瞤。动气现上，不可发汗，汗则气上冲；正在心中，动气在下，不可发汗，汗则无汗，心大烦，骨节疼；目运入食则吐，舌不得前，又脉沉咽燥，病已入里，汗之则津液越出，大便难而谵语；又少阴证但厥无汗，而强发之，则动血未知从何道出，或从耳目，或从口鼻出者，此为下厥上竭，难治。又少阴中寒，不可发汗，汗则厥逆蜷卧，不能自滥，又寸脉弱者，不可发汗，汗则亡阳。尺脉弱者，不可发汗，汗则亡阴。又诸亡血家，不可汗，汗则直视，额上陷。淋家不可汗，汗则便血。疮家不可汗，汗则痉。又坏病虚人及妇女经水适来，皆不可汗，若妄汗之，变症百出矣。

当汗不可汗又不可不汗，汗不得道而误人——病不可汗而又不可不汗，则有权变之道焉。《伤寒赋》云，动气理中去白术，即于理中汤去术而加汗药，保元气而除病气也。又热邪入里而表未解者，仲景有麻黄石膏之例，有葛根黄连黄芩之例，是清温解表法也。又太阳证脉沉细，少阴证及发热者，有麻黄附子细辛之例，是温中解表法也。又阳虚者东垣用补中汤加表药，阴虚者丹溪用芎归汤加表药，其法精且密矣。

（吐法）当吐不吐误人——缠喉锁喉诸症，皆风痰郁火，壅塞其间，不急吐之，则胀闭难耐。又或食停胸膈，消化弗及，无由转输，胀满疼痛者，必须吐之，否则胸高满闷，变症莫测。又有停痰蓄饮，阻塞清道，日久生变，或妨碍饮食，或头眩心悸，或吞酸嗳腐，手足麻痹，种种不齐，宜用吐法，导祛其痰，诸症如失。又有胃脘痈，吐呕脓血者，经云，呕家有脓，不须治，呕尽自愈。

不当吐而吐误人——少阳中风，胸满而烦，此气逆而非有物，不可吐，吐则惊悸。又病在太阳不可吐，吐之则不能食，反生内烦。

当吐不可吐妄吐误人——凡病用吐，必察其病之虚实，人之性情。病在上焦可吐之症，而其人病势危笃，或老衰气弱者，或体质素虚，脉自成微弱者，妇人新产者，自吐不止者，诸亡血者，有动气者，四肢厥冷，冷汗自出者，皆不可吐，吐之则为逆候，此因其虚而禁吐也。若夫病久之人，宿积已深，一行吐法，心火自降，相火必强，设犯房劳，转生虚证，反难救药。若其人刚暴好怒喜淫，不守禁忌，将何恃以无恐，此又因性情而禁吐也。

当吐不可吐又不可不吐吐不得道而误人——病人脉滑大，胸膈停痰，胃脘积食，非吐不除，食用瓜蒂散，与橘红、淡盐汤，痰以二陈汤，用指探喉中而出之，体质素虚者，或以桔梗煎汤代之，斯为稳当。若寒痰闭塞，厥逆昏沉者，用橘红、半夏浓煎，和姜汁成一杯，频频灌之，随灌随吐，随吐随灌，少顷痰开药下，其人即苏。又风邪中脏，将脱之症，其人张口痰鸣，声如曳锯，溲便自遗者，更难任吐，而稀涎、皂角等药既不可用，亦不暇用，则以大剂参、附、姜、夏，浓煎灌之。又风痰热闭之症，可用牛黄丸，灌如前法，颈疽内攻，药不得入者，可用苏合香丸，灌如前法，风热不语者，以解语丹，灌如前法，中火不醒者，以消盒丸，灌如前法。

（下法）当下不下误人——仲景云，少阴病得之二三日，口燥咽干者，急下之；少阴病六七日，腹满不大便者，急下之；下利脉滑数，不欲食，按之心下硬者，有宿食也，急下之；阳明病谵语不能食，胃中有燥屎也，可下之；阳明病发热汗多者，急下之；少阴病下利清水，色纯青，心下必痛，口干燥者，急下之；伤寒六七日，目中不了了，睛不和，无表证，大便难者，急下之。此皆在当下之例，若失时不下，则津液枯竭，势难挽回矣。

不当下而下误人——伤寒表证未罢，病在阳也，下之则成结胸。病邪已入里，而散温于三阴经络之间，尚未结实，若遽下之，亦成痞气，况有阴结之症，大便反硬，得温则行，如开冰解冻之象。又杂症中，有高年血燥不行者，有新产血枯不行者，有病后亡津液者，有亡血者，有日久不更衣，腹无所苦者。若误下之，变症必起。

当下不可下而妄下误人——病有热邪传里，已成可下之症，而其人脐之上下左右或有动气，则不可以下。经云，动气在右，不可下，下之则津液内竭，咽燥鼻干，头眩心悸也。动气在左，不可下，下之则腹内拘急，食不下，动气更剧，虽有身热，卧则欲蜷。动气在上，不可下，下之则掌心烦热，身浮汗泄，欲得水自灌。动气在下，不可下，下之则腹满头眩，食则清谷，以下痞也。又咽中闭塞者不可下，下之则下轻上重，水浆不入，蜷卧身疼，下利日数十行。又脉微弱者不可下。脉浮大按之无力者，不可下。脉迟者不可下，喘而胸满者不可下，欲吐欲呕者不可下，病人阳气素微者不可下，下之则呃，病人平素胃弱，不能食者不可下，病中能食，胃无燥粪者，不可下，小便清者不可下，病人腹满时减，复如故者不可下，若误下之症百出矣。

当下不可下而又不可不下下不得道而误人——羸弱之人，虚细之脉，一旦热邪乘之，是为正虚邪盛，最难措手。古人有清法焉，有润法焉，有导法焉，有少少微和之法焉，有先补后攻，先攻后补之法焉，有攻补并行之法焉，不可不讲也。如三黄解毒清之也，麻仁梨汁润之也，蜜煎猪胆汁、土瓜根导之也，凉膈大柴胡少少和之也，更有脉虚体弱，不能胜任者，则先补之而后攻之，或暂攻之而随补之，或以人参汤送下三黄枳术丸，或又以人参、瓜蒌、枳实，攻补并行，盖峻剂一投，即以参术归等，维持调护于其中，俾邪气潜消，而正气安固，不愧为王者之师矣。又有杂症中，大便不通，其用药之法，可相参者，如老人，久病人，新产妇人，每多大便秘结之症，丹溪用四物汤，东垣用通幽汤，皆委曲流通之法，非猛然直往者所知也。(未完)

83. 汤液治疗讲座（三）

（和法）当和不和误人——耳聋胁痛，寒热往来，应用柴胡汤和解之，或以麻黄桂枝发表，或以大黄芒硝攻里，又或因其胸满胁痛而吐之，则误矣。盖病在少阳，有汗吐下三禁，非惟汗吐下当禁，即舍此三法，而妄用他药，均为无益而反有害，昔人言少阳胆为清净之腑，无出入之路，只有和解一法是也。

不当和而和误人——病邪在表，未入少阳，误用柴胡，谓之引贼入门，轻则为疟，重则传入心胞，渐变神昏之候。亦有邪已入里，燥渴谵语，诸症丛集，而医者仅以柴胡治之，是犹隔靴搔痒，病何能解。至于外伤劳倦，内伤饮食，气虚血虚，痈肿瘀血诸症，皆令寒热往来，似疟非疟，均非柴胡所能去者，若不辨明症候，误人匪浅。

当和而和不得法误人——伤寒之邪，在表为寒，在里为热，在半表半里，则为寒热交界之所。然有偏于表者则寒多，偏于里者则热多，而用药须与之相称，庶阴阳和平，而邪气顿解，否则寒多而益其寒，热多而助其热，药既不平，病益增剧，此非不和也，和之而不得寒热多寡之宜也。又有禀质虚实，客邪在表，譬如贼甫入门，岂敢遽登吾室，必窥其堂奥空虚，乃乘隙而进，是以小柴胡用人参者，所以补正气，使正气旺则邪无所容，自然得汗而解，盖由是门入，后由是门出也。亦有表邪失汗，腠理致密，贼无出路，由此而传入少阳，热气渐盛，此不关本气之虚，故有不用人参而和解自愈者，是知病有虚实，法在变通。

（消法）当消不消误人——凡六淫外侵，七情内动，饮食停滞，邪日留止，法当及时消导，俾其速散，倘迁延日久，积气盘踞坚牢，日渐强大，则以欲拔不能之势，癥瘕积聚之难治，未始非误于初期之因循也。

不当消而消误人——气虚中满，名之曰鼓，腹皮膨急，中空无物，形如鼓状，因以名之，此为败症，必须填实，庶乎可消，与虫积血瘀之内实有物者，大相径庭。有如脾虚水肿，土衰不能制水也，非辅土不可；真阳太亏，火衰不能生土者，非温暖命门不可；又有脾虚食不化者，气虚不能运化而生疾者，肾虚水泛为痰者，血枯而经水断绝者，皆非消导所可行。

当消而消不得法误人——积聚癥瘕之症，有初中末之三法。当其邪之初客，所积未坚，则先消之而后和之。及其所积日久，气郁渐深，湿热相生，块因渐大，法从中治，当祛湿热之邪，削之软之，以底于平。若邪气久客，正气必虚，须以补泻迭相为用，如用归脾汤，送下芦荟丸、五味异功散，佐以和中丸，皆攻补并行，中治之道也，待块消及半，便从末治，不使攻击，但补气血，导达经脉，俾营卫流通，而块自消矣。

（补法）当补不补误人——虚者损之渐，损者虚之积也。初时不觉久则病成，如阳虚不补则气日消，阴虚不补则血日耗，消且耗焉，则天真荣卫之气渐绝，而亏损成矣，虽欲补益，力不可及。又有大虚之症，内实不足，外似有余，脉浮大而涩，面赤火炎，身浮头眩，烦躁不宁，此为汗出晕脱之机，法当养荣归脾辈，加敛药以收摄元神，俾浮散之气，退藏于密，庶几可救。复有阴虚火亢，气逆上部不得眠者，法当滋水以制之，切忌苦寒泻火之药，反伤真气，若误清之，去生远矣。

不当补而补误人——病有脉实证实，不能任补者，无论矣。即其人本体素虚，而客邪初至，病势方张，若骤补之，未免闭门留寇。更有大实之症，积热在中，脉反细涩，神昏体倦，甚至憎寒振栗，欲着覆衣，酷肖虚寒之象，而其人必有唇焦口燥，便闭溺赤诸症，与真虚者相隔天渊，倘不辨明精切，误投补剂，必至偾事，所谓大实有羸状，误补益疾者此也。

当补而补不得法误人——经曰，气主煦之，血主濡之。气用四君子汤，凡一切补药，皆从此出也。血用四物汤，凡一切补血药，皆从此出也。然而少火者主气之原，丹田者出气之海，补气而不补火者，非也，不思少火生气，而壮火即食气。譬如伤暑之人，四肢无力，湿热成痿，不能举动者，火伤气也，人知补火可以益气，而不知清火亦可以益气，补则同而寒热不同也。又如血热之症，宜补血行血以清之，血寒之症，宜温经养血以和之。立斋治法，血热而吐者谓之阳乘阴，热迫血而妄行也，治用四生丸、六味汤。血寒而吐者，谓之阴乘阳，如天寒地冻，水凝成冰也，治用理中汤加当归。更有去血过多，成升斗者，无分寒热，皆当补益，所谓血脱者益其气，乃阳生阴长之至理。盖有形之血，不能速生，无形之气，所当急固，以无形生有形，先天造化，本如是耳。凡天地之理，有合必开，用药之机，有补必有泻，如补中汤加参芪，必用陈皮以开之，六味丸用熟地，必用泽泻导之，古人用药，补正必兼泻邪，邪去则补自得力，又况虚中挟邪，正当开其一面，更须酌其邪正之强弱，而用药多寡得宜，方为合法。是以古方中，有补散并行者，参苏饮、益气汤是也；有消补并行者，枳术丸、理中丸是也；有攻补并行者，泻心汤、硝石丸是也；有温补并行者，治中汤、参附汤是也；有清补并行者，参连饮、人参白虎汤是也；更有当峻补者，有当缓补者，有当平补者，如极虚之人，垂危之病，非大剂汤液不能挽回，或用参附煎膏，日服数两，而救阳微将脱之症；或用参麦煎膏，服至数两，而救津液将枯之症。至于病邪未尽，元气虽虚，不任重补，则从容和缓以补之。其有体质素虚，别无大塞大热之症，欲服丸散以保真元者，则用和平之药，调理气血可也。若夫五脏有正补之法，有相生而补之法。《难经》曰，损其肺者益其气，损其心者和其荣卫，损其脾者调其饮食，适其寒温，损其肝者缓其中，损其肾者益其精，此正补也。又如肺虚者补脾，脾虚者补命门，心虚者补肝，肝虚者补肾，肾虚者补肺，此相生而补之也，补不知变必至误事。

（清法）当清不清误人——六淫之邪，除中寒湿外，皆不免于病热。热气熏蒸，或见于口舌唇齿之间，或见于便溺之际。灼知其热而不清，则斑疹狂乱，厥逆吐衄，诸症丛生，不一而足。

不当清而清误人——劳力辛苦之人，中气大虚，发劳倦怠，心烦溺赤，名曰虚火。盖春生之令不行，无阳以获其荣卫，与外感热证，相隔宵壤。又有阴虚劳瘵之症，日晡热，与夫产后血虚，发热烦躁，症像白虎，误服白虎者难救。更有命门火衰，浮阳上泛，有似于火者。又有阴盛隔阳假热之症，其人面赤狂躁，欲坐卧泥水之中，数日不大便或舌黑而润，或脉反洪大，峥峥然鼓击于指下，按之豁然而空者，或口渴，或得冷饮而不能下，或因下元虚冷，频饮热汤以自救，世俗不识，误投凉药，下咽即危。

当清而清不得法误人——风寒闭火，则散而清之，《内经》炎火郁发之是也。暑热伤气，则补而清之，东垣清暑益气汤是也。湿之火，则或散或渗或下而清之，开鬼门，洁净府除陈莝是也。燥热之火，则润而清之，通大便是也。伤食积热，则消而清之，食去火自平也。惟夫伤寒传入胃腑，热势如蒸，自汗口渴，饮冷而能消水者，非藉白虎汤之类，鲜克有济。更有阳盛拒阴之症，清药不入，到口随吐，则以姜汁些少为引，或姜制黄连，反佐以取之，所谓寒因热用是也。此外感热之清法也，若夫七情气结喜怒忧思悲恐惊，互相感触，火从内发，丹溪治以越鞠丸，开六郁也。立斋治以逍遥散，调肝气也，意以一方，治木郁而诸郁皆解也。然经云，怒则气上，喜则气缓，悲则气消，恐则气下，惊则气乱，思则气结，逍遥一方，以之治气上气结者，固为相宜，而于气缓气消气乱气下之症，恐犹未合。盖气虚则必补其气，血虚则必滋其血，气旺血充，而七情之火，悠焉以平。至若真阴不足而火上炎者，壮水之主以制阳光，真阳不足而火上炎者，引火归原以导龙入海，此内伤虚火之治法也。或曰，病因于火，而以热药法之何也？不知外感之火，邪火也，得水则灭，故可以水折，内伤之火，虚火也，得水则炎，故不可以水折，譬如龙得水而愈奋飞，雷因雨而震动，阴濛沉晦之气，光焰烛天，必俟云收日出，而龙雷各归其宅耳，是以虚火可补而不可泻也。其有专用参芪，而不用八味者，因其穴宅无寒也，其有专用六味而不用桂附者，因其穴宅无水也，补者同，而引之者实不同耳。盖外感之火，以清为清，内伤之火，以补为清，倘见热而即用清法，其能中肯者鲜矣。（未完）

84. 汤液治疗讲座（四）

（温法）当温不温误人——温者温其中也。脏寒侵，必须温剂，经云寒者热之是也。地杀厉之气，莫甚于伤寒，其自表而入者，初时即行温散，则病自除。不由表入，而直入阴经者，名曰中寒。其症恶寒，厥逆，口鼻气冷，或冷汗自出，呕吐泻利，或腹中急痛，厥逆无脉，下利清谷，种种寒证并见，法当温之。又或寒湿浸淫，四肢拘急，发为痛痹，亦宜温散，此当温者也。

不当温而温误人——伤寒邪热传里，口燥咽干，便闭谵语，以及斑黄狂乱，衄吐、便血诸症，其不可温，固无论矣。若乃病热已深，厥逆渐进，舌则干枯，反不知渴；又或挟热下利，神昏气高，或脉来涩滞，反不应指；色似烟熏，形似槁木，近之无声，望之似脱，其之血液衰耗，筋脉拘挛，但唇口齿舌干燥，而不可解者，此为真热假寒之候，误投热剂，下咽即败；更有郁热内蓄，身反恶寒，湿热胀满，皮肤反冷，中暑烦心，脉虚自汗，燥气焚金，痿软无力者，皆不可温。

当温而温不得法误人——冬令伤寒，则温而散之，寒痰壅闭，则温而开之。冷食所伤，则温而消之。至若中寒暴痛，大便反硬，温药不止者，则以热药下之。时当暑月，而纳凉饮冷，暑受寒侵者，亦当温之。体虚挟寒者，温而补之。寒客中焦，理中汤温之。寒客下焦，四逆汤温之。又有阴盛格阳于外，温药不效者，则以白通汤加人尿猪胆汁，反佐以取之。温之义有二，有温存之温，温热之温。参附归术，和平之性，温存温之温也，春日煦煦是也。附子、姜桂，辛辣之性，温热之温也，夏日烈烈是也。和煦之日，人人可近，燥烈之日，非积雪凝寒，开冰解冻，不可近也。更有表里皆寒之症，始用温药，里寒顿除，表邪未散，复传经络，以致始为寒中，而其后传变为热中者，容或有之。藉非斟酌事宜，对症投剂，是先以温药救之者，断以温药贼之矣。

（三）

八法之大纲，既如上述，吾尝言何以宜汗，何以宜吐，则因病象而得其因，何以能汗，何以能吐，则因药效而得其性。言因以六淫为主，言性以五味为主，兹得进而解释矣。先言其因，六淫者，风寒暑湿燥火，本属天地之正气，万物赖以生长收藏，故亦称六气，惟遇太过淫泆，即能病人，故又名贼邪。考其所以为风、为寒、为暑、为湿、为燥、为火，则不外空气之变化。空气变化，约分三类：一位置变化，二温度变化，三湿度变化。空气流动，名之曰风，流动过剧，人身卫气不固，抵抗力不足，遂成伤风、中风之症。空气温度低降，名之曰寒，人感之，则体表之皮肤，必紧缩而发热，体内之肠胃，必停水而难运，遂成伤寒、寒中之症。若温度增高，则身内之血，膨胀骤增，身内之水，蒸发倍速，遂致神昏烦渴，而为中暑、热中之症。至空气水分太多，即为湿气，是时人身水气，不易放散，其劳必转内蒸，而头胀胸闷之湿病成，或水分不足，燥化过亢，则当枯液涸之燥病成矣。凡此皆古人深体物情所得，亦最早医学，操于自然哲学者所留之宝贵结果。盖密切人身之物，厥惟空气。空气和畅，不失常度，人在空气之交中，自然舒泰。若空气剧变，溢出常型，人身调节机能一时不能应付，即感而为病。金匮所谓风气虽能生万物，亦能害万物，如水能浮舟，亦能覆舟。风气者概指六气言，亦即空气之谓也。西医虽以检查细菌诊断疾病，为惟一能事，但未尝弃置空气于不顾，如言“同一土地，因春夏秋冬季节之推移，而居民之疾病及其死亡数遂生差异，此则关乎气候之感应，而主要处在气温之变化，及细菌发育蔓延之状况，如寒带多呼吸器病，照常多消化器病及传染病，温带则因季节不同而疾病种类亦异。夏多传染病与胃肠病，冬多呼吸器病，是因夏日气温高，好饮清凉品，且适于细菌之繁育，冬时气温低，易致感冒，直按呼吸寒冷空气故，”见病理总论是也。他若高山病之归于气压减轻，全身麻痹而死之归于气压增高，日射病、中热病、黄病、赤痢等之属于热带病。更以气温、气湿、气流、气压等定为空气之状态，俱与中医所论之六气相仿佛。惟中医以六者为提纲，包括一切外感病之发生，复探六气所以病人之理，而立各法以调剂应付，斯则尤觉深邃精密焉。（本节未完）

85. 汤液治疗讲座（五）

次言性，言性以五味为主，五味之所以能驱病，对于人体组织之能使变化也，其变化之迹，如汗、如吐、如下、如清、如补、如利尿等皆是也。凡药性能加速血液之循环，弛张汗管，感动皮肤，得以出汗而减身内之热度，并放出血内之碳氢氧气者，谓之汗剂，如麻黄、薄荷是；能惹动胃之内皮，或感动脑与脑筋，逐出胃中之积物者，谓之吐剂，如瓜蒂、白矾是；能刺激肠黏膜，催进大肠之蠕动，排去肠内之垢滞者，谓之下剂，如大黄、巴豆是；能镇静血行之亢进，减退体温及组织之分解，轻快因血热而发生之障碍者，谓之清剂，如丹皮、连翘是；能助胃消化，令脑与肌肉出力，变虚弱为强壮者，谓之补剂，如人参、当归是；能唤起咳嗽，稀薄气道之分泌物，或增多气道之分泌物，而奏祛痰之效者，谓之化痰剂，如杏仁、半夏是；能感动内肾，增尿多之分泌者，谓之利尿剂，如茯苓、车前是。虽然，西医于瓜蒂之吐，归于玛玛琪加之能刺激呕吐中枢；人参之补，归于巴那规伦之能兴奋心脏机能；其他如麻黄之含爱泛特林，茯苓之含匹克圣，各有其主要成分，而中医则尽以五味别之。盖味辛主散，其性横行，《内经》所谓辛入于胃，其气走于上焦，上焦者受气而荣诸阳，姜韭之气熏之，荣卫之气不时受之，久留心下则洞心，辛与气俱行，故辛入而与汗俱出也。味苦主降，其性沉下，《内经》所谓苦入于胃，五谷之气皆不能生苦，苦入下脘，三焦之道皆闭而不通也。味酸主收，其性敛约，《内经》所谓酸入于胃，其气涩，以收上之两焦，弗能出入，不出则留于胃中，胃中和温则下注膀胱，膀胱之胞薄以懦，得酸则缩绻，约而不通也。味咸之潜，其性软坚，《内经》所谓咸入于胃，其气上走中焦，注于脉则血气走之，血与咸相得则凝，凝则胃中汁注之，注之则胃中竭，竭则咽路焦，故舌一干而善渴也。味甘主缓，其性柔和，《内经》所谓甘入于胃，其气弱小，不能上至于上焦，而与谷留于胃中，令人柔润，胃柔则缓，其气外通于肉也。夫五味能散、能降、能收、能潜、能缓，对于人体起变化之作用，即对于疾病有驱逐之可能，从而混合之，则辛甘发散为阳，酸苦涌泄为阴，甘温扶阳，甘酸化阴，其变不可胜数，开中医汤液治疗上无限法门，此研究汤液治疗，不可不先明之药性之要旨也。

（以上五篇见《光华医药杂志》1935 年）

86. 论膏滋药

冬令补品中，求其适合体质，性质王道，效力持久者，膏滋药实为最合理想、最奏功能之补剂。但医生之处方，不可不明组织，一般人士之服饵，不可不有深切之认识，仆愧负内外调理之誉，经历既多，深知得失，爰草此文，聊供参考。

膏滋药之意义

何谓膏，泽也，何谓滋，液也，膏滋药者，盖煎熬药汁成脂液，而所以润泽五脏六腑之枯燥虚弱者也。简称曰膏，与丸散等同为一种制炼后赋形不同之名词，市上所售之两仪膏、琼玉膏、枇杷叶膏等，不外滋补之用，可明其义。在实验方面，发散不用膏，攻下不用膏，通利不用膏，涌吐不用膏，以此数种，非润泽补益所宜，则膏滋为义，少可明了矣。虽然，膏方并非单纯之补剂，乃包含救偏却病之旨，故膏滋药之配合，须视各个之体质，施以平补、温补、清补、涩补，亦必各个之病根，施以生津益气固精养血，万不可认膏滋药为惟一补品，随便购服，在医生更万不可不分皂白，将补药尽入方内，须知补失其当，亦多流弊也。

膏滋药之效力

《内经》有言，形不足者温之以气，精不足者补之以味，良由一切衰弱怯损之病，全赖补益之品，收其全效。然而人参、阿胶二者，人尽知其能补，何以有服之功效不彰，而必欲乞灵于膏滋药。则以人参、阿胶滋补之点，仅限局部，如人参但补气，阿胶只补血，不若膏方之集合多种药物，面面俱顾，一齐着力，故补品中惟混合物最富营养。国人徒以银耳、燕窝为补，西人又只知鸡蛋、牛乳为补，皆未能达补之绝顶者也。惟补益之剂施之于虚损可，若邪气内蕴，当以除邪为先，譬诸淤积流涸，必去其淤而流自通，否则犯实实之戒，其罪焉逭。就余经验，开外感方易，开内伤方难，而补虚方尤难。若膏滋药方则大剂补益，服饵必一二月，若非深思细虑，必使偾事，尤为难之又难。世人有自馁身体之不足，医者又不察隐情，听信片言，浪投滋补者，慎之审之。

膏滋药之性质

性质云者，推求滋补之重心所在，以尽其用也，大抵可析为四类：一为温补类，宜于阳虚之症，如用附子、仙茅、党参、白术等是；一为清补类，宜于阴虚之症，如用地黄、鳖甲、首乌、女贞、白芍等是；一为涩补类，宜于咯血遗精盗汗等滑脱之症，如用莲须、牡蛎、龙骨、诃子、五味等是；一为平补类，宜于脾胃等弱或不耐滋补之症，如用山药、扁豆、芡实、茯苓、甘草等是。而总挈之为二纲：一补气，以肺脾为主，四君子汤为其主剂；一补血，以肝肾为主，四物汤为其主剂，其他痰多者佐以化痰，气郁者佐以理气，湿盛者佐以渗湿，热炽者佐以涤热，随机应变，因症施用，大法不外乎是。

（见《南汇医报》1948 年）

87. 秦伯未医案

血　崩

张右　年近六秩，忽然血崩，有如坏都，汩汩不止，面色皖白，神志昏迷，手足时寒，头巅恒晕，脉象微细，舌苔焦枯，此高年气虚不能摄血，血脱无以周身也。前医气血又补，未尝不是，特胆太细而有如杯水车薪耳，重承黄谔先生之介，为处大剂。

吉林参一两冲　煅牡蛎一两　煅龙骨一两　乌鲗骨一两醋炒　清炙芪一两　伏龙肝一两　侧柏炭五钱　五味子二钱　大麦冬一两　大熟地一两　清炙草三钱　炙升麻二钱

失　眠

徐左　失眠多时，记忆薄弱，脉细数，舌苔薄黄而质绛，素有烟癖，益以商业经营，烦心太过，乃黄连阿胶症而非半夏秫米症也。叠经仲英、济万两世兄诊治。兹本管见药之，仍候教正。

川雅连四分　陈阿胶钱半　生鳖甲八钱　酸枣仁三钱　北秫米三钱　北五味三分　夜交藤钱半　生熟地各三钱　莲肉十粒

复诊　与养血宁神之剂。一服而竟能安寐四五小时，心阴之亏，已无疑窦。盖心生血而藏神，血虚则神不藏而火内燔灼，故愈不能眠则愈觉烦躁，亦愈觉烦躁而愈不能眠。仍守效方出入进治，服十帖再议。

生熟地各三钱　制首乌钱半　陈阿胶钱半　生鳖甲一两　女贞子三钱　净连翘三钱辰砂拌　酸枣仁三钱　大麦冬三钱　灵磁石三钱

耳　痛

施右　头痛吞阿司匹林，得汗而愈。忽两耳内胀痛，苦楚难名，继而腹微痛，咳嗽痰黏泛恶，不更衣五日，时觉形寒身热，脉象弦数，舌苔薄腻中黄，前医用清疏法未效。按此少阳之火，郁结不散，阳明之热，留滞不解，挟痰浊而内阻上蒙，为目前之病理。过服汗剂，燥及胆胃，与太阳病之转属少阳阳明相同，为发生之病理，审属大柴胡证，宜大柴胡汤主之。表里双解，其恙自已。

软柴胡八分　生川军三钱　江枳实钱半　元明粉钱半冲　炒薄荷八分　淡子芩钱半　生甘草八分　石决明五钱　杭菊花钱半

炒竹茹钱半

便　秘

钱左　不大便五日，以快药下之，大便溏薄者亦五日，便溏止而腹微痛，得温而自愈。愈又大便燥结矣。夫高年染烟，素有痰饮，阴虚而肠燥，气困而湿阻可知，猛攻则中气下陷，得温则气机松动，然肠燥依然，势必再结，病在气不能煦，血不能濡，当上下分治之。

炒白术钱半　云茯苓三钱　清炙草五分　仙半夏钱半　陈皮钱半　大麻仁三钱　瓜蒌仁三钱　黑芝麻三钱

黄　疸

娄左　鼻流清涕，不腥不臭，延今三月，此鼽病也。小溲短黄，两目白黄，舌苔腻黄，此黄疸也。脾湿胃热，壅盛于内，不能下趋，势必上逆，当进茵陈、猪苓辈。群医俱作脑漏治，真所谓隔靴搔痒，何能奏效，试服吾方，二剂当知。

绵茵陈钱半　黑山栀钱半　赤猪苓各三钱　车前子三钱　梗木通钱半　福泽泻三钱　生苡仁四钱

春　温

瞿右　春温二十余日，化而为热，曾经神志昏糊，鼻疮齿板，进西瓜汁而稍杀，今按七日未更衣，小溲短而不畅，身肤不热，人静欲寐，脉躁如丝，舌绛起糜，乃阴液欲涸，元气大伤之候，虽有邪热，不得复用石膏之重坠，黄连之苦燥，大黄之泻下。否则邪去而人亦随脱矣，仅甘寒柔润之品，可以扶元，可以退热，较为相宜，拟方候正。

西洋参五钱　北沙参五钱　京元参五钱　鲜石斛五钱　鲜生地五钱　大麦冬五钱　五味子一钱　肥知母三钱　生甘草一钱　粳米一撮

复诊　昨投甘寒柔润大剂，神志渐清，腑气得行，舌缩能伸展，身重能转侧，口糜稍退，痰涎亦降。乃津液渐回，元气能固，有似久旱之得甘霖，未始非佳兆也。但虚人多变，苟能不生枝节，方许转危为安，斟酌制方仍候乡贤正之。

西洋参三钱　北沙参三钱　大麦冬三钱辰砂拌　北五味五分　生鳖甲一两　鲜生地五钱　连翘壳三钱　嫩白薇三钱　生甘草五分　濂珠粉三分吞

产　后

杨右　产后六朝，洗衣受寒，寒热之后，胸部窒塞，既而两手拘挛，即而两足亦如之。历经疯科诊治，有增无减，延今二月，脉来细涩，舌苔薄白，饮食呆钝，形寒头晕，浑身经络，有如绳索束缚，拘急痛楚，不能辗转。夫产后血去，百脉空虚，外受寒风，乘虚窜入，血虚则不荣，寒留则收引，病有来矣。疯科不顾其本，专事四末，无异内政不修，徒务外交，奚能操胜，兹拟温补之中，佐以疏畅，缓缓调理，免成痼疾。

生黄芪三钱　大熟地三钱砂仁拌　炒归身二钱　赤白芍钱半　薤白头八分　瓜蒌仁三钱　大川芎六分　制香附钱半　橘白络各一钱

咳喘

李幼　麻瘄之后，寒热三日，无汗咳喘，喉间痰声漉漉，卧时惊惕屡屡，风痰入肺，肺气壅塞，宜开之泄之，失治则肺闭矣。

净麻黄五争　嫩射干八分　生石膏三钱　苦杏仁三钱　桑白皮一钱　熟牛蒡二钱　江枳实一钱　生甘草五分

吐血

张左　吐血经西医施注射而止，止后咳嗽，胸胁隐痛，脉形弦涩，此血内瘀也，血既离经，当使外出，不当内遏。拟散瘀通络，勿以虚劳自恐。

藏红花八分　真独绛五分　紫丹参二钱　桃仁泥二钱　侧柏炭二钱　制香附二钱　橘叶络各二钱　广郁金二钱

癫症

金左　据述症候，全属精神刺激，病名曰癫。当是受挫遇辱之后，抑塞不能发泄，致肝脏气郁不宣，久则蕴而化热，故初则哭泣自悲，继则动风喜行，一动一静，即是气机，亦即是疾病变化之表现，悬拟一方，即请裁夺，并望本《内经》喜胜忧训，施以精神治疗。

大生地三钱　醋柴胡六钱　炒条芩半钱　川郁金半钱　川贝母二钱　川雅连五分　炙远志钱半　青龙齿三钱　生牡蛎一两　铁锈水半小杯　灵苑辰砂散二钱，菖蒲煎汤先下。

88. 秦伯未医案

脘痛

齐左　暑月远行，渴饮冷水，中脘痞结，按之作痛。夫脾属阴，主健运者，全属乎阳。暑中跋涉，阳气内浮，忽然饮冷，无异炉火融融，倾以桶水，阳为所遏，寒湿不化，中宫不适，盖可知矣。恢复脾脏之功能，驱逐寒湿之盘踞，为贵恙不易之治法，奈何竟迁延至半载之久耶。

川桂枝五分　中川朴八分　大砂仁八分　车前子三钱　炒白术二钱　陈皮钱半　云茯苓三钱　姜半夏钱半　炒枳壳钱半　六神曲三钱

肝火

陈左　面部有时发热如烧，心中嘈杂，小便如茶，大便秘结，睡眠多梦，身体怠倦，已经六载，西医断为神经衰弱，仆独谓此血虚而相火内炽也。肝为藏血之脏，内寄相火，血不涵火，火动内扰，上为面热心嘈，下为溲黄便秘，中为梦扰纷纭，均属一线贯串。治其巢穴，则诸恙自退，为议一方，试服观效。

大生地三钱　龙胆草八分　梗木通钱半　京元参三钱　焦川柏钱半　全瓜蒌三钱　生牡蛎八钱　焦山栀钱半　熟绵纹钱半　京赤芍钱半　生甘草八分

青 带

邱右　带下青黄，绵绵不断，三载于兹，服药无济，夫色青属肝，色黄属脾，肝热脾湿合而为患，带脉不固，乃下浊物，本此立方，以观动静。

软柴胡五分　淮山药三钱　绵茵陈钱半　炒白芍二钱　大芡实三钱　车前子钱半　川黄柏一钱　云茯苓三钱　黑山栀钱半　陈广皮一钱　白果肉五枚

哮 喘

张左　哮喘，初用定喘汤暂止，后历进导痰小胃丹、射干麻黄汤、五虎汤、小青龙汤俱无效。夫哮喘服化痰药不应，疑非痰之作祟矣。盖此症之来有二：实者即肺蕴风痰，气道壅遏，虚者则由肾气不纳，上出于肺。今拟另辟蹊径，制方候酌。

人参须五分　白苏子三钱　仙半夏钱半　旋覆花钱半　诃子肉八分　炙款冬钱半　代赭石钱半　白果肉五枚　清炙草五分　五味子三分　青铅六味丸三钱

精 寒

郑左　肾为固蛰封藏之本，手淫过度，肾气大伤，耳鸣遗精，手足酸倦，临房易泄，精寒且薄，设非重剂补涩之药，何以治一派衰弱之症。特破坏易而建设难，际此年青，更望力自珍重。

大熟地三钱　杜仲二钱　甘杞子三钱　潞党参二钱　制骨乌三钱　川断肉二钱　山萸肉三钱　金樱子钱半　破故纸二钱　当

归身三钱　鹿角胶一钱，蛤粉炒

不　孕

王右　生育一事，虽本天地之自然，亦未尝不可以人力补救。今结婚三载，未曾受孕，经事先期而带紫，肝火易发而难制，显然血分有热所致，不须峻补血液，只须轻清热势，所谓治病必求其本，幸勿平淡目之。

大生地三钱　湖丹皮二钱　地骨皮二钱　赤白芍各二钱　夏枯花钱半　银花炭钱半　淡黄芩钱半　紫丹参五钱　炒牛膝二钱　藕节二枚

遗　精

沈左　遗精小劳即发，食呆易胀，小溲短黄，此脾家湿热，流入肾中为患。尤在泾谓不当徒用补涩之药，恐积热日增，致滋他疾，即检尤氏方治之。

生白术钱半　粉萆薢二钱　生地黄三钱　淮山药钱半　川黄柏二钱　生牡蛎五钱　云茯苓三钱　猪苓三钱　春砂仁五分　清炙草三分

虚　劳

陈右　时症之后，始见身热微咳，畏风头痛口渴，继而灼热不恶风。干咳易烦，纳呆便溏，小便反利，舌前半光红，后半微黄，脉左弦数，右微浮数，重按俱无力，此虚劳之渐也。灼热不恶风者，热在血分，非外感也。纳呆便溏者，脾胃薄弱非停湿也。小便反多者，热伤肺气而失其摄统也，干咳易烦者，热伤肺津而无以肃顺也，舌质光红，阴虚之征，脉数带弦，相火亦属不静，青年患此，殊属可虑，斟酌立方，以冀获效。

银柴胡一钱　嫩白薇钱半　炒牛膝钱半　炒白芍钱半　地骨皮钱半　夏枯花钱半　香青蒿钱半　冬桑叶钱半　扁豆衣三钱　炙兜铃八分　连翘壳三钱　竹卷心十根

疟疾

张左　疟疾一月，间日而发，脉来弦硬，舌苔厚腻，边尖淡红，二便不畅。此湿浊盘踞募原，和解之法，万不能愈。一方面用柴胡以疏其气，一方面用枳黄以泻其积，其庶几乎。

软柴胡八分　淡黄芩钱半　制绵纹三钱　中川朴八分　江枳实钱半　仙半夏钱半　煨草果钱半　老苏梗钱半　青陈皮各钱半　生甘草五分

多汗

蔡幼　察其禀赋，乃心肝多火之体，征其服方。多外感郁热之治，二者不谋，自然乏效。鄙见汗为心液，肝火上扰，则心不安宁，迫液外泄，火性炎上，故先多头部，心附于脊，故继多背部，更从而推之，病发夏季者，两热相合也，愈于秋时者，金气收敛也，尤足为此症之旁证，为拟敛阴清热法。

霜桑叶二钱　川雅连三分　淮牛膝钱半　大白芍钱半　酸枣仁三钱　净连翘三钱　生牡蛎六钱　嫩钩藤三钱　鲜莲子十粒　另五倍子末津唾调填脐中。

虚损

张左　依据病症，似属阴虚，脉象迟缓，又为阳损。阴阳二气，俱伤于中矣，阳者气也，阴者精血也。头空眼昏，血液不足以上濡，虚汗掌热，内热因之而炽扰，肠鸣肢软，俱由中气不能盘旋，溺有余沥，系于气化不及州都，法当气血两补，庶无偏颇，但精神血气，易耗难复，设非久期服药，不易收效。

绵芪皮钱半　白归身钱半　炒杭菊钱半　炒子芩钱半　潞党参钱半　炒白芍钱半　煅牡蛎六钱　炒陈皮钱半　大熟地三钱　潼沙苑三钱　酸枣仁三钱　大芡实三钱　淡苁蓉钱半　黑芝麻三钱　灵磁石三钱

陈昌顺录

（以上二篇见《中医世界》1930 年）

89. 谦斋医案

虚　劳

张右　午后形寒，胃纳减少，此阳气之虚，盗汗头晕，惊悸难寐，此阴血之亏，然按脉左细弱而右弦，则肝火更扰乱于中，病发辄两耳如蝉鸣，则肾阴尤暗耗于内，阴阳之气根于肾，生发之机原乎肝，即症论病，以病合时，当以调养肝肾为法，泛泛之剂，无益也。

生潞党参三钱　生熟地各三钱　沙菀子三钱　清炙芪三钱　酸枣仁三钱　左牡蛎八钱　熟女贞二钱　炒橘皮钱半　灵磁石三钱　胡桃肉二枚

伤 寒

曹左　伤寒一候，与麻黄汤，身半以上得汗，恶寒头痛骨楚均散，太阳将罢矣。惟日晡仍有微热，胸部郁烦，脉数舌黄，核诸仲景条例，颇有内传阳明之势。盖素患咯红，津液不足，《金鉴》所谓伤其阴则从阳明阳化之证多，以太阳阳明递相传也。接予清宣法。候正。

粉葛根八分　全瓜蒌三钱　连翘壳三钱　黄郁金钱半　淡豆豉三钱　炒知母三钱　川贝母二钱　净银花二钱　黑山栀钱半　活芦根五钱

复诊　热退身凉，胸开烦止，脉数未静，舌黄中干，此大邪解而余热不清，津液内夺也。体虚症实，能安稳渡江，殊属万幸，拟清热生津法善其后。

鲜石斛三钱　肥玉竹三钱　黑山栀二钱　炒枯芩钱半　大麦冬三钱　净连翘三钱　天花粉三钱　活芦根五钱　肥知母三钱　净银花三钱

腹 痛

施左　腹痛绕脐，缠绵一载，大便燥实，小溲短赤，症属小肠热滞内停。《素问举痛论》曰，热气留于小肠，肠中痛，瘅热焦渴，则坚干而不得出，故痛而闭不通矣，通则不痛，大承气主之。

生大黄三钱　江枳实钱半　元明粉三钱冲　全瓜蒌三钱　净银花三钱　郁李仁三钱　生甘草八分　淡竹叶钱半

寒　热

杨右　以脉缓弱论，属气虚，以舌质红论，属血虚，以面色黄白论，属脾气不振，以症候寒热如疟，腰酸胁胀，腹中隐痛论，属肝气不和，病经半载，医易数人，或进辛热，或进补益，盖群以为下焦虚寒，不知实属肝脾气滞，此不能合脉舌色证，参伍调之之过也，吾今以枢病法治之。

软柴胡钱半　炒条芩钱半　宋半夏钱半　清炙草五分　白蒺藜三钱　制香附钱半　玄胡索钱半　川楝子二钱　生姜二片　红枣三枚

食　厥

曾幼　饭后嬉戏，递尔昏厥，口不言肢不举，小儿既无七情之恼，亦无五志之火，当是饮食胃满，运动气逆，填塞胸脘，《医碥》所谓升降不通，阴阳否隔，姑遵食厥治之。

炒枳实钱半　煨木香八分　六神曲三钱　焦楂肉三钱　中川朴八分　青陈皮各钱半　大砂仁八分　炙鸡金二钱　莱菔子钱半

黄右　经停两月忽至，瘀块累累，小溲淋数，阴中刺痛，少腹有筋掣引，脉弦数，曾经西医施洗涤术无效。按此属子宫膀胱不洁，非洗涤膣腔，能使清净，宜汤以荡之。

川军炭钱半　紫丹参钱半　淮牛膝钱半　海金沙三钱　净石苇钱半　车前子三钱　梗木通钱半　川楝子钱半　生草梢八分

复诊　前方服一剂而瘀块净，再剂而小溲畅，三剂而腹痛除，惟旧恙白带，绵绵继下。夫女子之症，曰白淫，曰白带，曰白浊，三者俱属秽浊所致，故《内经》责诸暴食不洁，惟带脉不固，亦有关系，拟方不宗一家言。

车前子三钱　福泽泻三钱　川黄柏钱半　大芡实三钱　厚杜仲二钱　川断肉二钱　金樱子钱半　酸柴胡四分　白果肉四钱

胎　漏

孙右　胎漏腹不痛，色不紫，此属虚候。起坐则至，卧则否，此属气分。惊悸头晕，脉形软弱，乃血去不荣所致，标似阴虚，实为阳不收摄，拟东垣益气法加减，仍候伯陶先生指正。

炒党参钱半　炙升麻五分　炒玉术钱半　炒枣仁三钱　炙黄芪钱半　归身炭钱半　条芩炭钱半　苎麻根钱半　炙甘草八分　龙眼肉三钱

（见《中医世界》1930 年）

90. 一个预知死期之病人

吾院有茶役桂某，为人和蔼可亲，操作甚勤，惜其体质多病，幼时即得膨胀症，虽治愈，未得充分调摄，致造成此孱弱之躯。来院后，凡劳动过度，即患腹胀痛，呕吐不欲食，稍休则否，而院中事又复劳苦异常，故其孱弱之躯，永无康健之日。平时虽请院中医生或余代为诊治，进以补脾泄肝，病虽小愈，然终不能捐其数十年之宿疾，彼亦尝自忧之。语余曰：吾恐将以此疾终矣。余慰之，并命其节劳，至上月（六月）疾又大作，余命其暂归休养，彼允之，并代缮书促其侄辈来申，代理职务。次日又谓余曰：病恐不及归矣。余又为其处方。又次日，病大愈，饮食倍增，精神亦振，欣欣然有喜色。而告余曰：病瘥矣。请再缮书止侄辈来申，恐徒劳往返耳。余曰不然，汝之病虽愈，奈此弱体何？彼亦然之。又次日清晨，头等病房冯君故，彼泫然曰：彼亦死乎，我……午饭时亦进稀粥两碗，言笑自若，下午二时，即将所制之新棉袄、棉裤衣之，新鞋履之，瓜皮帽戴之。同辈见之，以其畏冷也，亦不之异，讵知整理后即自行太平房（旁人未见），将板放好，约五分钟，其同事李君高呼不应，怪之。适自太平房经过，见有人卧于板上，趋视之，即桂某也。扪之已手足僵硬如冰，气自奄奄，亟以苏合香丸、至宝丹等灌之，已不能下咽，延至六时许，即气绝身死。

伯未曰：桂某之死，吾人根据病理上推究之，则殊无真确之答复。夫桂某之体质，仅此弱耳，尚未至于劳瘵也，胡以遽死，或曰其病虽不至于死，而时时以死为虑，则其气先馁，正气衰颓，故死。予案此根据心理学立论，亦具理由，然想其未死之先，何以从容整衣冠，就病榻，一若预知其必死者，此与畏死而于必死之病状不同，是以谓桂某之死，死于心理者，其说亦可商也。世固有其死期者，苦行卓绝之高僧，肉身怛化，小说中不绝记载，桂某固生长田家，未尝学问，又无此善知识（出佛典），况当其垂绝时坐气啾啾然不遽尽于人世间，又若有所恋（出老子），非如佛氏弟子趺坐长逝，绝无所苦者比。呜呼桂某，汝非具有伟大之慧根，而不愿告人欤。

（见《幸福报》）

其他论文

91. 谦斋医话（续）

（五）中西医学可以汇通吗

现时凡认识国医有相当的价值，而不主张废弃的多数人士，谈论起来，每说中西医学应该谋汇通，而国医界的名彦，参考西医学说，努力于中西医的融会沟通，或发表言论；或著作书籍者，亦不乏其人。这种事情，今后恐怕还要增多，因为一般人差不多都感觉西医治病很有不及中医的地方。但中医似乎又太玄虚，能予沟通，补偏救弊，实属双美。诚然，命题容易作文难。也就是所说的“言之匪艰，行之维艰”。有三句话先要来问，汇通中西医，是拟将中医的学说归纳在西医学说中呢？还是将西医的学说，归纳在中医学说中呢？抑或是将中西两学说，同列而对照呢？我敢武断说一句话，中西医不变现有的面目，是绝对不能汇通的。为什么呢？因为两家的学说根本（出发点）不同，木和铁是不会打成一片的，自无汇通之理，格格不入，彼此不相容，如何能归纳进去。若并列对照，似乎容易，其实尤难。如中医的“肝火”将对照西医的什么？西医的“子宫后曲”将对照中医的是什么；西服的领带，总是找不出对应中服的东西来。不可能就是不可能。按理本不该有中西之别，病人就医，人仍其人，病仍其病，吃中药也会好，吃西药也会好（此普通病中西医都可治的说）。可是对于病，中医中一种说法，一种治法，西医又是一种说法，一种治法。所以中西医的差异，不过就如同相对性原理似的，坐标不同而已。中医与西医，原则上是两不相同的坐标，病症如同直线。两家的学说和治法，如同相异的方程式。一在解析几何学，两种坐标的方式是独立的，不能打合在一起。出发点不同的中西医，也决不能以现有的原面目来相容纳而沟通。所以医学将来的进步，并不是将现有的两学说沟通，是要由中医和西医产出新坐标的第三种医来（本刊第一期陈郁先生的《改进中医之我见》，引某巨公言“中西医学有缺陷，惟由中西医学结婚后所产生之婴儿，乃可称吾人理想中之良医”之趣语，其意义正合拙见）。换句话说，就是中西医都要革命，组成新系统的医学。这个任务，要希望对学问无成见而不分畛域的中西医学学者去努力，固然是个巨大工作，很不容易，但我相信将来总有一天会成功，愿与医学界先觉后进共勉之。现代中西医亦有暗合的地方，这不过是如同平面上方程式不同而不相平行的甲乙两直线之交点（可说是甲直线上的一点，同时也可说是乙直线的一点）只是在交点上的坐标相同，离此点便又各行其路了。

92. 谦斋医话

产后喘肿

病轻药重，果多流弊。《内经》因有大毒小毒之制，然病重者。亦决非轻药能治。《左传》因有药不眩冥，厥疾勿瘳之语。昔薛立斋治一隔阳证，烦躁发狂，渴欲饮冷，六脉如丝，用六味回阳饮，附子、姜、桂俱极重，病家再三请减其半，诸症更甚。薛曰，此剂轻而只到胸前，助其浮阳所致，坚照前方分量，重服一帖而平，其最著者也。余尝诊唐家湾李姓栽室，孕胎六月，两足浮肿。延近邻妇女科治，谓当波及上体，已而果然，用药始终本五皮饮出入，不效。谓产后当自消，病家以初言之验，遂信之深。及期产一儿，亦肉肿皮浮，仅存呼吸，数时即殇。产妇则肿仍依然，恶露稀少，且增喘咳，越三日，延前医。仍以前方与之，不应。改延陈某治，陈素以女科名，至是亦敷衍塞责，改延汪某治。谓治水当利三焦，治喘当肃肺气，二者相衡，喘急于水，用苏子降气汤，亦不应。乃改延余，余诊之，得脉弦滑，遍体肿。若按糟囊，小溲短涩，气逆且短，胸如压石，口渴欲饮。乃曰，汪某之论近是，惜药太轻，不能制病耳。夫五六月为太阴阳明养胎，土不胜湿，郁积于内，久而水气流衍，淫溢网膜，三焦失其决渎之职，又久而酿成痰饮，充塞气管，肺脏失其肃降之权，此病之历程也。其本在脾，其传在焦，其末在肺。然肺不降则气不顺，气不顺则水不利，水不利则脾不振。其来也顺，其去也当逆而击之。万不能泥治病求本，更不能执轻薄淡渗之法，此治疗之真谛也。本三子养亲汤及外台茯苓饮加减，芥子、苏子各三钱，开泄肺中之积气留痰，白术、陈皮各五钱，干姜二钱，温运脾脏之气滞湿郁，木香、熟大黄各二钱，疏利三焦之气机水道，佐车前五钱以引水下出，麝香三厘以流行经隧，嘱煎两盏，人定时服初盏，觉全身有气盘旋，此陈莝流通之象，子夜接服二盏，得大小便畅行，而上体皮肤如虬枝，则水湿已行之征。翌日复诊，去大黄、麝香，加砂仁、半夏，二剂而竟得良果。后觉口燥难寐，病家谙冬瓜能利湿，淡煎代饮。余诊其脉转沉弱带数，因止之曰，利湿之方，已非其时。盖水肿之初，信属湿困，然病中津液难生，血液暗耗，故病后往往反见阴虚，为用沙参、枣仁、瓜蒌、山药、麦冬、知母、佩兰等，寻愈。

飧 泄

朱启后君肄业于中国医学院，因识余，一日挈其四岁侄来求治，云病泄泻数月，延某医治，叠用消导药，无誉，今则食物下嗌，不化而出，色作酱紫，便时腹痛，小便涩少，医尚以为食积未楚，仍进消导，其可续乎。余按其脉形细弱，舌苔不腻，口唇带红，因思信有食积，则数月消导，宁有未清，食积内留，脉当见滑，何以反虚。因顾谓曰，此虚证也。病名飧泄，飧字从夕从食，说文训水和饭，水和饭者，即俗称泡饭。飧泄者借喻其完谷不化，今食入随下，乃脾不能磨，正是此症。若用消导，则益伤中气矣。气不能摄，因而下泄，下泄不止，因而阴伤，大肠脂液，更从而滑脱。故色酱腹痛，口唇见红，非实证可比显然。用党参于术、茯苓、御米壳、赤石脂清、炙草、炙升麻、粉葛根等，一剂而二便能分，再剂而泄泻竟止，数日又因食肥汤作泻，与前方加减，亦验。夫世人未诊病儿，已屡食滞，及问病症，更不细究。实证误虚，虚证误实，比比皆是，不死于病，当死于药。何可悯耶。越三月，中医指导社社友李瑞琪君，函询小儿三岁，时常肠泻，泻时身及四肢必发热有汗，面黄身瘦，服葛根、黄芩、黄连汤无效，余不禁瞿然曰：此又以虚误实矣。盖肠泻既时作，更征诸旁症，明属中气不振，阴气内伤，中气不振则下陷便泄，便泄日久则阴气内伤，斯现身热黄瘦，正补中益气汤症也。驰书复之，嘱就东垣方加葛根，以和其燥性而升其清气，切忌苦寒之品，以免重伤中气。

时　疫

西医有多数病症未经发现，而在中医则早有定名方药，此关系历史之修短，不能掩其陋也。故见喉痧而立猩红热，风痉病而立脑膜炎，视为稀古奇病竞相宣告，乃世人惑之。吾中医亦惑之，不言喉痧痉病，而亦效呼猩红热、脑膜炎，则陋之又陋矣。窃尝议之，无论西医所视为新发现，而见于中医典籍者，不得随口唱和，即不见于典籍者，亦应根据中医学说讨论定名，方不失中医本身之价值及地位，否则吾不能役人，而反为人所役。其愚实无异随蜀犬而吠日也，且余遇多人，虽势甚凶猛，而治疗之成绩，灵捷辄在西医上。又乌得迷于新之美名，而自弃古之良法耶。兹举数症以为例。一为西门张祥记缝衣铺子，恶寒头痛，连及后项，两太阳处，脉动大疾，口浊舌腻，此病在太阳之经，仿麻黄汤意，用麻黄、杏仁、薄荷、葛根、黄芩辈，微汗而瘥。一为天文台路李姓子，初起恶寒，继而发热，烦躁欲饮，水入即吐。头痛如劈，项强如束，小溲短赤，脉形洪数，此邪郁化热之象。仿葛根芩连汤意，用葛根、石膏、黄芩、薄荷、胆草、黄连、杏仁、赤苓、芦茅根等而瘥。一为蓬莱路普育里李姓子，肌肤壮热，神识昏糊，手足痉挛，牙关拘急，颈项强直，目睛上视，此津液枯竭，热陷心包，最为危笃。先与紫雪丹化服，再用犀角、胆草、黄连、羚羊角、滁菊花、粉生地辈而瘥。大抵时疫之症，殊难划一，而按此三方，随症增损，实胜于西医之抽脊法。惟此病之发，多由春温转属而成，恶寒发热之时，往往极短，壮热神昏之至，往往极速，故数日之内，可以致死，为医者见症用药，须有决断，初起切忌大汗，致亡其津液而速其化热，亦切忌不予发汗，致热郁不泄而内攻增变，凡凉镇之药，轻浅时慎勿浪投，危笃时不容畏缩，此其大要。若至齿垢唇焦，目瞪不转，头颈后仰，口臭糜烂，气促脉乱，则败症毕露，既乏大还之丹，无以挽回垂绝耳。

93. 谦斋医话

心　汗

胡其元先生闽人，工诗，近江西派。患汗泄证半载，汗无昼夜，而地位仅限胸膺一部。当地医士认为卫虚，用黄芪、党参之属，三月不止。继有以为肺脏袭风，久留不解者，用宣肺之品，服一月亦不止。胡甚引为忧，来沪上，请徐某治。徐曰，胸为清旷之地，宗气所出入。《内经》有胃之大络，名曰虚里，其动应衣，宗气泄也之语，其病不在卫气，亦不在肺风，乃胃热耳。胃热则随虚里上熏，迫液疏达，遂书石膏、知母、白薇、栝蒌根、银花、石斛、山栀等与之。叶暴聆其言，深信海上多名医，珍藏其方而归，乃服四十余剂，仍无动静。时余所辑清代名医医案精华方出版，胡慕名来，曰先生见闻广大，请为一诊。究为何病，究属何因，余诊其脉。左右两寸细数特甚，因谓之曰：夫汗多由于卫虚，而亦由于阴虚，卫虚则外不固，阴虚则火郁于内，不能退藏于密，君之病乃神机曲运，思虑过度，液内涸，君火妄动，扰乱卫气，阴液外泄，当是烦心则益剧，安闲则少瘥者也。曰然。曰：是则心汗证也。《医通》云，别处无汗，独心胸一片有汗，此思伤心也，其病在心，名曰心汗，随书西洋参二钱，生地六钱，麦冬三钱，酸枣三钱，五味八分，川连五分，炒阿胶钱半，丹皮二钱，黑栀钱半，嘱服五剂。五剂尽宿疾瘳矣。夫病不难于用药，而难于识症，观此当益信。

呕　血

李颂唐先生年逾六旬，好饮。任上海县教育局长时，每夕阳西下一杯在手，怡然自得。既而供职宝山县政府，忽呕血三大碗，人随晕仆。县长金静初先生急请江湾医院某西医施救，复急足邀余往。则昏睡沉沉，面白神萎，按脉芤而微带弦象。余曰：此伤酒而胃络破裂，立时涌出，其血必紫暗如豆沙水，无妨也。惟年事既高，脉象带弦，元气未免大伤，而早晚恐须再吐。然瘀血不净，病必不已，遂为立方。用龙骨、牡蛎以涩敛，大黄炭、牛膝炭以下引，三七、丹参以去瘀，银花、连翘以清热，枳椇、葛花以解酒毒。因路遥嘱服两剂，越日再往。则脉不弦而濡弱，神气渐振，改用吉林参须、沙参、生地、山药、阿胶、丹皮、银花等清养之品，以扶元气而清余热，调理一周而愈。同时沈时方君亦抱刘令癖，醉必鼻衄，乞余诊治。余曰：酒热入胃，浊气熏蒸，阳明之络交于频，热伤阳明之络，则血溢而下，为处方用生地、石斛、知母、天花粉、银花炭、茅芦根等凉血清胃辈连服十余剂，竟不复发。

痰喘

日本近藤氏曰，补者，填调荣卫不足逆乱之气谓也。譬之以薪煮物，薪伏则火气不炽，以手摇薪，火势大兴。医家之补经药石，填调其不足之气，所以使荣卫流行，元气大兴，盖亦专为病者设也，斯言可谓得补之三昧。观仲景以泻心汤补心气不足，大黄蟅虫丸补五劳虚极，固不以填补为尽补之能事也。今医不知补之义，病家更惑于补之习，遂因补而增疾者，不胜枚举，亦大可哀已。城内张家弄刘翼谋君四十无子，纳妾亦无出，求治于医。医者断为肾虚，为处滋肾之剂，为效。闻人言啖大黄鱿鳔可延嗣者，乃购服之。将一月，忽胸闷不舒，咳痰甚多，为不能平卧。其如人患湿温重症，余曾为之悉心医愈，遂新来乞诊，偕往。则气喘迫急，言语断续，按其脉沉细而郁滞。余曰：体本阳虚，奈何先之以滋肾，继之以黏品，益虚肾藏之阳，而阻中宫之气，为今之计，非先开中宫之结不可。而开结之品，又非攻克药所宜，颇为筹虑。忽忆洄溪有回天丸，方用附子、炮姜、枳实、半夏、厚朴、白芥子、莱菔子、焦曲、山楂、猴枣，与此症正合。遂书会之，一服而气喘平，再服而大便解下黏滞甚多，痰亦稀少，遂改用调理脾胃而瘥。瘥后来索得子方。余曰：君体阳衰，譬之火潜于下，不能炎上，长服桂附八味，使下焦真阳鼓舞。其庶乎，后如余言，竟得子，名之曰贵儿。谓贵与桂谐音，志不忘也，亦一趣事。然服补药之难，可见一斑，奈何世人目补剂为长生之药，日日浪投而不顾忌耶。

气 厥

王省三先生之侄圭鑫先生，掌教于沪西某大学，其夫人怀孕三月，因嗔怒，忽然厥仆良久而醒。延余往，以平气化痰立方，尚无咎，然心偶抑郁即厥。复往仍以前方加减。曾有荐金某治者，金为余同乡。谓为肝风痉厥，首味即用羚羊角，以熄风凉肝之药助之病。病者见羚羊角，坚不肯服，遂仍延余。余至，病者谓余曰：惟先生知我病，其善为我治之。若服羚羊角方，宁有命乎，切其脉，初本沉滞，今则右部见弦，察其舌，初本白腻，今则苔化薄黄，曰此症乃一时郁怒发，气逆于内。今肝气有疏达之机矣，惟胸闷窒塞，始终未衰，立方用蒺藜、枳壳、黄芩、香附、沉香、当归、白芍、郁金、橘皮等平淡之品，嘱其力求快乐，竟以此调理而愈，且产一子，亦无恙。按此即《内经》之所为大厥。厥者逆也，谓气血逆而不顺也。故调其气则已，若用羚羊角，其变化曷堪设想耶。

94. 谦斋医话

额 汗

本埠虹口梧州路小菜场北首协泰新号沈鸿君患一奇症，遇饮食时必右额一角泄汗，小啖辛酸之味亦汗，逢过寒过热之天亦汗，甚则头部右半俱汗，已延三载。叠经中西医诊治，均无一效。今冬慕余名来就医，询之无一切苦，亦无一切嗜好。舌苔正色，惟脉象见濡，初疑其胆胃火旺，用清胃清胆之剂，不效。继思额部属肺，根据左升右降之理，右额又为肺气不降之候，乃作肺气不足治。书生脉散加味，用北沙参钱半，五味子三分，大麦冬钱半，淡干姜四分，制半夏钱半，煅牡蛎四钱，旋覆花钱半，杭菊花二钱，嘱试服以观动静。盖延痼疾，最畏药入无动。苟有变化，即可得其端倪，而从事调理。讵知服药后竟汗不止，服二剂来复诊，欣喜欲狂，然余不敢自谓见高识广，私庆幸中而已。盖此病之来既特厄，而发病之情形亦特厄，在常理惟有清泄之法最合，绝非温涩之药所能奏功。后依原方加减，得除宿恙。沈君固认为意外，余亦引为一快事也。先时徐家汇交通大学学生仲君，忘其字，亦患一奇症，终日面部分泌油腻甚多，经中医、西医、外国医诊断，费时四载，耗金千余，均不见效，乃求治于余。余诊而奇之，以为此皮脂腺脂肪过多，乃属生理常态，无用医疗，而仲君坚请，因笑谓曰，贵恙本系生理，绝无病理可言，倘欲绝止，非使生理上起剧烈变化，绝不可能，面部为阳明经所辖，当先治其胃，乃用葛根、白芷、防风、半夏、桔梗、苍术、白附子等药，嘱其试服。翌日来诊谓油腻已少大半，特未能灭绝耳。后依原方增损授之，不复见顾，不知其能收全效否！此二证不载于书，亦不闻有何治法，仅凭管见处方，得能一愈一减。于是知医者，在学理上固应潜心探讨，临诊时固应细心体认，而心灵运用尤为先着，古人谓医者意也，岂能尽斥其妄。

湿 温

人以湿温病最难疗，余自信尚有把握，因是友朋中以湿温病介绍者，颇不乏人。如奚翰伯表兄、陆仲廉先生、张古村夫人等湿温病，均先后经余一手治愈，兹概不论。最近当以本埠好望角保险公司经理钱越毅先生之女公子为最可记述。钱女初病寒热，延医用汗法不效，继而便结，乃用下法亦不效，于是寒热胸闷，便结溲短，咳嗽痰腻，饮食不进，舌黄脉数，唇裂口干，体温至华氏一百零三度，改延徐小圃前辈治。三进养阴之剂，亦不效。复改延夏应堂前辈治，三依徐方出入，亦不效，而体温增至一百零五度，乃以热势壮盛，津液枯竭告辞。因延余为最后之诊断，以尽人事。余按其脉数而滑，舌黄而润，询其经络未得汗下，因谓之曰，是症虽危恶，惟属闭证而非脱证。可以断言，病由湿热痰浊胶结肺部，使气壅不利，血行内郁。急则治标，惟有辛开苦降，佐以清气凉血，可望转机。若认为津液枯竭而竞进存津养液，适足促其闭绝耳。乃用柴胡、葛根、枳实、白芍、黄连、干姜、黄芩、厚朴、菖蒲、竹沥、半夏、神犀丹等味，一剂而大便得下黑矢，热度锐减至一百零一度强。以后复诊七次，即本此方加减，俟邪退清，方用清养肺胃之品调理。然始终未用滋阴之品，而津液未尝枯竭，邪结反以日解。因是知湿温之陷于痉厥、白㾦等狱者，皆在早进滋阴，郁遏邪气。而余之能治湿温病博浮名，即在不至用滋阴药之地步，决不肯用滋阴药以敷衍之。

痰厥

本埠务本女子中学校长贾佛如先生公子方期岁，寒热不清，疏散无效，继而昏迷欲寐，不思吮乳，面色青白，痰喘气促，家人疑为惊。延推拿医治，得下大便，而病不去。余诊其脉迟，断为阳气不足，痰浊阻肺，势成痰厥。用肃肺化痰之品无动静，知其药力不及，爰就十枣汤加减，嘱服一剂，并购猴枣散吞服，下痰腻甚多，气促痰喘，均见平降。接用温化法加保和丸，服后连下痰滞宿垢，复接用和中法而愈。此症见者俱委为不治，而不谓竟得收功，亦幸也乎。愈后易于外感，时发寒热，此由阳气虚弱，不能冲外，令煎高丽参汤不时予饮，服后寒热果不复起。此一症也。又姜利川先生戚家杨君小儿忽病痰厥，深夜来邀出诊。至则目呆气促，腹部硬满，脉象弦滑，谓之曰：此食厥而非痰厥也，下之则愈。为立大黄、枳实、山楂、神曲、莱菔、白芥之属，一剂得下大便，复诊为调理而瘥。此又一症也。按小儿之病，昔人均谓难治，不知小儿之病，实较大人为简单，其难治者，在不能自陈痛苦，碍于诊断，苟识病确当，何难为。

疟痢

凡一切由外内陷之症，均当升提使出，故瘖痘内陷，宜升提之。疟痢二病亦然，疟属于表；痢属于里，由疟而转痢，为邪内陷，则痢而转疟，为邪外出。外出者顺其势而驱逐之，内陷者逆其势而挽回之，此为不易之理。张勉夫君今秋患疟，缠绵月余，忽增痢疾，乃延余诊治，按脉弦而带沉，舌苔厚腻，胸闷腹痛。余曰：此疟邪内陷，逆候也。处方用柴胡、黄芩、厚朴、半夏、枳壳、青陈皮、木香、红曲等，连进三剂，痢愈而疟亦止矣。倘因其转痢而侧重治痢，则邪尤不解，势必凶证叠见。至柴胡虽为疟疾要药，倘湿热交蒸阻气而声者，切忌引用。惟痢则疟陷，复为不可免之物品。又按今秋疟疾，最为复杂，决非通套方剂，能求全愈。西医因谓不能用金鸡纳霜取效，须用色素治疗。色素云者，如服第威德补肾丸之小溲变为蓝色是也。考吾中医亦有色素疗法，凡服清宁丸者小溲必黄，浅学者以为湿热外泄，不知其丸中含成分独多，大黄色素为黄色故也，于此知中西医理，在实际上殊多贯通之处。

95. 谦斋医话

干血痨

日本多纪茝庭曰，古方之妙，殆不可思议。今举其二三。牡蛎泽泻散之治实肿阳水，黄连汤之治霍乱吐泻不止、心腹烦疼，栀子甘草豉汤之治膈噎食不下，苓桂甘枣汤之治澼囊累年不愈、心下痛，白头翁汤之治肠风下血，为余数年所实验，应如桴鼓，妙不可言。伯未按古方之妙，信有如茝庭所言。特吾中土汉医，反有因药品之猛烈，畏不敢用，坐使必愈之症因而不愈，一死之症因而必死，此则深堪扼腕也。尝记十二年夏，余受聘同仁辅元堂医务。有篾竹街张姓妇来医，据述年事三十，自四年前生产后，乳汁稀少，腹部痞满，饮食不思，今则两目昏暗，月经未一至，延医调理，佥谓干血劳症，服药百余剂矣。因袖方示余，余见其形瘦骨立，尺肤如鲛鳞。按其脉象细涩，舌苔带干薄，暗忖曰：此金匮大黄䗪虫丸证也。何以群医齐认血虚，一派滋养乎。乃谓之曰，诸医认若病为干血痨良是。惟不去干血，徒与养血，则血之凝结愈甚，爰书大黄䗪虫丸一两，嘱分三次吞服。服后饮绍酒一杯，妇如余言，三日后来就诊，谓服先生药，觉腹内甚舒适，饮食亦稍香，切其脉则涩象大减。私喜曰，此病有生机矣。乃嘱其再服六钱，则月事不期而至，所下皆紫黑瘀块，盖此症全由血结经络，瘀滞不通，障碍血流所致，非大黄、桃仁之通滞，漆、蛭、虻、蛴之搜瘀，地、芍之润燥，甘草之和中，无以治其本也。善哉！尾台氏曰，妇人以水不利，弃置不治，后必发胸腹烦满或小腹硬满，善饥健忘，悲忧惊狂等症。或酿成偏枯痨瘵、鼓胀噎膈等症，遂致不起。宜早用抵当汤通畅血坠，真有得之言也。后该妇为处当归补血汤加味，大剂养血而健。因是知医之治病，首贵有识见，次贵有胆量，然胆大甚于识高，今人读书既不精，更何责其胆如鼠哉。

膀胱咳

在同仁辅元堂时，更得一奇病，某妇患咳嗽，咳则小溲随出，病已经年，初就医于老医曹尹甫先生，曹素以善用经方自负者，至此束手，乃商于余。余曰：此膀胱咳也，《内经》云：肾咳不已，则膀胱受之。膀胱咳状，咳而遗溺。曰：何以治。曰：《内经》无方，当求诸仲景，五苓散加人参主之。曹遂书党参、泽泻、茯苓、猪苓、白术各三钱，桂枝一钱与服。越日来复诊，病已大愈。惟咳嗽未除，为处肃肺宁嗽之剂而去。曹因顾谓曰：余用经方数十年不得法，君何以知五苓散之能瘳厥疾。余笑曰：方有经时，而病理无古今，子不探发病之理，但执仲景方以治仲景病，是无异对号开箱，安能尽仲景方之用哉。夫肺为水之上流，膀胱为水之下流，肺气不宣，则膀胱不利，因是有升提之法，膀胱不洁，则肺气不达，因是有渗利之法，今咳而溺出，是肺气窒塞，得咳则气松而水流之象，非人参补气不可，然水道不畅，则肺气难期清肃，非五苓散之荡除不可。二者兼顾，厥疾乌有不瘥。余读仲景书十载，乃用其理非用其法也。曹为一首肯。按仲景之灵效，足以压倒一切，故日本汉医多崇仲景，其所著书，亦多发挥仲景之作，然恒有执仲景方以睥睨，而施治多失败者，皆在不肯求理。兹举其目观者，有某医治泄泻以为湿必利小便，投五苓散去桂，而泄泻反无度，不知脾虚之候，愈分利则中气愈下陷，改投理中汤即瘥。又治外感，以为太阳病必疏表，投麻黄汤加浮萍，而壮热且昏狂，不知作风轻症，大发汗则热转入阳明，改投白虎汤而瘥。若此者，彼纵自诩为仲景之功臣，直仲景之罪人耳。特附及之，以为一般戒。

遗　精

本埠二马路永源号毛良材君，病遗精多载，医均作虚损治，前岁制膏方调理，颇见效绩。无何春残重发，且兼痔疮，缠绵至冬，来诊于余。按其脉虽细而微，断为阴虚相火内炽，更询得夜梦纷纭，小溲频涩，明属火扰之征，乃书龙胆泻肝汤加减，服二剂而梦除溲长。再服数剂，遗精竟不发。初每天白梦回，神志恍惚，今亦清朗爽然矣。立冬后处膏方云，《内经》曰，君火以明，相火以位，君火者心中之阳也，宜光烛朗润，故曰明。相火者肝肾之阳也，当潜藏伏匿，故曰位。而相火之位，必赖肝肾充，相火之动，必由精血两耗。今按贵恙月中梦遗五六次，涩反不舒，夜间小溲二三次，艰而不畅，脉象细弦，舌苔薄腻，显属阴亏火炽之候，所以然者，肝脉络前阴，肾脏司二便，火动于内，则逼其疏泄，阴虚于下，则势见涸流，因是而上干清窍，则两耳为鸣，高犯胸肺，则痰黏咳难。更因是而中不得养则腰为酸楚，下不得荣则胻为软弱，矧兼素性旨酒，湿热壅盛，近发外痔，营血损伤。故着眼之处，在梦遗泄数，发病之原，在阴虚火炽，此二十字可以包括贵恙而无遗。今惟滋阴以治本，平火以治标，最为贴切。盖火平则阴能静，阴充则火自潜也。方本大补阴丸、地黄丸汤等增损，用熟地、首乌、元参、沙菀、女贞、白芍、黄柏、胆草、山栀、条芩、木通、蒺藜、决明、牡蛎、龙骨、川断、杜仲、磁石、合桃生草、川贝、秫米、半夏、知母、莲子、鳖甲等品。今闻已宿恙全蠲矣。夫世人见遗精吐血，动辄目为虚劳，竞进滋阴之药，养成不治之疴，吾友顾惕先生曾痛切言之，兹更叙此以证实云。

小肠胀

病有可治而不可治者，莫如情志之病。上海特别市公用局科员王幼君先生，年方不惑，素性沉默，精银行学，忍耐操劳，与友人交寡言笑，不合则远而避之，亦不出恶声。然胸中愤抑之气，未尝一日舒，因是种其病苗，初仅两胁痞满，投逍遥散即止。继而牵及腹部，投五磨饮子亦止。继增呕吐酸水，必吴茱萸汤方止。继而腹部膜胀如垒，扪之可得小肠曲折之形，痛不可忍，则非肉桂、椒、姜、吴萸、木香、川朴、沉降等大队通阳理气药不可，然亦只能救暂，不能诛其根。或有荐余善调理者，因来延诊。其脉沉弦，舌苔厚腻，大便不顺，小便不畅，因思此病虽由肝起，今则传聚小肠，初属肝胀，今则为小肠胀矣。小肠当腹之中部，为消化器官之一，气分涩结，则食糜停留，痞塞不通而作胀，过投破气则真气伤而不能推荡，过事通阳则丙火合而不免干涩，不通则痛，宜其来矣。爰用生地、枳实、白芍、瓜蒌、大黄、麻仁辈，连服数剂，得逐日登圊，痛势和缓，且饮食减少者累月，而所下甚多。方喜余计之幸中，或能竟其全功，讵知偶与家人龃龉，气滞复痛，几至晕厥。家人急以鸦片进，得减，然亦减不足言。明日复延余往，则痛势攻上，连及中脘。余曰：中脘胃之处也，病及胃矣，明日觉胸膺如压拳石。余曰：胸膺肺之处也，病及肺矣，因伪称病人体弱不支，宜请西医注射补血针。月余，果腹部大瘥，胀亦不甚痛。因复延余，余按其脉转细数，舌光无苔，退语其家人曰，胀而不痛者，真气竭也。脉细舌光者，津液枯也。根株深固，恐非药石能奏效，果不及半月而殁。呜呼，斯人也，而后有斯疾也，亦可伤已。

96. 谦斋医话

冬　温

伤寒温病之争，散见书籍。而温病中外感伏气之争，尤为剧烈。余谓体虚病温，变化最速，不必斤斤于外感伏气，当处处注意于见症传变。温病既属时症，自以外感为是。惟其体虚，内传至易，遂似伏气内发，故以清降法治之，多不见效。杨树浦瑞华烟公司经理沈志奎室人，初微发热，不介意，三日后忽昏厥不省人事，邀同道王石屏君治，不能决，推荐余。余至，见其静卧，时作太息，间发咳，喉有痰声而不扬，神志昏糊，不识人，脉沉郁，牙关紧闭，舌不可烛，断为温，挟痰浊内闭上焦，用炒薄荷、苦桔梗、生石决、带心翘、炒枯芩、鲜菖蒲、川象贝、天竺黄辈，不见清醒。明日改延朱子云先生，初剂用羚羊角、竹沥、胆星等合紫雪丹，二剂如之，三剂亦如之，而昏厥依然。亲戚中有知医者，见余方，坚嘱仍请余治，以天晚途遥不果往，翌晨雇车来迎，正二十年元旦也。至则病症如前，身凉而久按觉热，知其热犹郁伏，因谓之曰，朱君之方甚善，惟今既无功，势必易辙，遂书葛根钱半，柴胡八分，黄芩钱半，郁金钱半，桔梗八分，白芍钱半，神犀丹三分，座中沈君之叔，甚是余议，越日复来请。登门即谓先生之言胜似仙丹。初服胸微汗，二服复汗，今已清醒矣。拟方，去柴葛，增入清宣心肺之品。有某君曾操药业，笑顾余曰，昨日至，见君方甚忧，及知已进头煎，忧益甚，傍晚汗出，忧更急。余曰，君殆畏柴胡耶，柴胡非猛虎，而猛于虎者，君独不畏何耶，君以汗出为虚脱乎，而甚于虚脱之闭死，君乃不畏乎，相与一笑。凡温病吐血，最忌早进凉伏。余尝苦口言之，而医家病家均不觉悟，述此又增无涯之戚戚云。

胎　漏

本埠丰面粉公司经理孙仲立先生之夫人病胎漏，饮食精神如常，惟终日安卧不敢起，起坐即见红，上胎亦曾患此。延余伯陶前辈治，予以益气法，似效似不效。今按腹不痛，色不紫，明属虚候，起则漏，卧则否，明属气分，气为血帅，气虚则不能摄血，血去则阴分亦亏，故兼见惊悸头晕，脉形软弱，探本之治，自以益气为主，特阴亏者必挟内热，补气者难免助火。《内经》所谓阴虚则生内热。《丹溪心法》所谓气有余便是火也。故进益气之药，似效而功不彰，不效而无大弊，再四审慎，为用党参、黄芪各钱半以补气，于术钱半，炙草八分以安胎，苎麻根、条芩炭各二钱，以直清胞宫之火，龙眼肉三钱，归身炭一钱以养血和血。更佐升麻三分，以助升摄之力。二剂后往复诊，甚平善，为之加减而瘥。同时虹口太康杂货号王子明君内阃亦怀麟三月，忽尔见红，前医均用地榆炭、银花炭、藕节炭等不愈，因阅膏方大全，专足来邀。诊之，脉弦数，舌苔薄黄，尖红，询之腹部时痛时胀，血色杂鲜杂紫，此乃肝火不藏，扰动胞宫也。复询以何因所致，则赧然不语。时余门诊，则漏止腹和，脉弦亦平而微带数象。盖此病由不守房事，欲火冲动而起，苟不祛瘀泻火，何能取效。世人见血治血而不揣其本，可谓敷衍有余，成事不足。

滑　精

陈育深君遗精三载，服中药千余剂，经西医注射亦五百余次，举凡滋肾阴，泻相火，涩精道之品，靡不备尝。世居台湾，今夏束装莅沪，赁庑于小西门久安里，距敝庐仅百武，盖专为求医来也。年事方青，面色憔悴，夜眠梦扰纷纭，遗泄几无间日，切其脉两手弦硬，左部尤甚。余私忖曰：此明属相火妄动，何以泻火不效。既又私忖曰：相火寄居肝脏，得肾阴而潜，何以滋阴又不效。且药之合不合，必有反应，今药又无誉无咎何耶。既而大悟曰：此服药过多，脏腑为药汁浸渍，麻痹不仁，故药入于胃，有以水投石，然既专道来申，满怀欲望，焉能初见即嘱勿药，遂为处平淡之方，待二三诊后，极称珍珠粉之神，入肾而大能滋阴，入肝而大能降火，入心而大能安神，并称渠恙日久根固，断难乞灵于无知之草木，惟日吞珠粉一分，一月后自见奇效。君信以为真，从余言，如期而至。症象如前，遇小劳即发，虽至余处甚迩，亦必坐车，否则至夜即遗。惟脉象较软，不禁悄然曰：阳扰于阴谓之汗，汗者津也，今精之与津，同属阴类，其由阳扰于内而外泄，理可相通，日进阴药，使相火之流行者，尤不能安返其宅，然不敛其阴，更用何法。因思古人有上病治下，今何妨下病治上，况肺之与肾，金水同源，心之与肝，木火同气，使敛阴而不碍其下，平火而不碍其归，处方用北沙参三钱，大麦冬三钱，五味子八分，阿胶珠一钱五分，北秫米三钱，酸枣仁三钱，女贞子三钱，南烛叶一钱五分，服十余剂。竟每星期至多二三发，复来复诊，加入知母、黄柏、鳖甲、生地辈，今服三四十剂，一月中仅二三发，且能小耐劳苦，勿药之望，盖可期矣，为之欢然。

（以上六篇见《中医世界》1930、1931 年）

97. 谦斋幼科医话

疳 劳

小儿病疳积成劳，实为危候，然治疗合度，未尝不可恢复健康。余治方板桥内杨如侯君幼子，初患疳积，肚腹膨胀，形体瘦羸，面现青黄，便溏身热，经其弟通侯治而愈。继患龟背，当三五椎间高突如阜，通侯以为风寒着于脊骨，治以温散不应，延针灸家灸肺俞与心俞，亦无应，乃改延西医。注射手术，因循月余，而高突愈甚，且足软不能自立矣，复延中医外科，作虚弱治，进温补大剂，用参、芪、桂、附、鹿角、归、地之属，经二候，又增干咳。或有以余善调理荐者，至则四肢肌肉尽削，仅余皮骨，面色惨白，唇红口渴，咳时肤热颜赤，按其腹微硬，切其脉弦细带数，诊毕，通侯详道巅末。余曰，此疳热证也。今则由热而入于劳矣。夫小儿气血未充，阴阳不足，初病疳积，已经戕伐于先，及病龟背，重用耗散为继，复以灸法伤其阴，温药竭其液，逼娇嫩之脏于焦炭之境，肺无以润，脾无以濡，肾无以养，肝无以滋，心无以涵。《内经》云，肺热叶焦，则生痿躄。当足软之时，早应顾虑。奈何一任西医之蹂躏，中医之猛浪乎。通侯闻余言，似有悔悟，坚请重剂挽回。余曰，治热则龙肝丸，治劳则鳖甲散，皆为对症良药。乃同拟一方，用生鳖甲一两，生地黄、京玄参各八钱，白芍、地骨皮、知母各五钱，川连、龙胆草各八分，银柴胡钱半，地骨皮三钱，西洋参二钱，嘱浓煮连服，三剂后来复诊。及期往，则咳嗽肤热唇红等候俱退，脉弦亦较平，就前方去川连、龙胆、柴胡，加麦冬、生草、白蜜，复进七八剂，精神渐旺。通侯曰，险象已退，须易方否，乃参治疳法。用生地、鳖甲、胡黄连、史君子、芜荑、谷麦芽、川楝子、黄芩、乌梅等，又服十余剂，腹软能食，爰由通侯依法加减，二月后竟全其功。尝顾敝庐曰，余于此症，得一大教训，然此儿之命根，亦可谓深矣。通侯受业于金某，今为中医指导社社员。

瘖　子

瘖子一症，为小儿所不能免，苟无逆症，且可勿药而愈。乃余治老西门泰瑞里张姓子，竟因服药而陷于逆境，斯亦可叹已。张子生才十月，先天不足，时患便溏，春是间忽染瘖子，父母求其速愈，延徐某治之。初用辛凉套剂，尚顺。三日遽隐退，徐以为瘖清，用退热药直凉血分，一剂而大便泄泻，呼吸短促，犹以为热有出路，肺气未宣，欲投泻白散，幸邻人有非之者，乃改延余往。按脉微细，手足不温，因曰瘖发透否？曰头面甚多，特色较淡耳。曰鼻尖有否？曰无。曰掌心有否？亦曰无。曰：是则未透也，何得遽用凉血药耶。瘖子但见鼻尖、掌心俱有，虽二三日亦可断其已透，否则终属未净。此不见于幼科诸书，而余十年来屡试屡验者也。今色不红润者，正气虚而不能外托，三日忽隐者，适天气骤寒而因之内陷。瘖子泄泻，本热邪得以开泄，属诸常候，今则为虚寒矣。瘖子喘急，本热邪壅闭肺脏，亦属常态，今则为气竭矣。若认实邪，投以凉泄，行见下咽即毙。然用补涩则瘖毒未透，施开发则体弱难受，辗转思维，实觉棘手，不得已，为拟一方。用人参须八分，炒当归一钱，炒于术钱半，麻黄三分，干姜五分，升麻四分，红枣三枚，煎服半小杯，即泄泻止而短促平。因命续进前方，面色渐热，复见红疹，但手足乍有乍无，颇虑缠绵，难已复方，用参须五分，炒当归八分，樱桃干钱半，葱白两枝，茯苓二钱，甘草五分，复二剂，手足满布，后即本此调理。始终未用寒凉，但温运内化而愈。因知瘖子之发，诚属手足太阴、阳明二经之蕴热，亦须视其禀赋天时，为之变化。若此症以常法治之，未有不殆，医岂易为哉。

慢惊

世间小儿之死于病者，莫慢惊为甚。且至死而不悟其所以死，此真天下之第一伤心事也。尝抉其因，一误于医士之轻清镇重，再误于病家之丸药快下。病家惑于保赤丹为小儿百病之良药，不知保赤丹中之主要药为巴豆星，小儿之体易实易虚，遽尔施用，则肠胃受其推荡，正气随之不支，遂现泄泻、目呆、肢冷等症，而慢惊以危。沪军营天成号陈丽孙女二岁，初病外感，医仿银翘散投之，热不解，虑其痉厥。仿安神镇惊丸投之，热减而痰喘。病者素信保赤丹有奇验，服数分，大便泄泻无度，复延医，断为邪热未清，于镇惊方中入分利之品，三日后利不止，现肢冷目呆、面白惊搐，喉中痰鸣，病家无所措。有荐余者，余至，诊得脉微昏卧，曰虚寒证也，当温补。为处附子理中，病家以前后方悬殊太甚，问曰，惊可温补否？余曰，不温补且殆矣。翌日复邀往，曰先生药甚神，但初不敢服，仅与一二匙，渐见手足转温，欲思吮乳，遂大胆投之，今已尽剂矣。爰改用钱氏白术散加肉蔻、山药、扁豆之属，以温和中宫而瘳。又其邻居有子亦患慢惊，泻利冷汗，角弓反张，乍寒乍热，神昏气促，因见余之能治陈姓子，亦来请诊，断为脾胃虚寒，元气无根，拟逐寒荡惊汤。用肉桂、丁香、白术、党参、炮姜、半夏、葱白、茯苓、炙草等，自信阳气来复，不难一剂挽回。讵知病家竟不敢服，以此殒其身。惜哉！余记此症，本非危险疑难，因鉴小儿之死于慢惊者多，聊作微弱之呼声，以促一般之觉悟。至于危症之愈不愈，须赖医家之学识，亦须病家能切实信仰，否则良药陈前，终归无济，且医士无有肯责任者矣，噫。

（见《中医世界》1930 年）

98. 谦斋女科医话

肝　气

新闻路乾昌当奚太太病食不能进，惟饮汤水，偶染油腻，则大便泄泻。或啖生冷则少腹胀满。平居寒先人知，热不自觉，脉来沉细，舌苔薄白。余诊之曰：此虚证也。中气大伤。得无过服攻克之剂，曰然。宿有肝气，发则胸脘腹壅塞难忍，医均以肝气无补法，屡进疏肝，久而致此，盖已三载矣。日前延王仲奇先生诊断，委为难治。闻先生善调理，敢请决之。余曰：肝为藏血之脏，血充则气涵，自无横逆之患。今不养血以治本，反用疏肝理气，理气之品多香燥辛窜，既耗阴血，复伤津液，更耗中气，遂使肝不能柔，脾不能运，胃脘从而狭隘，此诸症之所由蜂起也。惟目前既碍阴腻补血，重使中宫痞塞而大肠滑脱，亦难温燥健土，益使胃津耗竭而纳食阻隔。中庸平稳之法，仅甘润芳香，可以建立奇功耳。乃用石斛、首乌、白芍、沙菀子、刺蒺藜、白蔻花、青橘、叶谷芽、佛手、玫瑰花等轻剂与之，二剂而能啜稀粥，复返往诊。病者曰：前药令人厌恶，独先生方颇可口，请即以原方斟酌何如，余曰中气虚则不能鼓舞，当入补气药，功必益著。乃加吉林参须、潜术二味，服后形寒遽退十六，偶食荤汤，亦不便薄。遂嘱以此方常饵，竟月余而体康，颇引为快，按肝气一症，世人辄用香燥辛窜，虽有能取效于一时，终必酿成噎隔消渴等症，余见已多，为可戒也。今不治其气而气治，气治而诸恙治，是谓深一层治法，世之治肝气者，其三味吾言。

石　瘕

陈文治夫人经阻三月，以为孕也。延医调养，叠进养血安胎之剂，盖医亦以为孕也。一日腹痛，适余往其同居张蓼庵先生处出诊，因邀诊治，询以起居饮食及身体变化，绝无胎孕象征。而脉更沉迟带涩，深异之。惟据云腹部确日觉膨胀，因忆《内经》有石瘕之症，谓之曰：此恐寒客子宫。瘀血凝聚，瘀积渐厚，腹乃渐大，未可必其喜也。遂书归尾、川芎、红花、桃仁、莪术、乌药、枳实、赤芍、姜黄与之。时文治先生在侧，阅之现不豫色。余笑曰：先生犹以为孕乎，请试服之，余当负全责也。明日偕来，云已服一剂，腹中大动奈何？余曰：瘀块已摇摇欲散，再服之。当下瘀血，且必黑色成块，后果如言。夫妇遂相欢服，而更承广为延誉焉。夫石瘕一症，见于《内经》。其言曰：石瘕生于胞中，寒气客于子门，子门闭塞不得通，恶血当泻不泻，衃以留止，日以益大，系如怀子，月事不以时下，皆生于女子，可导而下。盖此症多由月经期内，子宫空虚，寒邪乘袭，血液凝滞所成，医者每多失察，亦有知之而不敢用药，卒至正气大虚，不耐攻克，瘀衃填塞，泻下无从。余掌教中医专校妇科时，曾为郑重提出，以示学识经验胆量，实为医者不可缺一下。

经　闭

经闭一症，即西医所谓无月经，以一般原因，责之营养障碍，及贫血萎黄病等。以机能原因，责之精神激动，惊恐悲哀等。核与中医书传，殊相暗合。以余经验所得，则以血枯及思虑为最多。李东垣曰：妇人经闭，由脾胃久虚，形体羸弱，气血俱衰。陈良甫曰：妇人月水不通，或因醉饱入房，或因劳役过度，或因吐血、失血伤损肝脾。朱丹溪曰：经不通，或因堕胎及多产伤血，或因久患潮热消血，或因久发盗汗耗血，可以印证。而考之《内经》二阳之病发心脾，女子为不月，脉经肾脉微涩为不月，亦以血枯为经闭之原。故经闭之候，但滋其化原，其血自至，万不可浪施攻克，药伤中气。余治奚蕴春女，即以此法奏奇效者也。奚女年二十一，因婚姻不称意抑郁成疾，初则饮食少思，继则月经停闭，医用通经不效，将半载，发热咳嗽，肝火升浮，始延余治。按脉细数无力，因谓之曰：此辛温通下太过，血虚之候也。血虚当补，不当通下，以绝其生化，惟补亦良难。归脾助火，六味碍脾，仅滋养营血，最为合度，遂立方。用归身、白芍、阿胶、沙菀子、南竹叶、枸杞、巨胜子、穞豆衣、玉竹、女贞、旱莲草、甘菊等，服二十剂而诸恙均退。精神渐旺，后就原方出入，再服十数剂而经亦行，其不变为干血劳症者盖险矣。此等症设非多读书多临诊者，势必予理气通经，酿成不治，诚哉为医之难也。

血　晕

产后血晕，人均以瘀血冲心目之候。盖产后血液外泄，故面唇手指，尽见皖白，脏腑空虚不得营养，故昏晕欲绝，正如血脱之症也。沈明山先生如夫人产后胞衣不下，继而晕厥，延西医产科某女士施救，复急足邀余往，至则人渐醒而胞仍内留。余问女士将以何法治之？曰手术。曰能药乎？曰不能。曰然，则余先以药治，不验，再施君技何如。家人畏手术，恐遭不测，闻余言，同声曰：请秦先生先治可也。余乃用党参、黄芪、当归、益母草各一两，川芎五钱，乳香、没药、荆芥炭各二钱，陈皮三钱，大补其血，微运其气，使气血旺则脏腑资养，而胞衣自然滑下。昼讫嘱即配服，余与女士则坐谈以俟。距半点钟而煎进，复一刻钟而胞下人朗，群以为仙剂。余因谓女士曰，披坚执锐，我不如君，帷幄运世，天下不乏明哲，当有见赏者也。

（见《中医世界》1929 年）

99. 谦斋随笔（续）

耳有所闻，目有所染，心有所忆，神有所感，拉杂书之，以消无赖，正如山中白云，只堪自怡云。伯未记。

鉴湖女侠秋瑾，字璿卿，山阴人，博通文史，伉爽尚气，笄帼而须眉者也。喜为歌诗，多感世之语。黄海舟中二首云：片帆破浪涉沧溟，回首河山一发青，四辟波涛旋大地，一天星斗拱黄庭，千年劫烬灰全死，十载淘余水尚腥，海外神仙渺何处，天涯涕泪一身零，闻道当年尘战地，至今犹带血痕流，驰驱戎马中原梦，破碎河山故国羞，领海无权悲索寞，磨刀有日快恩仇，天风吹面泠然过，十万云烟眼底收。

南沙金病鹤中年多病，其室周氏谓曰，病鹤之病字上去一点，即无一点病矣，语颇隽味。

番禺梁节庵夫人龚氏，有艳名，善倚声之学。尝见其长亭怨慢一阕云：甚一片愁烟梦雨，刚逢春归，又催人去，鸥外帆孤，东风吹泪堕南浦，画廊携手，是那日销魂处，茜雪尚吹香，忍负了娇红庭宇。延伫帐，柳边初月，又上一痕眉妩，当初已错，忍道是寻常情绪，念别来叶叶罗衣，已减了香尘非故，恁短烛低篷，独自拥衾愁语。才思清丽，去徐湘萍何远哉。

吕碧城女史之词，余最爱其烛影摇红二阕。其一庚戌感事云：絮影萍根，海天芳信吹来遍，野鸥无计避春风，也被新愁染，早又黄昏时，渐意惺忪，低徘倦眼，问谁系住，柳外骄阳，些儿光线，一刹韶华，可怜颠倒闲莺燕，重重帝网殢春魂，花缀灵台满，底事人天界远，待忏了芷愁兰怨，销形作骨，铄骨成尘，更因风散。其二癸丑春感蒙古事有作，用前韵云：重展残笺，背人颠倒吟思遍，嫣红点点灿秋棠，总是啼痕染，才喜芳菲时，渐悄搴帘，且舒愁眼，含情待见，五色春曦，组成光线，不道春来，楼空人杳愁归燕，阿谁钩引玉清逃，草露湔群满，底说高句鹂远，听鹃语替传哀怨，小桃无主嫁东风，已因风散。感事伤时，意婉而讽，非易安淑真所及。

《金刚经》云，我昔为歌利王，割截身体，我于尔时，无我相，无人相，无众生相，无寿者相，何以故？我于往昔节节支解时，若有我相、人相、众相、寿者相，应生嗔恨。此与吾儒犯而不校之义正同。

净土二字之解释，与天堂异。净土有四：在欲界、色界、无色界之外，不若天堂之尚在三界中也。凡圣同居之净土一也，方便有余之净土二也，实报庄严之净土三也，常寂光明之净土四也。

古人以杯为不落，取其常饮，则昏酣之流也。以面裹为不托，以其躬造致精，则饕餮之首也。以屐为不借，以其各相适用，则鄙靳之渐也。或谓三名皆有未安，不若以不落名笔，以不托名著，以不借名书，具见雅人深致。

绾春词，杨芬若女士作，仪征毕几庵室也，几庵选销魂词，以女士之作为殿，凤尾鸳心，自成馨逸。醉桃源云：晚妆楼上夕阳斜，无聊掩碧纱，东风不管病愁加，开残红杏花，香篆冷，绣帘遮，春深别恨赊，可堪梦里说还家，魂销天一涯。太常引云：断肠春色可怜宵，心事涌于潮，魂倩不禁销，奈梦里蓬山路遥，桃花帘外，嫩寒如水，吹瘦小红萧，银烛不胜娇，早又是盈盈泪消。

自孔子为书作序，文遂有序；自孔子为易说卦，文遂有说；自有曾子问哀公问之类，文遂有问；自有《考工记》、《学记》之类，文遂有记；自有经解王言解之类，文遂有解；自有辨政辨物之类，文遂有辨；自有学论、礼论之类，文遂有论；自有大传、闲传之类，文遂有传；大抵文士题命篇章，悉有所本也。

太平清话，宋高宗时高丽国进阴阳柏一株，仅三尺许，每岁左华则右实，右华则左实。永康吴绛雪早寡，抱姊子为继。作诗云，子易阴阳柏，荣分姊妹花。工巧绝伦。又断句云，人夸似舅同无忌，我羡生儿让莫愁。按莫愁有二，此指十六生儿字阿侯之莫愁，与妓名莫愁者迥别。以之对宋书何无忌，亦典巧不纤。

吴江金天翮尝以姓氏征对，久之无有当意者，一日有以木人头对，为之大笑叫绝。

杭县徐仲可云，世人竞尚小足，矫揉造作，刁为能事，所传有七字诀：曰瘦、曰小、曰尖、曰弯、曰香、曰软、曰正，然惟江苏之扬州稍能近是。自余则适相反，肥大团直臭硬歪而已，闻者均为捧腹。

姪字从女，在古人为女子之称。称之者亦为女子而后可。考《汉书·杜钦传》注，兄弟之女则谓之姪，是姪为女子称也。又考《尔雅》释亲，谓女子谓舅递之子为姪。仪礼丧服传谓姪者何也？谓吾姑者吾谓之姪，是姪者惟姑可以黍之也。降则女子谓舅弟之子男女皆曰姪，再降则妻之兄女亦可称为姪，后世则为于伯叔之称，今日则对于异姓尊长亦自称为姪矣。

愿子弟学龙伯高，不愿子弟学杜季良，此马伏波家法也。摘紫罗囊焚之，此谢太傅家法也。不许妇女作诗世袭，此司马温公家法也。子弟居官而墨，斥之墓庙，死不容入，此包孝肃家法也。而包公之训，尤为严切。

嘉善张凤天方创别体诗，继改称或体诗，盖变自度曲直而不限以音律也，柳亚子讥其如女子放足，终非天然。

吾国文字，以组织为主，故检字以部首为易。近人王云五创四角号码检字法，张天方创面线点检字法，费尽心机，终难实行，职是故也。

钱塘蒋蔼卿有寄内七古一首，哀感顽艳，令人神醉。诗云：干萤冷贴屏风死，秋逼兰缸落花紫，满床风雨不成眠，有人翦烛中宵起，风雨秋凉玉簟知，镜台钗股最相思，伤心独忆闺中妇，应是残灯拥髻时，髻影飘萧同卧病，中间两接红鲂信，病热曾云甘蔗良，心忪或藉浮瓜镇，夜半传闻还织素，锦诗渐满回文数，可怜玉臂岂禁寒，连波只悔从前错，从前听雨芙蓉室，同衾忆汝初来日，才见何郎鬯合双，便疑司马心非一，鸿庑牛衣感最深，春衣典后况无金，六年费汝金钗力，买得萧郎薄幸心，薄幸明知难自避，脱舆未免参人议，或有珠期浦口还，何曾剑忍微时弃，端赖鸳鸯壶内语，疏狂尚为鲰生恕，无端乞我卖薪钱，明朝便决归宁去，去日青荷初卷叶，罗衣曾记箱中叠，一年容易到秋风，渡江又阻归来楫，我似齐纨易弃捐，怀中冷暖仗人怜，名争蜗角难言胜，命比蚕緰岂久坚，莫谓机丝曾有故，蛾眉何力无持护，门前但看合欢花，也须合有归根树，树犹如此我何堪，近信无由绮阁探，拥到兰衾应忆我，半窗残梦雨声参，雨声入夜生惆怅，两空红烛昏罗帐，一例悲秋各自应，楚魂来去芭蕉上，芭蕉叶大近前槛，枕上秋天不肯明，明日谢家堂不过，入门预想绣鞋声。

国联调查团抵日，日政府使美女献花，受者身心愉快，喜溢于色。回忆光绪三十四年，我国唐侍郎为东三省事，专使赴美，道经日本，亦受同样招待，可哀也。

哲学在我国古书，本名道学，曰哲学者希腊语，斐罗梭之译文，其原为爱智，故哲学家不忌怀疑，而忌武断。不妨有所不知，而切不可强不知以为知。孔氏曰，知之为知之，不知为不知，是知也，意相同。

山阴沈可山，桐城马相如，少年狂放，路逢亲迎者，不问主人，直造其家，索纸笔为新妇催装云：江山词客太翩跹，打鼓吹箫薄暮天，应是天孙今夕嫁，碧空飞下两云仙，随郎共枕心犹怯，别母牵衣泪未干，玉筋休教褪红粉，金莲烛下有人看。娶妇家颇解事，读之大喜，饮以玉爵，各赠金花一枝。此等举动，直是无赖，随园诗话中乃津津乐道之，何欤。

陈竹士与王梅卿结褵，有方外友赠以楹帖曰，几生修得到，一日不可无，二主耐人十日思，所谓文章本天成也。

卧云歌，庞石舟作，余颇爱诵之。歌曰：白云悠悠满空谷，道人扫云山中宿，江湖龙战回不闻，独向窝中睡正熟，洞门沉沉春满床，去来只在白云乡，睡酣不怕衣裳冷，梦觉方知枕簟凉，须臾云去无留迹，门外落花红覆石，道人起来著双屐，孤鹤一声四山碧。

100. 谦斋随笔

耳有所闻，目有所染，心有所忆，神有所感，拉杂书之，以消无赖。正如山中白云，只堪自悦云。伯未记。

嘉定宗人芍舲廉毓麒，初司铎于江阴，后宰湖北咸丰，作诗诵法渔洋，尝记其春柳四津，用渔洋秋柳韵云：斑骓系处最销魂，西去扁舟忆白门，十里帘栊迷晓色，六朝金粉淡春痕，鞭丝帽影寻诗路，红板青旗罨画村，莫唱阳关三叠调，分明离绪曲中论，絮扑轻棉白似霜，年年送客是横塘，半篙春涨移诗艇，万缕柔丝拂钓箱，烟雨楼台吟杜牧，春风池馆忆梁王，红腔度尽杨枝曲，分付琵琶人教坊，轻尘陌上点征衣，梦醒隋堤景物非，赠别绿波怜子去，向人青眼似君稀，二分流水随萍化，三月春愁逐絮飞，一树依依傍官道，汉南心事未应违，晓风残月自相怜，玉笛飞声破碧烟，梦冒颓阑余旖旎，颦含翠榭故缠绵，屯田词句工愁曲，张绪风流擅少年，攀尽长条无限思，行人指点灞桥边。浑脱流离之致，惜不令新城见之。

芍舲诗不传，偶于正谊书院课选，又见苏台怀古二律，并录之。伍相祠云：金戈铁马夜萧萧，千载鸱夷恨不消，慷慨平生渔父剑，英雄末路丐人箫，黄芦战垒尘秋雨，白马神旗卷怒潮，庙貌即今胥水上，萍花俎豆荐丹椒。西施洞云，响屧廓回步步尘，洞房别筑馆娃新，东臣鸟喙方尝胆，南国蛾眉自捧颦，罗绮飘零香径暮，靡芜寂寞故宫春，扁舟棹向五湖去，甘与邸夷共隐沦。

宋诗有四灵体，四灵者翁灵、舒徐灵、渊徐灵、晖赵灵秀是也。灵舒名卷，有西岩集；灵渊名机，有泉山集；灵晖名照，有山民集；灵秀名师秀，有天乐堂集。然词意薄弱要不足取。

白鸟破溪光，刘长卿句也。而渔洋亦云，白鸟破溪烟。青山带行骑，王摩诘句也。而渔洋亦云，青山带行客，心与浮云间，李太白句也。而渔洋亦云心与孤云间，盖裒览既富，机锋亦圆，古语口吻，每不自觉。又渔洋极赏程松圆秣陵天远不宜秋句，而不知袭戴叔伦秣陵凋敝不宜秋。惟凋敝实逊天远二字。太平天国之文学，石达开外，当推李秀成。尝见感事二律云：举觞对客且挥毫，逐鹿中原亦自豪，湖上月明侵箬笠，帐中霜冷赫连刀，英雄自古披肝胆，志士何尝惜羽毛，我欲乘风归去也，青云横互斗牛高，鼙鼓声声战未休，关心楚尾与吴头，谁知剑气升腾日，犹是胡虏扰攘秋，万里江山多筑垒，百年身世独登楼，匹夫与有兴亡责，恐怕功名付水流。感怀家国，怆然神伤。

盟孚属制石章。文曰：文章知己患难弟兄，许氏康侯盟孚全印，见者奇之。余曰：吴江人已先有其例，问谁。曰：张澹能诗，妻陆惠能书，曾刊小印云，文章知己，患难夫妻，张春水陆璞卿合印，亦佳话也。

今每称人曰先生，按先生之称，自《论语》、《曲礼》始。老先生之称，自史记贾谊传始。其有止称曰先，而独言先生者，见于《史记》之《鼌错传》学申韩刑名于轵张恢先所是也。有止称曰生：而亦独言先生者，如《汉书》贾生、伏生、董生等是也。

改嫁，女子失节事也。然考之《礼记》檀弓注，孔子之子伯鱼早卒，其妻嫁于卫，《左传》僖公二十三年，晋文公谓季隗曰：待我二十五年不来而后嫁，则可知夫早死，或不得于其夫，妻得再嫁，自古已然，于今为烈。

昌硕诗得力于王摩诘，而命之者为铁老，故哭铁老诗，有劝我学游兼学诗，谓不能诗负游屐之语。尝背吟铁老送渠之润州一律云：五六七八月，南城同晦明，怜君故多病，系我岂忘情，重九晚香熟，三秋离思生，中泠倘可汲，分取一瓢盈。铁老不知何许人，并忘其姓。

神异经有如何树，硕凯之启蒙记谓如何随刀而改味，初以为诞，后阅陆次云八纮绎史，谓哈密物产有四味木：其实如枣，以竹刀取之则甘，铁刀取之则苦，木刀取之则酸，芦刀取之则辛，出天山上，则其树信或有之。

钱牧斋娶柳如是，取《金刚经》如是我闻语，特辟精舍我闻室居之，一日牧斋坐室中，目注如是，如是曰，公胡我爱，曰：爱汝之黑者发而白者颜耳，然汝胡我爱。柳曰，即爱公之白者发而黑者颜也，趣语为之绝倒。

俗以清明前一日为寒食，按高昌行纪，高昌国用开皇七年历，以三月九日为寒食节。

宗人湘兰女史，无锡人，能诗，重阳口占云：一径蟾痕淡不收，梦间枕畔柝声幽，灯如红豆相思草，人比黄花黯淡秋，锦瑟遥传湘水怨，邻箫新谱洛阳悉，离怀不记重阳日，辜负城头踏屐游，清怨如银瓶夜裂。蛩纮秋吟。

张彦远历代名画记，灵帝诏蔡邕画赤泉侯五代将相于省，兼命为赞及书，邕书画与赞皆擅名，时称三美，今则惟郑虔三绝矣。

孟东野下第诗云：弃置复弃置，情如刀剑伤。登第诗云：春风得意马蹄疾，一日看遍长安花。昔人一第之得失忧喜至于如此。

晚清至今，习儒书者，多兼习梵诵，清净法行经称孔子为光净童子，造天地经以孔子为儒童菩萨。又有援儒入墨者，《酉阳杂俎》载玉格以孔子为玄宫仙真。灵位业图以孔子为太极上真君。

湘乡两曾之富，文正逊于忠义，世所知也。然忠襄身后仅田园六千亩，长沙屋二所，湘乡屋一所，综之不及百万，不若近筮仕数年可致千万也。

活菩萨杏村侍御之殁，海内外同伸哀悼，兹录挽联数则，可以想见生平矣。林畏庐云，一万里外与子长相忆，二百年来谏官无此人。黄枝欣云，先生德业盖自啮菜根始，清朝台谏终古以莆田闻。吕克信云，怕甚么亲贵权，臣义胆忠肝落笔时早把性命任凭他，天翻地覆人出我处，盖棺后试问言论如何。李鸿云，侧身言路自矢，愚衷惜直道难容，竟教唐介外迁陈禾远滴，蒿目沧桑，独完名节，知百世而后应与管宁合传陶令齐名。

帅，将帅也，主也。《周礼》有师帅旅帅，左传命为军帅，谓为一军之主帅也。后世遂称主帅曰大帅，以谀之。其实大帅二字古时为贼渠之称，吴志周鲂传，钱唐大帅彭式等蚁聚为寇。又云，黄武中鄱阳大帅彭绮作乱，攻没属城，或谓主帅之不法者，其罪且浮于盗。

子孙之得荫袭者，皆自父祖得，乃有得之于母者。清初徐永年闺秀正始集小传，许氏奉天铁岭人，镇平将军一等男谥襄毅徐治都夫人，善骑射，偕襄毅出兵，每自结一队，相为犄角。康熙十三年吴逆犯湖南，襄毅往援彝陵。夫人驻江口十五年，镇将杨来嘉叛应谭洪，八月猝犯镇署，夫人中炮殇特旨优恤。予云骑尉世职，以次子永年袭，妇女得赏世职仅见矣。又有得谥号者三人：嘉庆朝强克捷子逢泰之妻徐氏，道光朝方振声之妻张氏，陈玉成之妻唐氏，均蒙特旨予谥节烈。

世知有石柱土司秦良玉，鲜知有瓦氏者，方濬师蕉轩随录。嘉靖倭人作乱，有田州瓦氏兵甚骁勇，瓦氏土司彭岑妾，将兵颇饶纪律，所至秋毫无犯。兹山镇何所，乃在澄湖阴，下有蛟螭伏，上与虹霓寻，灵仙始旷。窟宅何其深，双阙出云峙，三宫入烟沉，攀崖犹昔境，种杏非旧林，想象终古迹，怅惘独往心，纷吾婴世纲，数载忝朝簪，孤根自靡托，量力况不任，多谢周身防，常恐横议侵，岂非鸳鹭列，惕如泉壑临，迨兹刺江郡，来此涤尘襟。此张曲江出豫章郡次庐山之作，音节遒劲气息浑厚，即置文选亦为佳品，乃王沈选诗，皆不之及，何耶。

独居无聊，戏集古诗为偶语。陶渊明云，一士常独醉，千载有余情，仲理归大泽，彭祖寿永年，神渊泻时雨，平畴交远风，户庭无尘杂，卧起弄书琴。江文通云，萧散得遗虑，物我俱忘怀，抚枕怀百虑，倚剑临八荒。颜延年云，韬精日沈饮，吐论知凝神。陆士衡云，佳人抚琴瑟，京洛多风尘。庚丹陶潜云，月斜树倒景，日暮天无云。颜延之、陆士龙云，有怀谁能已，知音世所希。汉光武江淹云，疾风知劲草，大厦需异才。柳恽吴均云，明月悬高树，秋风静晚天。谢灵运、谢叔源云，林壑含暝色，水木湛清华。吴均、谢惠连云，劲风扫寒木，明月照高楼。吴均、梁武陵王云，春草搅可结，朝花乱欲开。又集文辞，陶渊明云，被褐幽居，独养其志，进德修业，共餐至言。庚开府云，落叶半床，狂花满屋，焦麦两瓮，寒菜一畦。陆机、宋玉云，精骛八极，心游万仞，周览九土，足历五都。魏文帝、赵至云，妙思六经，逍遥百氏，横奋八极，平涤九区。

清龚定庵好言天足，屡见歌咏如云，姬姜古妆不如市，赵女轻盈蹑锐屣，侯王宗庙求元妃，徽音岂在纤厥趾。又云，娶妻幸得阴山种，玉颜大脚其仙乎。又云，大脚鸾文鞠，明妆豹尾车。

文芸阁廷式殁，王子展挽以联曰，追思往事感不绝于予心，同学少年北邙过半，曹子桓有言既痛逝者，行自念也，历溯生平，士固憎兹多口，文章千古东海流传韩昌黎，所谓动而得谤名亦随之。严又陵亦挽以联云，兰以芗而焚，膏以明而煎，同彼龚生，天年竟夭，有拔使起之，孰挤使之，嗟吾子敬人琴俱亡，哀感而不满恒蹊。允推杰构。

吴县顾媚香女史莲塘曲云，美人凌波泣秋影，一寸红心抱秋冷，西风吹破芙蓉屏，七十鸳鸯梦惊醒，泪珠凝露敲铜盘，翠盖压云云背寒，零脂断粉堕空绿，相思飞上红栏杆，秋魂如丝织成雨，镜里菱花隔烟语，银蟾倒影窥晶帘，水殿云房寂无主。又秋夜曲云，瘦蝶眠花抱秋梦，金蟾倒谢帘波动，茶烟一榻自掩门，满院虫声出苔缝，鸭炉香多篆烟小，幽魂如丝月中袅，瑶阶落叶积愁高，连夜西风未曾扫。二诗幽艳，不类人间语。

绣君著辛未姓氏谭，刊于新闻报，涉及贱名，戏录之。原辛姓之始，据广韵所载，夏启时封支子于莘，莘辛音近，遂为辛氏，望出陇西。又据《史记·货殖传》注，辛氏改为计氏，计然是也。尚有双姓辛廖者，见英贤传，或谓即晋大夫廖之后，说亦近是。以辛为名者，莫多于殷商之主。如祖乙子祖辛，祖丁子小辛，祖甲子廪辛，帝乙子辛皆是也。前乎殷商者，尚有夏桀时之羊辛。及谀臣干辛，俱见姓氏《急就篇》。后乎殷商者，尚有周之瑕辛，春秋时之先辛斗，孔子弟子颜辛，战国时之剧辛，陈相之弟陈辛，宁宗时有任辛，理宗时有樊辛，元有忽辛，明洪武时有包辛，逊清之以辛名者，只有张在辛暨饶一辛。单名辛者，未之见也。以未为姓者，殊仅见《唐书》，谓吐番尚恐热姓未名农力，一作末，未知孰是也。以为字者，如明有寿州方孩未，清德州孙子未，曲阜桂未谷，嘉兴张叔未，桐城林轩左未生，上海名医秦伯未等。而命名以未者，绝未之闻，最近得一人焉，曰程未，为后汉时平丘孝子，蔡邕为陈留县，上孝子状，有程未年四十岁，克尽孝行，前太守文穆召署孝义童云云。上下五千年，仅得此一人，为之狂喜。

101. 谦斋随笔（续）

耳有所闻，目有所染，心有所忆，神有所感，拉杂书之。以消无赖，正如山中白云，只堪自怡悦云。伯未记。

袁箨庵以京官议叙荆州太守，十年不调，惟纵情诗酒，不理公事，监司谓之曰，闻公署中有三声：弈棋声、唱曲声、骰子声。袁答曰，闻明公署中亦有三声：天平声、算盘声、板子声。监司大怒，揭参云，大有晋人风度，绝无汉官威仪。由是落职。三声佳话，人多知之，揭参二语，称道者颇少，然其语固甚韵也。

今人喷嚏不止者，必嘿嚏祝曰，有人道。按《诗经》寤言不寐，愿言则嚏注。女思我心则嚏也。则知俗语相传，其来旧矣。

周瘦鹃述十年前伦敦东部女子，于臂上刺情人名字，巴黎妇人，指甲上印情人小影，同属艳事，戏拈二载记之云，郎如杨柳妾如绵，摇荡东风感深，一笑柔荑私握处，腰肢肥瘦总关心。

吕诲以疾表致仕曰，臣本无宿疾，偶值医者，用术乖方，妄投药剂，寝成风痹，遂艰行步，非只惮蹠戾之苦，又将虞心腹之变，势已及此，为之奈何。盖以身疾喻朝政也。

宋史金斡离不再入寇，陷京城，帝如金营，议割地讲和。欧阳珣曰：战败而失地，他日取之直，不战而割地，他日取之曲。又宗泽以孤军与金人战于卫州，前后皆敌垒。泽下令曰，今日进退等死，不可不死中求生，士卒知必死，无不一当百，斩首数千，金人大败。此次倭奴入寇，张学良以不抵抗三字丧失东三省，蔡廷锴以一卒一弹守沪渎，卒使倭奴丧胆，四易主将，古今如出一辙。

一月中，倭奴伤亡达三万，消息东渡，国人大震，东京妇孺纷组索夫团索爹团，向政府请命，亦趣闻也。

李自成移檄远近，有云，君非甚暗，孤立而炀蔽恒多，臣尽行私，比党而公忠绝少，甚至贿通公府，朝廷之威福日移，利入戚绅，闾左之脂膏尽竭，公侯皆肉食纨绔，而倚为腹心，宦官皆龁糠犬豚，而借其耳目，狱囚累累，士无报礼之心，征敛重重，民有偕亡之恨。偶读一过，为之扼腕。

先姊之葆，适南汇徐少楠，壬戌二月晦日，以产厄殁。壬申春，舟过其地，弥深怅触，为谱梦横塘词云，东风摇绿，细雨凝青，池塘又满春草。十载离忧，偏载向雷堤停棹，城郭依稀，楼台隐约，鹃啼人杳，胜无多骨肉，有限悲欢，飘零地重凭吊，江头千尺修波，尽日夜潆洄，家门不到，生死寻常。奈难遣相思长道，只凄凉旧影，并入暮潮做烦恼，梦醒今宵，一般谁可语，伤心怀抱。

舟中咏杨花，调寄莺声绕红楼云，缭乱芳魂兀自飞，漫称花，几上花枝，怜伊薄幸舞斜晖，嫽袅任风吹，肠断人遥羡，明朝犹有化萍时，化萍却又去天涯。做无限相思，一缕清愁，随风摇漾，不能自禁云。

《红楼梦》为说部名著，形诸题咏者，无虑百人十人。惟张船山女弟子淑徽有和次女采芝读《红楼梦》偶作韵云，奇才有意惜风流，真假分明笔自由，色界原空终有尽，情魔不著本无愁，良缘仍照钗分股，妙谛应教石点头，梦短梦长浑是梦。几人如此读红楼，拈花微笑，神在个中，允推杰作。采芝适邹廷扬，著有《芝润山房集》，佳句如十载，离家愁见月，一身多病怕逢秋，鸡唱五更残月白，车行一路晚灯红。皆卓卓可传。又有句云，事因太好违初愿，人到无聊觅旧吟。非阅历有得，不能出此。

江阴庄翔声学诗于张痴山，虽取径随园，而能不受其束缚，所作不稍概见，仅忆寄人二律。其一云，同是苦吟客，思多拈韵难，穷愁黄叶路，漂泊落花叹，浊酒添新债，布衾偎夜寒，残年风雪，得句当加餐。其二云，涕泪知何处，相悲各自如，惊回前度梦，空忆故园蔬，阅世身将老，忘机习未除，江乡应不远，还是话樵渔。

秋千本名千秋，又名阶滕。张文昌诗云，绿杨枝上五丝绳，枝弱春多欲不胜，惟有一年寒食节，女儿相唤摆阶滕。

寒食节亦称可怜节。元稹寒食诗，可怜时节堪相忆，曹松亦有可怜时节足风情句，可证。

文殊师利菩萨，一转为王摩诘，再转为寒山子。长儿小谦甲子二月十八日内子梦文殊生。余已作文殊师利长歌记之兹值其九岁生辰。偶成一绝云，一笑文殊四世身，山门玉带证前因，偏逢生日春刚半，开遍陀花白似银。

黄陵诗钞一卷，自署黄陵散人，不详其姓氏，诗仅一百零七章，才气纵横，光怪陆离，尤以五古为出色，得陶谢真髓，录其燕居五首云。其一，燕居蓄离怀，含凄听促织，门外风雨深，阶前众响集，纸帐淡无光，寒灯昏欲湿，颓然忆畴梦，蝶尘据蓑笠，轩冕久不荣，耕钓行将习，承保燕石珍，宁为卞和泣。其二，登高展游眺，寒烟带城郭，沙渚起风色，苍霭涵日脚，凄凄送飞鸟，依依抚清酌，缓步整巾带，含睇恋林壑，涉世历多惊，跬步如履薄，猿鸟本无猜，机阱宁足乐，行矣吾归休，一枝尚可托。其三，独居无童仆，饮食皆自亲，客至不设茗，但弄瓮头春，佐酒无佳味，瓦簋出干莼，嬉饮苦无节，醉态倾座人，谭谐相间作，姗笑亦不嗔，客有问时事，含意不敢申，卧听腹中语，惕焉欲伤神。其四，出门望苍天，凄焉泪不断，秋风一夕来，百草皆撩乱，莲乃君子花，兰为群香冠，如何受霜露，亦同伤涂炭，解衣覆枯荄，嗅弄恣把玩，不忍弃沟壑，置之青玉案，弱质非金石，冥心惴昏旦。其五，夜深山馆寒，布衾冷如铁，反复不成寐，起视众星列，泫然露已盈，松风吹不绝，端坐对遥檠，形影自相悦，月出纸窗明，照我衣上缬，鸱鸮鼓唇吻，络续送幽咽，哀声积入怀，沈忧益难竭，昔年金石好，一去若消灭，泪通羊城波，书断天山雪，春风复秋风，离愁不肯别。其他佳句如，匹马追寒日，孤怀看远山，黄冠存小隐，故国问斜晖，身世犹如故，江山又入秋，并可传。

世之论诗者，多以陶谢并称，其实谢不如陶，谢之研究练字句，颇为隽峭名贵，而陶则反研练于自然，令人无途径可寻，黄陵散人，追摹陶谢，独能深入堂奥，而弃其形迹，故于谢得名隽而去其苦涩，于陶法自然而去其率易，是真善学古人者，因录其诗而附论及之。

（以上三篇见《中医世界》1933 年）

102. 中医文化运动

纪念钱季寅君作

归震川曰，人生三十年为一世，天道变于上，人事变于下，于戏不意吾友钱君季寅，竟以一世而化为异物也。君服务于商界，与中医存亡，无切肤之痛，而竟鉴于中医之摇落，毅然创立中医书局，努力中医文化运动，则使吾不能无言以追悼其平生也。

钱君努力中医文化运动之主旨，吾侪可于其影印古本医学丛书序文中见之，兹特节录如后。

人之言曰，中医具四千年之历史，得亿万人之信仰，虽西医能操纵中卫会，而不能焚毁我历史，抑制人信仰，即不能消灭我中国医学。此言诚是，然所谓历史及信仰，尚非中国医学之真精神，即不能因此而谓中国医学可以不亡，考中医之真精神，盖在于能治病而已。以医之责任，贵能治病，不能治病，何贵有医。故彼西医之攻诋无微不至，究其归只能以陈腐空洞不合科学诸名词妄加诸吾侪，而不敢以不能治病，告于世人，又因中医之能治病为事实问题，而不能蒙蔽，乃谓中医不足信，而中药确有特效，中医当取缔，而中药亟应提倡。然试问彼科学化之西医，何以不能用药治病，而不合科学之中医，何以反能用药治病，则又瞠目不能对，于是知中医立于不败之地，而为西医所认为深池高垒者，即在能治病，而中医之真精神，亦即在能治病。

然中医何以能治病。此理亟须明了，则吾友蒋文芳先生之言，可以解释之，其言曰：学术以理论实验相辅而成，有理论而无实验，则其理论无所附丽，等诸空谈，有实验而无理论，则其实验不易发挥，虽美不彰。理论其文也，实验其质也。文质虽能相生，顾崇实者，宁质而不文，我国医药之发明，先由治效上之实验，而后丽以理论之解释。第理论之发生，每以时代为背景，以现代眼光观之，容或未能尽合于科学，而其治法之完备，治效之卓著，实可历万古而不磨者也。是则西医以科学冲锋，而治病之能，不及中医万一，所谓文而无质者也。中医以实验为前提，而引申其精义玄理，所谓质而又文者。故中医之真精神，在能治病，而能治病之大关键在经验，能保经验，即能保真精神，即能保中国医学不亡。

中国医学可不亡，而中医界中，难免有秘其经验，不欲示人，更恃其经验，不思上进，使中国医学，于无形中划地之自守，以与二十世纪竞争之潮流相抗，则殊有暗灭潜消之虑，又况际此危急时间，不能通力合作，互相团结，抱门户之见，肆意自杀，卒至中医建设事业，无有愿为。中医公共机关，无肯顾问，则中医之亡，固有非经验二字，可以挽回。痛哉，吾友秦伯未先生之言曰：中医本其经验，辅以学理，运其灵机，在任何时、任何地、任何人，不能摧残而破坏。特中医多自满自足，自暴自弃，不肯从事发明，而英、美、德、日，反努力采取中医学术，以为研究医学之中心，则他日成绩，势必令人心惊舌咋。循其趋势，中国医学将不亡于世界，而独亡于中国。此则深可痛哭流涕而令人不能无兴奋者也，其目光之尖锐，思想之深刻，良足促全中医界之醒悟。

由此以视，中医欲在无必亡之理中，求其发挥光大，在有自亡之机中，求其改革振作，全恃吾全中医界之奋斗。而奋斗之目标，当以实事求是为主体。所谓实事求是者，即根据颠扑不破之经验，尽量贡献，更就颠扑不破之经验，尽量发挥。中医于治疗上更收伟大之成绩，则中医之本身得巩固，而西医之攻讦，益将无所施其技。吾友方公溥先生曾谓中医如神龙，西医如黔驴，今日黔驴之技已见，可以无事戒惧。惟求中医能发展其神龙之本能是耳。此言殊堪玩味。故西医之所谓新旧，吾侪可以不问，西医之所谓科学非科长，吾侪亦可以不问，苟能认定医之责任在治病，切实于治病上着想，方为真正发扬中医之大事业。

因此作者认为中医文化运动，实为救中医之惟一主义。一方面以中医之真精神，贡献于全中医界；一方面以中医之真精神，介绍于全国人士，使中医得有更精美之学识，使社会明了中医之特长，如是而谓中医不能振兴，吾不信也。

钱君本此主旨，始终不懈，自民国十八年春，以迄今日，适为四载，得医界之同情，及社会之信誉，执海上中医书业总枢，初非幸致也。夫中医夙以保守自尚，一得之长秘不公开，妄论宣传，坐使国粹无昌明之望，反现衰颓灭亡之象，实为最足痛心之事。年来虽有大声疾呼，亦以空言无补实际，钱君独以只手挽狂澜，此吾之所以引为永堪纪念者也。故推钱君之事业，乃为中医而牺牲，非为名利而努力，吾之惜君，亦不为商界惜，实为中医惜。

于戏，钱君逝矣。我为中医前途计，不得不维持本局，并不得不力加整饬，嗣后关于文化之宣传，书籍之搜求，当派员专司其事，函购之方法，当极力促其迅速，同仁之新著，当尽量使其刊布，以信用为担保，以全力促进其整个之发展，使中医事业，得有繁荣，钱君精神，可以不死，惟海内同仁，鉴而教之。

（见《中医世界》1933 年）

103. 秦序二

中国医学，自有不磨之精神，存在之价值，绝非一般浅学者，信口雌黄，所能损毫发，其有以中医受人之攻击而自惧自危者，亦未免神经过敏矣。盖须知若辈攻击之主因，乃在面包问题，而非学术问题。倘以中医之学术浅陋而攻击，则当对于中医学术先有切实之研究，而将中医之劣点，明白宣布，今试观若辈中，有具深博之中医学术者乎，中医之劣点，其有能明白指示者乎，不知中医学术，而群起相诋，是犹昏夜村庞，闻风声而狂吠，扰人清梦，徒增厌恶耳，何虑为。然而中医亦自有可惧危者在，则中医之程度，浅薄者未免太多，即所称名医之子，亦仅袭机纸成方，敷衍应世，与之言学理，掉首非所知。而负责綦重之试验委员中，更有不学无术者侧身其间（见本刊二十四期限惠君先生评论）。若夫以一己之私利为前提，而置医界公众问题于不顾，尤觉泛泛皆是，此实足陷中医于不进步，而贻我攻击之间隙。余尝笑谓中医界中魑魅魍魉过多，非有钟进士其人者，生啖完尽不可，然终未见其人也。今者“医界春秋社”诸君，秉春秋之笔，作褒贬之辞。出版以来，风行海内，一般腐化恶化者，咸惴惴具戒心，倘亦中医界之钟进士乎。值二周年特刊，喜为文以张之。中华民国十七年六月秦伯未序于新中医社。

（见《医界春秋》1928 年）

104. 医俗篇

引　言

语云：“俗不可医”。夫雅俗之俗，不医犹可，风俗之俗，不可不医，而况习俗之关于医学，直接影响于以其民众健康，尤属非医不可。或有知其不可医而不医者，似近于智，知其不可医而医之者，似近于愚，然近乎智者，实失诸忍，近乎愚者，不失为仁。智者千虑，必有一失，愚者千虑，必有一得，吾宁舍智而逐愚，作医俗篇。

产后服苦草汤

苦草即益母草，本草称其功能祛瘀生新。所谓祛瘀生新者，瘀血去而新血自旺，非能祛瘀，又能生新也。故其确切之功效，厥为活血通经，寻常均用于月经闭阴证，可以知之。《韦宙独行方》："捣汁治产难，胎死腹中"，《圣惠方》："捣汁治产后血闭不下"，尤可知其逐瘀之力，亦不薄弱。在以前老法接生，端宜用此煎汤，和以红糖，俾收去瘀和荣之效。近已采取西法，产后即服清涤子宫及收缩子宫之药，正当安睡养神，以免出血过多，何庸再事搜逐。乃一知半解之流，仍执成见而不悟，见有产后未进而身体羸弱者，且扬言不服苦草汤之贻误，不知其幸未服苦草汤祛瘀行血，否则其羸弱更不止此也。

童子益母草痨病

益母草之功能，已如前述，其性质辛微苦寒，凡血虚无瘀者，决不可服，而世俗又以为能治痨病。其所云痨，当指干血痨，其所云干血，当指月经不至。焉知月经不至，有血枯与瘀阻二大区别，血枯于内，犹之天旱河涸，水从何来，非补养不可；瘀阻于中，犹之淤积沟塞，水亦不流，非疏导不可，益母草具疏导之长而乏补养之能，只可治瘀阻而不能疗血枯。愚妇一见经停，不辨虚实，即认为痨，若遇瘀阻之候，服益母草而经行，即认为能愈痨病，既不问药性，复不顾病理，倘逢真正血枯之干血痨，岂非雪上加霜。更可笑者，本属药肆普通之品，必辗转托人采自乡间，美其名曰：童子益母草而珍视遂如童子鸡焉。

辣茄之清暑

辣茄，顾名思义，其味可知，凡辛辣之味，无不发热，故温中，暖胃，散寒，杀虫，助消化，独擅胜场。日本有蕃椒制剂之蕃椒酒，用于肠窒扶斯末期。蕃椒即辣茄之学名，肠窒扶斯即伤寒。伤寒之末期，已入元气衰退之时，当为三阴阳虚证，用此以兴奋刺激，殆以附子理中汤也。而世俗偏有伏天食辣茄反能清暑之说，余尝寻绎其意，昔者圣人之临下，皆守“民可使由之，不可使知之”之训，暑令人多贪凉，恣啖生冷，肠胃不健，病症易起，因诱茹辣茄，以救其偏。且深知人情皆惑于热体，非诡言清暑，不能达其目的，卒使人民信之，不辨其伪。赵高之指鹿为马，流弊竟至如斯，殊堪一叹。

（作者附言）仆草此文，对于民间，自信不无裨益，且于医界，亦可以正视听。惟各地习尚不同，见闻颇惭狭隘，极盼读者随时提出见告，他日当汇印单行本分赠，藉遂医俗之旨。

105. 医俗篇（二）

伏天进人参

冬天服膏滋，伏天进人参汤，在体弱多病而思补养之人，无不熟知。然人参何以补，补力在何处，何故必于伏天为宜，恐有未尽明者。夫人参能补元气，实觉广泛不切。其主要之作用，强心，故病久垂危，不问症之表里虚实，接续食之，可以延长其生命。日本猪子氏谓“人参为兴奋强壮药”，丈富田长寿氏谓“脉微弱用之，血压渐增进，用脉波计，见脉波渐渐高起”，盖皆指心脏而言也。伏天为酷热之时，每易流汗，汗为心液，汗多则心弱，心弱则气分觉短，饮以人参汤实为最合理之治疗，亦为最上之预防法也。然人夏大多贪风，恣啖生冷，湿内阻，遽投人参，是欲强其身，反增其疾，非徒无益，反更害之，不可不慎。

海陆空之食补

杭州习俗，中上之家，夏日以海陆空为补品，海陆空者，海参、猪蹄、鲜鸡也。取海参潜水，猪行陆上，鸡能飞翔。其来已久，而其名当起于近代。数者富于胶质脂肪营养，能补虚羸，殊属可信，惟大暑时期，进此厚味，实觉可畏。昔人以口腹丧身为戒，吾于此盖有同感焉。夫膏滋药之宜于冬令，虽有多种关系，而其性滋腻，亦一主因，故倘能移此于冬日啖之，则譬诸美酒羊羔，其功力当更胜之。

羊肉之补虚

浦东各地，于夏日食白烧羊肉，冬日食红烧羊肉，以为可以补虚。北京有烤羊肉、涮羊肉，甘肃一带有馍羊汤，均于冬日食之，谓能强身御寒。不论贫富老幼，咸乐就之。夫羊肉能滋补强壮，确属事实，况为血肉有情之品，其力当更伟大迅捷。随自成居饮食谱论之曰：“羊肉甘温暖中，补气滋营，御风寒，生肌健力，以肥大而软，易熟不膻者良。产后虚羸，自汗带下，或乳少，或恶露久不已，均用羊肉切治如常，煮糜食之，兼治虚冷劳伤，虚寒久疟。”对于羊肉之功效，可谓推崇备至矣。惟性温而近热，以虚寒之体，虚冷之症，及寒冷地带为宜。若阴虚内热，相火炽盛之人，亦随俗浮沉，迹近抱薪救火，难免鼻衄、遗精之患。

沉香之平气

气分喘促，有虚有实，实者可平气降气，虚者宜补气纳气，若相反以治，则实者将壅塞而愈甚，虚者且耗散而衰脱。乃世俗头痛治头，辄市沉香泡饮，富有者则购伽楠香，从前烟禁未严，更有装入鸦片中同吸者，暂时或奏小效，久则如水泼石，甚者且因此而不救。盖沉香之作用，在散结导气，其性降多升少，实者尚可，气虚者如枯極之不胜伐矣。至于伽楠香与沉香本同一物，惟脂膏多，色黑有光泽，或谓由于生树与枯树之分，近有以老速香之含紫油者伪充，性极燥烈，误人匪浅，若用以平气，尤多危害，审之慎之。

（以上二篇见《南汇医报》1948 年）

106. 二兰室医学志异录

光绪戊戌，武昌葛仙镇汪某妻，产后以感冒风寒亡，婴儿无乳滋养，口渴腹楞，呱呱不已。讵知堂上六旬老姑，忽然乳浆满囊，婴儿吸饮，得庆生长。夫花甲老妇，考之

《内经》，天癸早绝，焉乳遗儿之理。始天地好生，以至如此耶。则佛经载小夫人五十通乳，或非全妄也。

某西妪年逾五十，忽患奇病，经瑞士医师诊视，谓胃府已坏，乃施手术。将胃府截去，以大肠直接食道。治后饮食如旧，反觉甚便，七日即能食肉。一月病若失，亦神乎技矣，此西历一千八百九十七年间事也。某甲豪于饮，有千杯不醉之概，同饮者咸为倾倒，后探悉底蕴。仅于赴饮前预服橄榄汁一杯，半醋复服一杯所致。按橄榄汁能解酒醒，中医书籍未载。尝询诸西医，则谓能使机窍蒙蔽，酒气无从而入脏腑，故虽痛饮莫醉云。

美国芝加哥有女，形体与常人无异，惟针刺刀砍，血不迸流，虽有创痕，阅数分钟即平。或被毒蛇所噬，热铁所灼，其全愈之速，亦复如是。人皆莫明其故，女亦不自知其所以然也，后经医生考察，一体众筋生成分为二段，各小筋生成分为数十百段，故纵遇刀创毒噬，不至牵动全体，伤及周身，真异禀也。

（见《中医杂志》1923 年）

107. 中医疗养专刊导言

中医疗养院成立之一年，组织出版部，编印中医疗养专刊，非欲多事也，亦非不殚烦也。竭吾力以谋医界事业之发展，用吾心以促人群幸福之增进，毋负所学而已。疗养院之成立，承同志以精神相赞助。疗养专刊之编印，又承同志以心血相灌溉。知我爱我，永不敢忘。

世人明于治疗，昧于摄养，厥弊有四：一疾病易起，二既病难愈，三愈而复病，四酿成痼疾。所以然者，有病之时贵乎疗，无病之时贵能养也。故本刊编辑之表准，内容并重疗养，文字惟求切实，集合多方面之专长，为一般人士说法。

中医历史之长，地位之高，文献之富，人才之盛，声誉之隆，吾皆不愿言。吾所知者，屏浮言，戒高论，埋头苦干，将真实不虚之疗养法则，开诚布公以贡献社会，完成吾习医之怀抱与责任，而所以酬报知我爱我者之厚意亦在是，诸惟明哲教之。

（见《中医疗养专刊》1939 年）

108. 导　言

本刊第一期出版，博得不少好誉。《申报国医》与《食养周刊》云："中医疗养专刊发行，有四善焉：一全部为治疗与调养之实际活用知识，均言之有物，无空言主张及浮泛理论；二文字浅显而庄重，无众非独是之故态；三文内未见五行之说，亦无硬牵六经之语；四取材注意近世实在流行之病症，无架空不合应用之处。阅之观感一新，实为中医界转变风气之新作。"此外《中国医药》、《新中医刊》、《国医砥柱月刊》，均有郑重之记载。拜嘉之余，深感知我之众，敢不奋勉有加，而不能不致谢于诸同道匡助之力焉。

人谓中医界如散沙之不能搏聚，如朽木之不可雕饰，吾浮沉医海二十载，阅历渐深，窃谓中医界中，无人不存上进之心，无时不在开展之中，试计数全中医界之建设事业，不蠲细小，汇而齐观，或假定其合而成一，则在医校未尝非一最大之学府，在医院未尝非一极大之场所，在杂志未尝非一至大之刊物，力量之伟，恐越一切。然则散沙乎，朽木乎，病在无坚强之团体，亦乏领袖之人物，为之统帅耳。于是人有所为，不足称道，人有所长，不能表现，而遂视中医界无人，岂真无人哉。虽然无能知之，而心从有余，吾能言之，而力有不足，则为有埋头苦干，以待将来，人人能埋头，人人能苦干，中医前途光明深信近在目前。

吾之志不变，本刊之宗旨亦不变，吾所举办之事业亦始终扶植而不变，明哲之士，鉴而教之。廿八年八月草于中医疗养院西院院长室

（见《中医疗养专刊》1939 年）

109. 编者小言

本杂志发刊于兹，忽忽已第三期矣。重承会员之爱护，献计献策之赞许，销数日见增加，兹为酬答雅意，除将内容力求精美外，希望会员及读者不时指教，惠赐宏著。本杂志之光荣，即本会之光荣，亦即本市国医界之光荣也。不胜祈祷，

药笼小品，下期决定刊完。五期起当加择长篇，分期刊

载。同道中如有家藏秘本，至祈惠寄，以资众览。盖先贤之著述，俱为心血之结晶，后人之模范，先贤著述之苦心，不为私人计，当为公众计，中医既受守秘之积弊，际兹略图振作之时，正宜公开研究也。

本杂志文字，于评论重公正，学说重精，记载重切实，毫无私见混杂其间，故对于投稿中含有攻击他人之文字，一概割爱，特此声明，敬祈原宥。

110. 读汪函后之感言

赞臣吾兄大鉴，印件拜收，阅之令人愤懑不能自已。

谨论尤其痛心，钦佩钦佩，弟谓中国有若干年之历史，即中医若干年之历史，未见中国之福，消减至若今日之极也，未见人民生命，宰割至若今日之惨痛也，国际之体面，更未见有若今日丧权辱国之可以痛哭流涕长太息也。一国之国粹，不能发挥光大，以顾一国之文化精神，可耻孰甚，乃反以提倡发扬为有关国体，国体果何在耶？世界各国之研究中医，方如采矿得苗，肆力罗掘，欧美专家之药物分析，日本大学之皇汉讲座，与国所知，然而未闻减其福，减其生命，减其体面，而国人之畏之惮之亲之媚之，或且更甚于昔，吾闻之，国家将亡，必有妖孽，吾不知中国之妖孽，果属吾国医兄将谓何如何如。祇颂。

撰安。

小弟　秦伯未手启

111. 寄柳亚子

无边哀怨荡回肠，莽莽天涯道里长，三十载文章恣笑骂，百年功罪待评量。愿封游侠要离冢，肯做穷途阮籍狂，几度九州成大错，风云色变人苍茫。

江头亿昔酒盈卮，唱出家山破碎词，九死得归亡命客，一生不惯寄人篱。将军昨夜新降敌，幕府当年旧草辞，腰下黄金印如斗，竟无险着救危棋。

重忍江东贮阿娇，归来燕子筑新巢，论功未必安危系，乱世真无道义交。早计汉高烹走狗，何曾子羽刺腾蛟，会盟看尽终军起，风雪弓刀帐北郊。

神京寥落黍离离，无限新亭极望时，豪气纵横登百尺，孤忠耿介恸三师，岭南尚见挥戈力，燕北终成失地悲，侧目中原罔两域，几人合上党人碑。

（见《中医指导录》1932 年）

112. 昆山朱镜蓉女士能诗文忽报堕河死拈此调悼之

因缘梦泡寄须臾，锦瑟弦摧掌失珠，清泪争随流水远，宵宵呜咽女填湖。

（见《中医指导录》1932 年）

113. 南社一首寄胡朴安

二十年来大道存，编年纪事费评论，死生名节千秋重，肝胆文章一代尊。仅有伧夫争得失，已无余子胜乾坤，萧萧风雨难鸣夜，有客沉吟正断魂。

（见《中医指导录》1932 年）

114. 郑果斋招隐北桥感赋

移文忽动北山情，江水随潮澈夜鸣，时局如麻身似叶，文章有价哭无声，诸侯齐拜羊头烂，孤将犹能马血盟，冠盖东南人物尽，河山缺处怅西京。

隐隐楼台今日泪，星星灯火旧时春，咸阳三月成灰烬，海上千军扼要津。金券师难远武穆，铁椎天不丧嬴秦，成功意气豪犹昔，指望台澎一喟呻。

（见《中医指导录》1932 年）

115. 上元夜寄内子珩君

一家五六口，再徙两三方，饥馑偏加饭，流离不择乡，客因呼酒密，人自著书忙。灯市今宵月，凄凉人大荒。

（见《中医指导录》1932 年）

116. 职业团体与学术团体

处本会改组健全，同时神州医药会、中华医联会、中医学会等经当局训令停止活动后，于是全上海市国医之结合，惟本会是依全上海市国医之保障，亦惟本会是赖。

然而本会之性质，为职业团体，已使同道于职业上，得有相当之保障，似于学术本身，不能不谋同时进展。盖有完美之学术，而后立于不败之地。初非斤斤于保障职业，可使永固也。乃者中华中医有改组之筹备，以冀联合同道，切实研究，窃谓职业团体，不能有二，学术团体，不须限制。倘该会等亦能如本会之改组健全，与本会共谋发展，未始非本市医界之福，惟核诸以往事实，学术团体往往侵涉职业团体之工作，使意见不合，行动不一致，则学术团体愈多，实际上未见若何成绩，徒使职权方面，益增紊乱而已。余忝任本会职员，更兼任中医筹备委员，深愿各本宗旨，分别进行，互相扶助，同臻完善。越职越权之举，勿再见于今日，质之同道，以为何如。

（见《现代国医》1931 年）

117. 自治与互助

刘湛恩先生演讲公民教育有言，我侪皆知社会有二种，一为静的，一为动的。

前者不进不退，故步自封，后者向前发展，无时或已。我国从古至今，既多改变，不能不谓为活动和社会，惟缺少自治能力与互助精神，因此进步甚少。

夫自治能力与互助精神，人人同具，在心理学上名之曰社会性的本能，特患在不能发展耳。刘先生所云不特可打破我国社会上种种个人观念，家族的观念等恶习惯，实不啻为我中医界痛下针砭。

秋间余编国医小史一书，注意于医学之变迁，其中除少数信古派外，类多发明家，纵有滋阴派，温补派，攻下派等偏见。要其归于医学不无推阐，即同具有创造精神。凡读我书者，类能寻译，是中医图活动的向前发展，无时或已的，而终为能发扬光大者。病在少数之自治，而乏群众之互助而已。善哉，当本刊发行之先，黄任之先生以自治之一四字题赠，良有无限深意也。

今此中医受外界攻击，环境之刺激，类多觉悟因循苟且之昨非，而谋所以改进者，我敬取以公民信条之语，大声疾呼于诸君前曰：

（一）发展自治能力　（二）养成互助精神

（见《江苏全省中医联合会月刊》1926 年）

118. 贡献于南汇中医界

南汇与上海比邻，伯未虽上海籍，居上海行医，而不时履南汇，与南汇同道相往还，战前忝任上海市中医试验委员外，复任南汇系中医考试委员主席，故视南汇独故乡，于南汇中医界之关怀弥切，兹公会成立，有医报之编辑，辱承乞之言于伯未，是南汇同仁倘亦视吾如同乡，情意弥笃，又乌敢不竭愚忱，为故乡中医界谋一新生之路。

窃谓中医之价值，已因抗战而大显，中医之地位，亦随胜利而增进，目前之工作，厥为建设，建设之基本条件，厥为人才与经费，就浦东而言，关于建设方面，无一不需要，关于人才经费方面，似可不成问题，惟若各县各办，则事业既繁，恐于能力不逮，势必草率从事，因陋就简，从不中辍，亦难光大，故伯未惟一之希望，为破除畛城，消除成见，同心协力，联合全浦东同道，共以大浦为目标，商定方案，循序迈进，其联合之方法，先由各县组织中医师公会、再由各公会织织浦东各县中医师公会联合会，倘此阵线而能坚强，则一事之与，易如反掌，一事之成功，无分彼我，与有光荣。

南汇在浦东各县，实居领袖地位，其有题吾方者，即请进行，伯未虽任上海市中医师公会常务，仍当追随诸君之后，为本乡而努力。

（见《南汇医报》1946 年）

119. 献与应考同仁

中医考试，不自今日始，惟全国性之十一地同时举行，却为破天荒第一次。

怕考大概是人之天性，学生时代，终日不离书本，逢到月考，总是头痛。何况行医之人，与书绝缘已久，一旦又欲从故纸堆中讨生活，内心中真有无限感慨。特考试制度，并非坏事。国家要甄拔才能，吾们要提高程度，均非考试不可。此点应先明了，惟年龄已逾五十以上，确有临症经验，及已经领有合格证件，因战事而遗失，不能设法通融，一律强近应试，未免太严厉耳。

吾侪天天看病，病人便是考官，服药而愈，即是及格。服药而无效，即是不及格。形式虽不同，实际上无日不在应考，故对于考试无可避免时，无庸过分焦虑，若因此心慌意乱，适足败事。好在考试地点，已在上海添设分场，不劳远赴首都，与在本乡考试，无甚差别，在心理上大可安定，此乃上海市中医师公会一再申请之力，应表感谢。又好在考试科目已经发表，所考者仅国文约法诊断药物方剂及选科六种，国文无须预备，约法极其简单，选科本为各人之特长，其他三项亦属于一般所研究之科目，故粗视之似乎名目繁多，细核之实无困难之处。

余所代为忧虑，或亦为应考同仁所惴惴不安者，厥为国文程度太低，或知其意而笔不能达，或勉强能达而不成章法，使真实学问不获表现，故当考试消息自传出之初，即有多数人视余为识途老马，咸来讨论，余即告以多写多做。盖所考者既皆笔试，则惟有以笔为武器，温习阅读在明间上已不许可，即使许可，他日不能移在卷上，亦属徒然。

就从余进修诸人中所作论文言，能出色当行者仅百分之一，其他均不能使人满意，揆厥弊病，约有数端，一对于题目之要旨未能认识清楚，遂多似是而非。二对于题材之取舍不知选择，遂使杂乱无章，譬如我问方剂之组织法，不将奇偶大小君臣佐使详细叙述，乃大谈其《伊尹汤液》仲景一百一十三方之神奇。又譬如我问四物汤治血症之价值，不将其所以能治血症及其究竟治血症之功效如何说出，只将地芍归芎照本草抄录四节，宛似一篇流水账，我既不能指其完全校误，又无从加以删改。惟有对之啼笑皆非而已，此外对于文法之起承转合，多不注意，文字之修饰，又不讲究，故即有文能对题，亦觉支离芜杂，不可卒读。以此应试，殊为栗栗危惧，然而事在人为，只要努力，不难在短期内纠正。凡经余切实指示之后，大半成绩能在水准以上，兹愿提出为一般告者，应试之文，第一意思贵切实，第二理论贵扼要，第三陈述贵明白，第四文笔贵清顺，而最宜时刻注意者为简净二字，不特可以藏拙，抑且要以迅捷，噜噜苏苏，大忌大忌。

此外还有一件似乎无关紧要而实关大体之事，即为誊写，誊写作文本极寻常，但有漏列题目者，或将题目任意变动者，或将题目写在不应当写之地位者，其于本文，或低几格写者，或紧接题目而写者。与题目隔开一行而写者，五花八门，极光怪诡异之致，至于书，因受平日开方习惯，大者草率不堪，尤其简写别字，十居其半。如“乾薑”之作“干姜”，“蒺藜”之作“夕利”，“阴阳”之作“阳陵”，“枳壳”之作“只壳”，“郁”之作“玉”，骤然视之，几疑战败国之日文，重来中土活跃，余以为字之优劣，虽与文章实质无关，但譬之衣衫褴褛，终不免于讥笑，故能改善，还以留意为是。

愿诸同仁不存畏惧之心，不存侥幸之念，有相当之准备，有相当之把握，以此应试，余敢卜其一榜及第。

（见《南汇医报》1946）

120. 医学上之堕胎问题

女子堕胎，有叛人道，故为法律所禁，犯之者处三等至五等之有期徒刑，或一百元以下之罚金。见民国刑律通诠第三三二条至三三七条。然余以医学立论，研究堕胎，实在孕妇本身，有莫大之危险，不仅与人道背驰，盖胎孕一本自然，必待瓜熟蒂落，方无损害。若堕胎必用种种非法，使其离脱，就大体言，则气血必耗，就局部言，则子宫必伤也。考书籍所载，及耳闻目睹之堕胎法，不外下列三项。

（一）药物堕胎　六科准绳有下胎丸，并谓服下胎丸不效，则服榆白散，又不效，则服大圣散。医学辞典有土牛膝、归尾、川芎、苏木、桃仁、山甲、麝香及曲酒诸方，医药学有麝香、花粉、皂刺及斑蝥、红娘、轻粉、山甲、水蛭、虻虫、蝉蜕诸方。而就余所知之普通方剂，则为红花、桃仁、苏木、瞿麦、牛膝、三稜、干漆、归尾、赤芍等药。盖胎赖气血以营养，若脏腑虚损，气血枯竭，势必不能养胎，胎动而不能坚固，故堕胎之药，不离破气夺血，然而气血为人身之要素，何堪无端虚竭，因之发生危息，时有所见。同学徐君夫人，因多育子女，恐身体不支，担负乏力，受孕三月，私服堕方，一剂而腹动，再剂而胎下。然胎下而血出止，面色指甲俱皖白，头晕而额汗不止，徐君悉其情，急邀余诊。余曰：夫人本体弱，又兼多产，今复妄施劫夺，乃虚极欲脱之象也，亟进独参汤可救，服后险象果减，后调理三月方复原，亦险矣。

（二）针灸堕胎　针灸之处凡三：即关元穴与左右少腹穴，法于关元穴以针刺入腹内，先斜后直，俾达其目的，而无伤及膀胱之虞，此法非针灸家不能为，而危险轻服药为尤甚。马士敦君在协和医院时，曾治新州某妇人，因求堕胎。以银针插入前腹壁，不幸针折于内，不能拔出，后施手术，于子宫体内取出断针，约长三英寸，始告无恙。又治某寡妇因私通妊娠，谋堕胎，针下腹二次，初无他变，仅阴道内有水状溢液，复针二次，忽发热呕吐，并阴道出血，翌日胎堕，流血甚多，乃入院求诊。是时双颊潮江，口唇苍白，额上汗流如珠，手则黝然而冷，心音微弱，腹部膨然，脐下针处有四红斑，小如黍粒，而稍凸出，触其腹颇强硬。下部极痛，上部稍减，检视后断为非法堕胎。给吗啡以减其痛，并于皮下注射盐水，中夜情形更恶，延至天明而毙。上下肢俱有斑点，兼有紫色大斑。意者，针时肠被穿破而内出血所致，然针灸堕胎之危险可知矣。

（三）搢塞堕胎　医学辞典载以牛膝根粗者，取五七寸，以指夹着捻入子宫，约三寸许，以线系定，用帛兜束腰中，不使退出，其胎可下。至扬州等地，恒有卷布浸酒，插入子宫颈求堕胎者。旧式稳婆，恒有药条插入子宫颈求堕胎者，其惟一原理，则欲赖其扩张子宫颈，与以刺激力而堕胎。虽较针灸为稳妥，方药为和平，然其物多不洁净，堕胎后辄患脓血等症。医药学记某妇以箸插入子宫颈而图堕胎，胎堕而骨盆发炎肿甚重，其人几死于脓血症。又记一年轻妇人，妊娠约五六月，尝以药置塞子上，搢入阴道，图堕胎，一昼夜后，以痛楚取出，阴道上部三分之一俱肿溃，子宫颈亦浮肿，溃烂处有脓液排出，均可引鉴。

夫堕胎之法，既多猛烈危险，则堕胎者，奈何不谨慎三思，而偏多孟浪从事，以健康之身，陷于疾苦之境，以自由之人，拘于法网之下，抛弃幸福，莫此为甚，爰述斯篇，以为一般妇女戒。

（见《中医世界》1929年）

121. 今后个人之努力与本刊之使命

近来中西医之谩骂，成为一种风尚。试检阅中西医界任何刊物，满纸皆是。其中西医进步之象征欤，抑奋斗之表现欤，皆无聊之点缀耳。

盖按诸实际，病家虽十分信仰中医，但至中医无效时，未有不延西医者。反之，病家虽十分信仰西医，但至西医无效时，未有不延中医者，即中医病而延西医诊治，西医病而延中医诊治，亦为习见之事。何以故，欲其病之愈也，不能坐待而毙也。进言之，虽中西医尽告束手，而乞灵于木偶，亦必诚心诚意，尚分中西乎。故吾谓与其为无聊之文字，不若致力于实际之功夫，吾能十治十全，彼必不再延西医，西医所不治，而吾能愈之，彼之信仰即归于吾，否则纵自诩夸，伊谁能信？甚者更增其丑陋耳。爰自今后，决心变吾作风，惟学理之是研，惟治疗之是究，使读吾文者，得收切实攻错之益。同道中不乏明哲之士，倘有表同情者乎。至于本期之发行，适值第七卷开始，自季刊而改为月刊，即将本吾主张，训成一强有力之军队，月月供阅者调用。

（见《中医世界》1934 年）

附：偶访秦伯未先生

走出青年会时，已是残阳倾斜的薄暮了。返程中因为记挂着刘君的病情弯入他住的疗养院。

据他告诉我明朝拟出院了，我正替他高兴的一刹，朦胧的灯光中，进来了一位瘦长的先生，黑苍苍的小长方面上，戴着墨晶的眼镜，短短的平顶发际，似乎夹杂一些灰白，和一口纯粹的上海话，首次给我的印象是很诚恳真实。（事后我才知正拟访谒的——现代中医界著作最丰富，整理最有力——秦伯未先生。我真想不到他还是这样后生的风度，据说不过三十八岁呢！）

刘君问起新入院患中风的痊愈希望。

“苟延残喘而已。”秦先生的答复“于治疗上中西医皆无良法效方，惟经济宽裕者营养好些，拮据者则无异活受累”（据当时所言的病情，非脑溢血之急性中风）。窗下突然侵入一阵阵哀不成声的哭泣，据说是被脑膜炎夺孩子的母亲所发。我提问：“与其坐视其没，何不请位西医来共同讨论，于无办法中找一办法?”

“这孩子未来前早经西医断为无望。”秦先生说，“同时我也未尝不绞尽心力去挽救这条小性命啊!”

充满了无限惋惜的氛围中，我提及“中西医未达到顶点时，我们为医者要使病者较有益些，真宜同心协力地研究，熔成一个比两者都更丰富的医术。不要再像过去二十载的中西医成无形的对堡，而互相攻击”。

秦先生似乎无限地感叹说：“我们该知道咳嗽中医会治，西医也会治。中风西医束手，中医也束手，而其所以互相诋诟，各自为尊。我们该知道这便是与整个社会问题相连系的‘面包之解决’”。

“不过这企图，我和两位朋友，一个读化学的毛君，一个读西医的朱君，确同具此愿呢。”我说。

“当然这条改进的路是总要走的。譬喻我现在教书的厌倦，倒不是忙不忙的问题，而是对我于仲景伤寒论非议的错误。事实上看现代不少治病的方法要适合得多。”

“仲景氏的《伤寒论》是部汉代的著作，时代与学术背景的关系，漏误不确的地方的所难免，不过在医书丛中，它比较是部佳本。因为读了它后，至少在辨证治病上，可得一简明的轮廓，不至东拉西扯地茫无头绪。同时由此而更可多读些以后各家的著述。”我抢着说。

“果然读了它后，可多读以后各家的书籍。但往往有些读医的以为除此外皆不足观焉，而拘泥于一百十二方，斤斤于八十八味之中，自命经方家（方药专指《伤寒论》内）。试问湿温除了苍术白虎外，还有什么?”秦先生说。

“至于方案一题，我认为该细味它组织方法，至于药味一层，仅可视为仲景示后人那一类作用相同的代表，运用与加减还须我们自己支配。”我说。

在秦先生点头微笑中结束了这一次谈话，踏着满街灯影的归程中。

先生名之济，字伯未，上海籍。关于先生著作与业务，有口皆碑，毋庸我多介绍。

最后我以诚切的真意，代表我们读者，要求他为其表弟写博士论文作参考的“中医数十种退热方法”先披本刊，以飨同好。

徐蔚霖

（见《中国医药》1937 年）

论文选编索引

一、研究性论文

1 医界前途之危险 （1926，5；医界春秋；1 期）
2 怎样去改进中国医学 （1928，7；同上；25 期）
3 中医的真理 （1927，12；同上；18 期）
4 由国庆而想到中医革命 （1928，10；同上；28 期）
5 谈谈新中医 （1928，10；同上；29 期）
6 现代国医之趋势 （1931，5；现代国医；1 卷 1 期）
7 新中医 （1931，8；同上；1 卷 1 期）
8 国医与科学 （1933，1；中医世界；5 卷 2 期）
9 本会三周纪念 （1932，10；现代国医；2 卷 6 期）
10 纪念三一七 （1947，3；南汇医报；9 期）
11 一腔热血颂光华 （1935，11；光华医药杂志；3 卷 1 期）
12 中央国医馆之自亡政策 （1933，7；中医世界；5 卷 4 期）
13 中医图书馆之计划及实行 （1929，8；同上；1 卷 2 期）
14 昨、今、明与国医馆 （1931，6；同上；3 卷 13 期）
15 中医应具有之态度精神 （1926；江苏全省中医联合会月刊）
16 菲律宾政府取缔中医 （1935；中医世界；7 卷）
17 斥余云岫国医校系统驳议 （1925，11；三三医报；3 卷 12 期）
18 医校之教材问题 （1931，5；现代国医；1 卷 1 期）
19 复兴民族教育与提倡国医 （1934；中医世界；6 卷）
20 古医学讲义（上） （1928，5；中国医学院院报）
21 古医学讲义（下） （1928，6；中国医学院院报）
22、23、24、25、26、27 内经课本（一）（二）（三）（四）（五）

（六）（1925、1926；江苏全省中医联合会月刊）

28　教务报告　（1935；中医世界）

29　新旧生理学论　（1935，12；现代中医；2卷11期）

30　谈铁质之补血　（1935：中医世界）

31　中医之基本学说　（1935：中医世界）

32　中医理论中的阴阳观点　（1955，6；上海中医药杂志）

33　阴阳五行讨论号　（1929，6；中医世界；1卷1期）

34　内经病机十九条之研究　（1931，6；中医指导录；2卷13期）

35　内经十二官命名之义　（1929，12；中医杂志；29期）

36　内经之温病观　（1935：中医世界）

37、38、39、40　内经知要概说　（1956，10、11；上海中医药杂志）

41　难经之研究　（1928，6；中国医学院院刊）

42、43　读内难伤寒金匮疑义汇解　（1923；中医杂志；7、8期）

44　温病条辨分三焦立论议　（1923；同上；9期）

45、46　评伤寒温热之争　（1934，1、2；现代中医；1卷1、2期）

47、48、49　金元四大家学说之研究　（1932，33、34；中医世界）

50　皇汉医学之实际　（1936；中医世界）

51　统一病名　（1934；中医世界）

52　中国医事年鉴　（1934，7；中医世界；6卷4期）

53　医说　（1931，11；现代国医；1卷7期）

54　张仲景之伟大贡献　（1936；国医文献；上海国医公会会刊）

55　女医志　（1931，9；中医世界；3卷16期）

56　肝为先天之新研究　（1935，7；光华医药杂志；3卷9期）

57　论中医处方之讹字答伍君师谦　（1923；中医杂志）

二、临床性论文

58、59　儿科类鉴别及治疗法　（1935，6、7；昌明医刊；1卷1、2期）

60　火症之种种及其疗法　（1933，7；家庭医药杂志；1期）

61　厥逆证之治疗分析　（1934，9；国医杂志　11期）

62、63、64、65　温病之症治及变化　（1947，8—11；中药职工月刊；1卷4—7期）

66　温热病之八大时期　（1939，5；中医疗养专刊；1卷1期）

67　最近之温毒症　（1939，9；同上；1卷2期）

68、69　惊风管见　（1934；光华医药杂志）

70、71　章太炎先生霍乱论　（1929；上海医报）

72　阴虚病之治疗律　（1931，5；现代国医；1卷1期）

73　内经正反治疗之发挥　（1934，11；光华医药杂志；2卷1期）

74　妇科讲座　（1932；中医世界）

75、76　妇人月经病讲义　（1931，9、10月；中医世界；3卷16、17期）

77　慈禧请脉记　（1937，6；中医世界〈附中医指导录〉；12卷3期）

78　二十四种退热法　（1939，2；中国医药；1卷3期）

79、80　养生小言　（1929，2、3；幸福报；71、74期）

81、82、83、84、85　汤液治疗讲座　（1935，4、5、6、10、11；光华医药杂志；2卷6、7、8、12，3卷1期）

86　论膏滋药　（1948，1；南汇医报；2卷6期）

87、88　秦伯未医案　（1930；中医世界；2卷9期）

89　谦斋医案

90　一个预知死期之病人　（1928，8；幸福报；16期）

三、其他论文

91、92、93、94、95、96　谦斋医话　（1930，2；中医世界；1卷5、6、7期；2卷8、11期）

97　谦斋幼科医案　（1930；中医世界）

98　谦斋女科医话　（1929，12；中医世界；1卷4期）

99、100、101　谦斋随笔　（1933，4、7、10月；同上；5卷4、6期，6卷1期）

102　中医文化运动　（1933，4；同上；5卷3期）

103　秦序（二）　（1928，7；医界春秋；25 期）

104、105　医俗篇　（1948，11、1949，2；南汇医报；2 卷 11、12 期）

106　二兰室医学地异录　（1923；中医杂志；6 期）

107　中医疗养专刊导言　（1939，5；中医疗养专刊；1 卷 1 期）

108　导言　（1939，9；中医疗养专刊；1 卷 2 卷）

109　编者小言　（现代国医）

110　读汪涵后之感言

111　寄柳亚子　（1932，4；中医指导录；2 卷 23 期）

112　悼诗　（1932，4；中医指导录；2 卷 23 期）

113　寄胡朴安　（同上）

114　北桥感赋　（同上）

115　内子珩君　（同上）

116　职业团体与学术团体　（1931，7；现代国医；1 卷 3 期）

117　自助与互助　（1926；江苏全省中医联合会月刊）

118　贡献于南汇中医界　（1946，6；南汇医报；3 期）

119　献于应考同仁　（1946，9；同上；3 期）

120　医学上之堕胎问题　（1930，3；幸福报；193、195 期）

121　今后个人之努力与本刊之使命　（1934；中医世界；7 卷 1 期）

122　偶访秦伯未先生　（1937，1；中国医药；1 卷 2 期）

秦伯未校著医籍目录

1. 《国医小史》1926 年上海医学书局
2. 《清代名医医案精华》1928 年上海中医书局
3. 《清代名医医话精华》1929 年上海中医书局
4. 《医学见能》唐宗海著，秦批校　1929 年上海中医书局
5. 《饮食指南》1930 年上海中医书局
6. 《诊断大纲》1930 年上海中医书局
7. 《药性提要》1930 年上海中医书局
8. 《实用中医学十种》1930 年上海中医书局
9. 《生理学》1930 年上海中医书局
10. 《诊断学》1930 年上海中医书局
11. 《药物学》1930 年上海中医书局
12. 《处方学》1930 年上海中医书局
13. 《幼科学》1930 年上海中医书局
14. 《治疗学》1930 年上海中医书局
15. 《验方类编》1930 年上海中医书局
16. 《医事导游》1931 年
17. 《读内经记》1931 年上海中医书局
18. 《内经病机十九条之研究》1932 年上海中医书局
19. 《群经大旨 · 金匮》1932 年
20. 《各科研究法》1932 年
21. 《内经类证》1933 年上海中医书局
22. 《中医基本学说》1933 年上海
23. 《增图考释推拿法》校定，1933 年上海中医书局

24.《医林初集》1934 年上海中医书局
25.《群经大旨·内经》1934 年
26.《群经大旨·伤寒论》1934 年
27.《金匮杂记》1934 年
28. 校勘《不居集》1935 年上海中医书局
29.《伤昙录》（医论）署名秦之济　1935 年
30.《膏方大全》1936 年上海中医书局
31.《秦氏内经学》1936 年上海中医书局
32.《丸散易知》1936 年上海中医书局
33.《病理学》1936 年上海中医书局
34.《妇科学》1936 年上海中医书局
35.《外科学》1936 年上海中医书局
36.《花柳科学》1936 年上海中医书局
37.《五官科学》1936 年上海中医书局
38.《病理讲座》1936 年
39.《家庭医药常识》1936 年上海中医书局
40.《中医疗养专刊》1939 年
41.《百病通论》1941 年上海中医书局
42.《治疗新律》1955 年
43.《常用中药手册》1955 年
44.《常用丸散膏丹手册》1956 年
45.《金匮要略简释》1958 年
46.《中医入门》1959 年
47.《中医临证备要》1963 年
48.《谦斋医学讲稿》1964 年
49.《秦伯未医文集》1983 年湖南科学技术出版社
50.《生理学讲义》
51.《难经之研究》
52.《诊断学讲义》
53.《药物学讲义》

54. 《内科学讲义》上下篇

55. 《痨病指南》

56. 《妇科学讲义》

57. 《幼科学讲义》（以上讲义总称《国医讲义六种》）

58. 《内经知要浅解》

出版后记

2007年在做《中医临床家代表作》系列丛书中的《中医火神派三书》、《灵素商兑与群经见智录》、《圆运动的古中医学》时，通过对中医图书现状的一些了解，我感觉近现代一些中医名家的作品在上世纪初及二三十年代确有承上启下的作用，就是时至今日也不乏传承经典启迪思路的作用，这部分选题包括一些近现代中医大师撰写的对中医古典理论在临床运用的再认识，诸如恽铁憔的《伤寒论研究与临证演讲录》、曹颖甫的《经方实验录》《伤寒发微》《金匮发微》、陆渊雷的《伤寒论今释》《金匮要略今释》等，甚或是《胡希恕伤寒论讲座》、《胡希恕金匮要略讲座》、《赵绍琴温病讲座》、《任应秋医学讲稿文集》等，书中融入这些临床家个人对典籍的理解和运用典籍的临证经验。它的价值在于理论指导实践，实践印证理论，对我们的读者有很大启迪作用，也是中医传承上的一项重点工作。之后，我们陆续编辑出版了一系列民国时期及当代的名医名家之作。

常言说“踏破铁鞋无觅处，得来全不费功夫”，一次在玉田开全国王清任学术研讨会的时候我遇到了中医科学院文献学专家伊广谦先生，当时谈起正在陆续编辑出版的民国时期的医家著述，谈到对那个时期医家医著对后人的影响具有承上启下巨大作用时，竟有一种英雄所见略同、知音相见恨晚的共鸣。巧得很，当时伊先生带着神秘和狡黠的神情说：我有一个选题可以推荐给你，在我迫不及待地追问下，伊先生便详细地介绍他们单位曾经做过的一个科研课题，该课题完成的是文献名录，但在整理过程中搜集到了近千万字的上世纪众多医家撰写的在报刊上发表的文章等资料。事后引荐我们拜访了有关课题的负责人王咪咪副研究员，当即确定以1900～1949年的中医及相关期刊上的医学论文为依据［个别医家因其论文的连载及学术的延续性，可到建国初期（1955年）以前］，由王咪咪副研究员担任主编，编纂一套《二十世纪初中医名家医学文集丛编》，随后商讨了选题计划、编写方式及体例。

从2008～2011年，经过3年多的时间，我们陆续完成《二十世纪初中医名家医学文集丛编》第一集300余万字的编辑工作。二十世纪初，虽然经过新文化运动倡导白话文的洗礼，但民国间期刊论文90%以上以竖排本、繁体字、无标点（有的有句读）形式出现，同时文白夹杂，引经用典无时不在，自造词语、错白字现象比比皆是，给编校工作带来了巨大的困难。这其中仅编辑体例的确定，就经过无数次商讨、修改，征求同行及有关专家的意见，最后定稿如文集前编辑体例。历经三年、几经编辑校勘，终于完成编校并付梓出版。

《医学文集丛编》把二十世纪百位中医名家在此期间发表的优秀论文汇集成册，且在书前编撰完整、真实、客观的生平介绍，重现这些历史名家的风采，充分展现这些医家全面的医学成就，从另一个侧面客观地反映了这百年间的中医发展史。

这些资料历经七、八十年甚至近百年时间，保存至今都已相当宝贵。《医学文集丛编》的出版，可以说填补了一项空白，一段历史文献的空白，正像中国中医科学院李经纬研究员所说，《二十世纪初中医名家医学文集丛编》的出版“是系统研究中国医学史、中医文献发展及医家个人学术经验不可缺少的宝贵资料。”

对于一个以弘扬中华文化为中心；以学术的传承和普及教育为基本方向；以中国传统医药学、地学、生物学为主的科技图书为重点，走内涵式增强实力的稳步发展道路，建设有一定出版特色、有读者认可的品牌产品的小而强的专业性出版社的学苑人来说，能为中医药事业的传承做些许贡献是我们的荣幸，因此在这里我们要特别感谢文集的编纂者王咪咪老师，没有她的呕心沥血的努力工作，就没有文集的诞生；感谢伊广谦老师，没有他文集就不会在学苑出版，同时还要感谢伊老师无私地为本文集提供部分图片资料；感谢编审高振英老师，以编辑出版专业角度为本文集做了大量的审校工作、并提出了宝贵的意见和建议；特别还要感谢的是为本文集撰稿的各位专家学者，是他们给予的诸多支持，使本文集锦上添花，是他们那专业而有文采的文章，在近百年前诸多的医家与今天的读者之间架起了一座跨越时空的桥梁。

本论文集所收论文有的已距今百年，大部分也七八十年了，故字词句用法、语言断句有的与今日之文章有很大差异。编校疏漏在所难免，敬请广大读者批评指正，以便我们在重印时及相继陆续出版的文集中不断地修订与完善。

学苑出版社医药编辑室

陈　辉

2011年5月18日于黄村

编著者简介

王咪咪，副研究员。曾任中国中医科学院中国医史文献研究所文献室主任。兼任中华中医药学会文献学会委员、中国药学会药史分会委员、北京中医药学会基础理论分会秘书。硕士生导师。研究方向：中医文献研究。

参与国家新闻出版署课题《中华大典·药学分典》的编纂工作，任副主编；参与国家科技部在研课题《海外回归中医善本古籍的电子版保存》；主持国家中医药管理局2004年中标课题：1949年前中医期刊及相关文献的收集研究与数据库的建立等项目。

主编、副主编或编委编著的学术著作有：《全国中医图书联合目录》、《敦煌古医籍考释》、《本草纲目索引》、《唐容川医学全书》等三十余部。发表的论文四十余篇。